# 섹스, 그리고

그리고

# 카마수트라

# 섹스, 그리고 카마수트라

바츠야야나 지음 | 척 윌스 엮음 | 엄성수 옮김

## 그리고

## KAMASUTRA

모든 섹스 체위를 경험하고, 모든 쾌락을 맛보라

시그마북스
*Sigma Books*

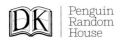

# 섹스, 그리고 카마수트라

모든 섹스 체위를 경험하고, 모든 쾌락을 맛보라

발행일   2015년  1월  5일 초판1쇄 발행
          2024년 12월 20일 초판7쇄 발행
자은이   바츠야야나
엮은이   척 윌스
옮긴이   엄성수
발행인   강학경
발행처   시그마북스
등록번호 제10−965호
주소 서울특별시 영등포구 양평로 22길 21 선유도코오롱디지털타워 A402호
전자우편 sigmabooks@spress.co.kr
홈페이지 http://www.sigmabooks.co.kr
전화 (02) 2062−5288~9
팩시밀리 (02) 323−4197
ISBN  978-89-8445-667-9(03510)

## Kama Sutra Expert

ACKNOWLEDGMENTS
Photographer : John Rowley
Photographer's assistants : Jon Gorrigan and Russell Burton
Hair and make−up : Enzo Volpe
Photography production : Peter Mallory
Photographic direction and additional photography : Kat Mead
Proofreader : Siobhán O'Connor
Indexer : Laurence Errington
Additional design work : Katherine Raj and Collette Sadler
Retouching : Steve Crozier, Miranda Benzies, Jennifer Murray, and Jill Wooster

A WORLD OF IDEAS:
SEE ALL THERE IS TO KNOW
www.dk.com

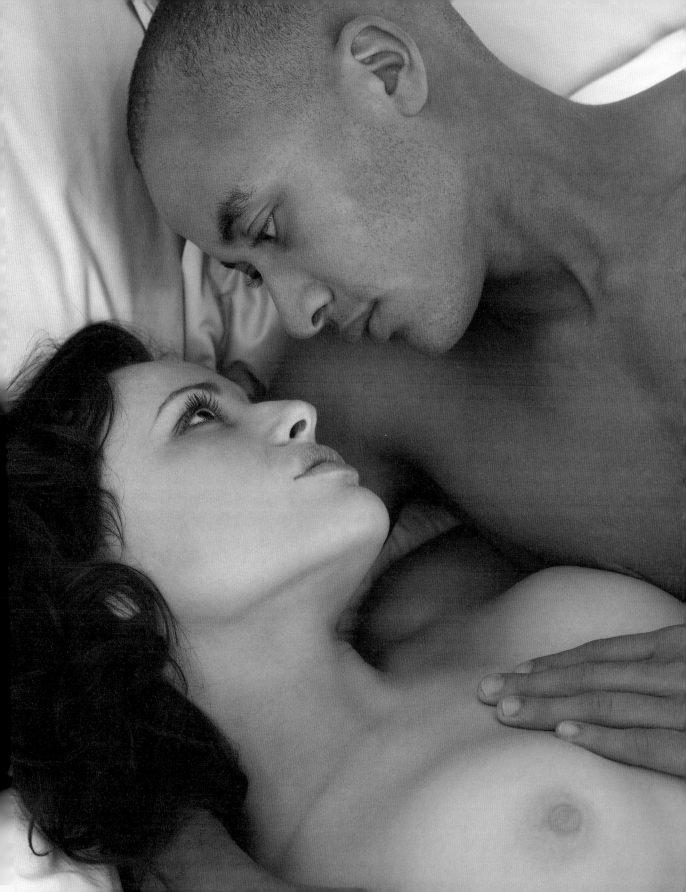

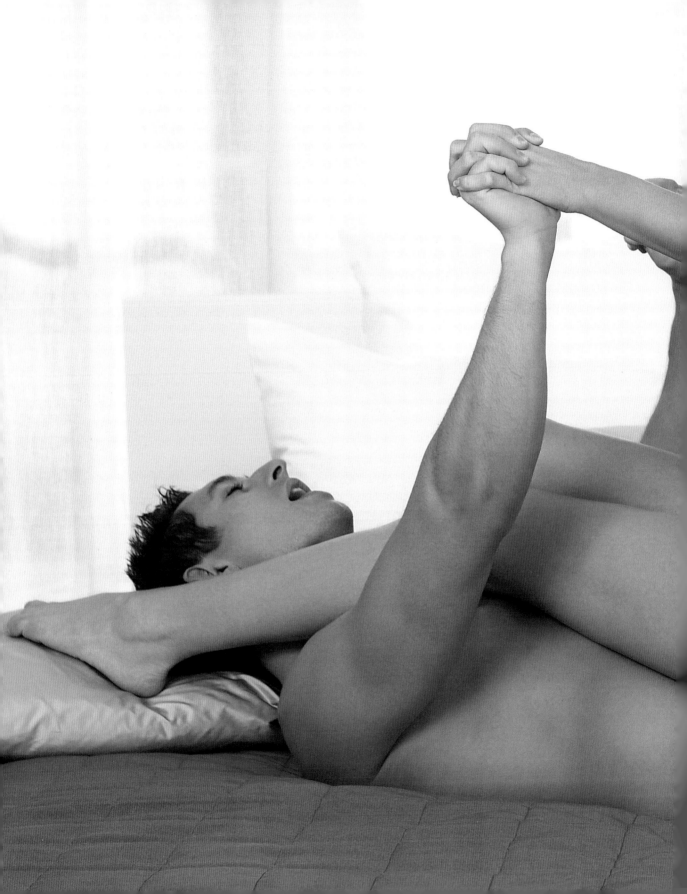

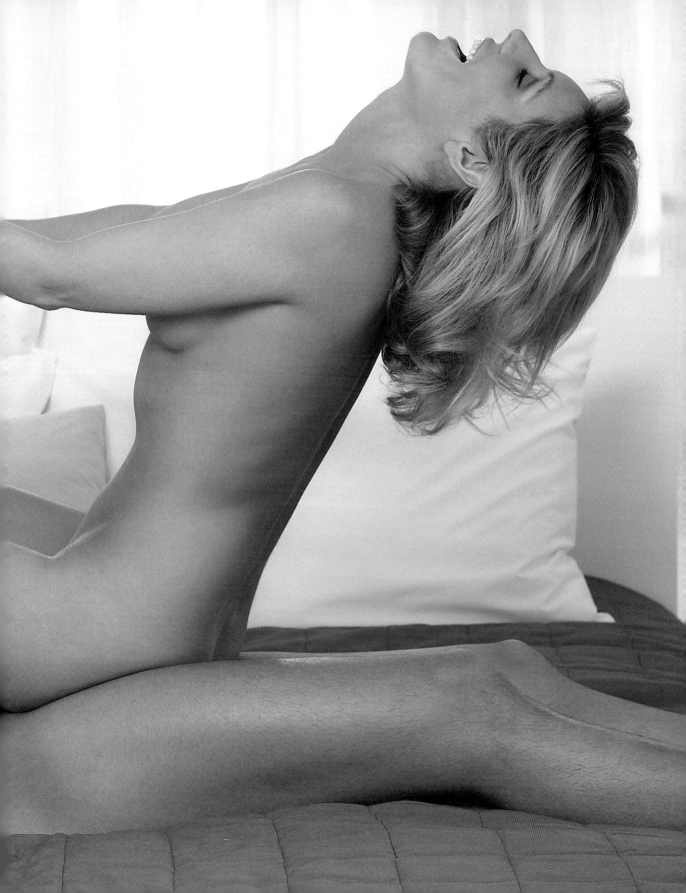

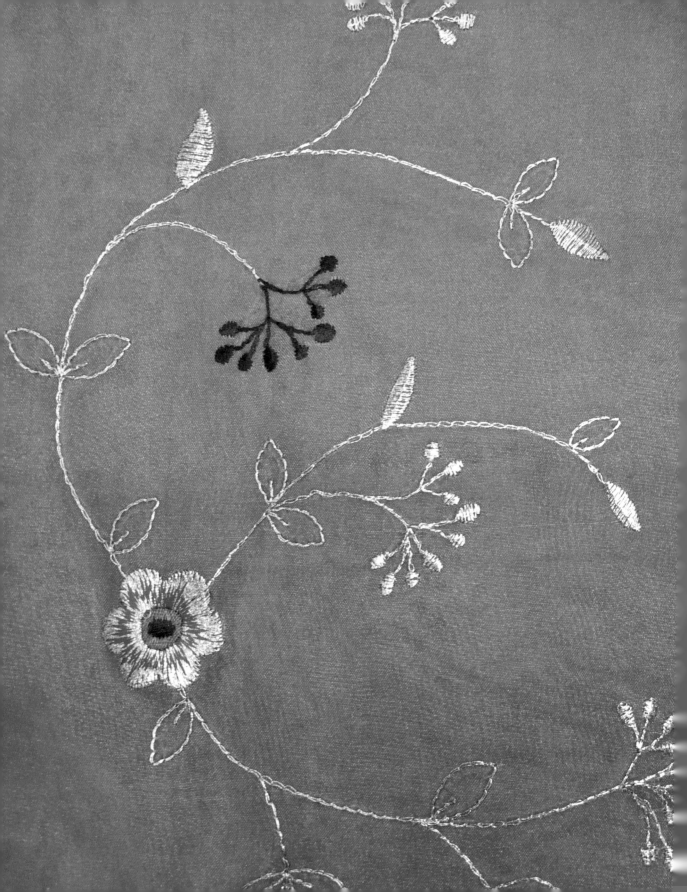

# 차례

# 개요

〈카마수트라〉Kāma Sūtra에 나오는 에로틱하고 이국적이며 곡예하는 것처럼 힘들고 놀라운 여러 체위들은 수세기 동안 독자들의 넋을 빼앗아왔다. 그러나 〈카마수트라〉에는 그런 것 외에도 모든 커플들에게 도움이 될 만한 섹스와 관련된 옛 지혜들이 가득 담겨 있다.

## 〈카마수트라〉는 어떤 책인가?

〈카마수트라〉는 3세기 때 인도에서 바츠야야나 말라라는 사람이 썼다. 원래 그림은 전혀 없었고 산스크리트 어로 쓰였는데, 머릿속에 기억하기 쉽게 말들이 간결하고 함축적으로 되어 있다. 저자인 바츠야야나 말라에 대해서는 알려진 바가 거의 없지만, 그는 그야말로 순수한 동기에서 그리고 더없이 깊은 명상 끝에 〈카마수트라〉를 썼다는 걸 강조하려 했다.

그런데 19세기 때 〈카마수트라〉를 발견해 영어로 옮긴 두 영국인에 대해서는 비교적 알려진 게 많다. 그 두 사람은 영국인 리처드 프랜시스 버튼 경Sir Richard Francis Burton과 포스터 피츠제럴드 아버스넛Forster Fitzgerald Arbuthnot으로, 두 사람의 번역 덕에 고대 인도의 이 성전(性典)에 대한 관심이 되살아났다. 버튼은 탐험가 겸 작가이자 군인이었고, 아버스넛은 전직 관료이자 번역가였다. 두 사람이 이 책을 번역한 취지는 섹스와 관련된 옛 지혜를 현대인들에게 알려주자는 것이었다. 그러나 섹스에 대해 억압적이었던 당시의 사회 분위기 속에서 그것은 쉬운 일이 아니었다.

버튼과 아버스넛은 〈카마수트라〉가 수세기 동안 동양에서 나온 유일한 성전은 아니라는 걸 잘 알고 있었다. 〈아낭가랑가〉Anauga-rauga 역시 인도에서 나온 또 다른 성전으로, 15세기 때 칼리아나 말라가 썼다. 섹스 기술들이 안겨주는 신성한 희열을 알지 못한 채 인생과 사랑을 허비하는 일을 막자는 취지에서 쓰인 책이다. 〈향원〉(香園, 영어로는 The Perfumed Garden으로 번역됨)은 16세기 때 아프리카 북부의 국가 튀니지에서 쉐이크 네프자위라는 사람이 쓴 책으로, 결혼한 부부들 간의 성적 만족도를 높여 가정에 충실하게 하자는 취지에서 썼다고 한다. 이 책은 그 두 성전 외에 고대 중국의 도교 방중술에 나온 체위들도 일부 소개하고 있다.

## 사람들이 잘 모르는 〈카마수트라〉

〈카마수트라〉는 흔히 이국적이며 외설스러운 체위들로 잘 알려져 있지만, 사실 그것이 전부는 아니다. 〈카마수트라〉는 총 일곱 권으로 구성되어 있는데, 그중 섹스에 대해 자세히 다루고 있는 책은 단 한 권뿐이다.

다른 여섯 권은 섹스 그 자체를 다루고 있지 않다. 대신 남녀 간의 성적인 관계 내지 로맨틱한 관계에 대해 다루고 있다. 바츠야야나 말라는 〈카마수트라〉 3권에서 남자들에게 여자, 특히 처녀를 유혹하려면 어떻게 해야 하는지, 또 일단 여자가 유혹에 넘어온 다음에는 어떻게 해야 하는지에 대해 아주 상세한 조언을 해주고 있다. 여자들에게는 아내나 첩으로서의 올바른 처신에 대한 지침을 주고 있다.

바츠야야나는 단순히 침실에서 잘하는 것만으로는 충분치 않다고 보았다. 그는 〈카마수트라〉를 충실히 따르면서, 그 외에 더 나은 섹스 생활에 도움을 주는 64가지 일도 중시해야 한

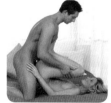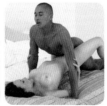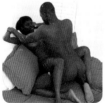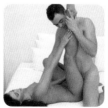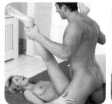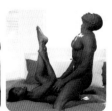

"카마, 즉 쾌감이란 시각, 청각, 후각, 미각, 촉각의 오감을 통해, 그리고 거기에 영혼을 함께하는 마음을 통해, 적절한 대상을 상대로 기쁨을 맛보는 것이다." 카마수트라

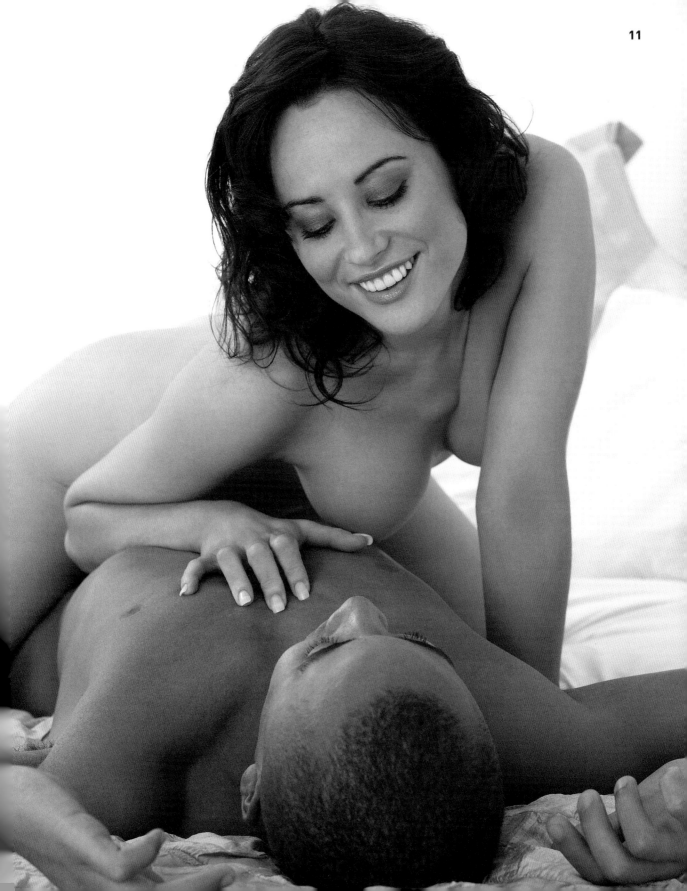

다고 했다. 그러니까 포도주나 과즙 또는 기타 음료를 준비한다거나 앵무새나 구관조에게 말하는 법을 가르친다거나 길조와 흉조에 대한 지식을 쌓는다거나 잎사귀를 여러 모양으로 만드는 기술을 익힐 필요가 있고, 그 외에 목공예 일이나 요술, 즉흥시 낭독, 춤, 문지르기, 마사지, 머리 손질법 등도 익혀야 한다는 것이다. 당신이 만일 다재다능한 고대 인도식 연인이 되고 싶다면, 그에 필요한 자세한 지침들은 〈카마수트라〉 1권에 담겨 있다.

처녀를 침실로 유혹하든 아니면 첩을 찾아가든, 〈카마수트라〉에서는 거의 그 어떤 성적 행위도 금기시하지 않는다. 심지어 다른 남자의 아내를 뺏는 일까지도 오케이다. 아니 사실 오케이 그 이상이다. 바츠야야나는 결혼한 여성들이 외간 남자들의 유혹을 거부해야 하는 이유들(남편과 아이들에 대한 사랑이나 상대 남자에 대한 경멸 등)을 열거하면서, 남자들에게는 또 그런 이유를 하나하나 무력화시킬 방법들을 알려주고 있다. 다음은 남자가 결혼한 여자를 유혹하는 방법 중 하나다.

"여자를 계속 쳐다본다…… 그러다 여자가 내 쪽을 쳐다보면, 친구들과 그 여자에 대한 애기를 한다…… 그러다 여자가 내 목소리를 들을 수 있을 정도로 가까워지면, 여자 쪽을 전혀 보지 말고 〈카마수트라〉에 대한 애기를 한다."

바츠야야나는 또한 남자가 아내와 정부 또는 첩을 여럿 두는 것도 반대하지 않았다. 그 대신 〈카마수트라〉에서는 남자는 반드시 다음 사항을 지켜야 한다고 말한다.

"어떤 여성이 어떤 애무를 좋아하거나 몸에 어떤 특이한 점이 있든, 또는 잠자리에서 어떤 말을 하든, 남자는 절대

그 애기를 다른 여자들에게 해서는 안 된다."

## 섹스 토이, 소도구, 그리고 사랑의 묘약

〈카마수트라〉는 멋진 섹스를 추구하기 위해 약간의 인공적인 도구들의 도움을 받는 것에 반대하지 않는다. 자신의 연인을 만족시키지 못하는 남자들의 경우, 바츠야야나는 금이나 은, 구리, 쇠, 또는 상아나 물소 뿔로 만든 딜도dildo, 즉 인공 남근을 사용하라고 권하고 있다. 아니면 오일을 바른 오이나 연 줄기 또는 대나무 줄기를 부착해 오랫동안 만족을 느끼지 못한 아내와 섹스를 할 때 페니스 대신 사용해도 좋다고 말한다. 또한 남자가 자신의 페니스 사이즈를 키우고 싶다면, 곤충 털로 페니스를 문지르고 10일 밤 동안 오일로 마시지를 해보라고 권한다. 그런 다음 침대 위에서 얼굴이 아래로 가게 엎드린 뒤 특별한 목적으로 만든 구멍 속에 페니스를 집어넣고 흔들라는 것이다.

사랑의 묘약들도 연인을 만족시키는 데 도움이 된다. 바츠야야나는 호그위드(돼지풀이라고도 함), 녹여서 유지방을 분리한 버터, 와일드 진저(생강의 일종), 블루 로터스(인도산 연) 잎사귀 등으로 만든 연고와 파우더(아이 메이크업도 가능)를 권한다. 이 같은 사랑의 묘약 제조 비법은 〈카마수트라〉의 끝부분에 부록 형태로 추가되어 있다. 다른 모든 방법이 별 효과가 없을 때 써먹으라는 것이다. 이와 관련해 바츠야야나는 이렇게 말하고 있다. "만족할 만한 쾌감을 얻지 못한 사람의 경우, 사랑의 묘약을 만드는 이 비책들을 이용할 수도 있을 것이다."

다행히도 오늘날의 섹스 토이들은 3세기 당시 인도에서 사용되던 섹스 토이들보다 훨씬 더 발전해, 인체에 무해하고 동시에 여러 효과를 내며 성감대를 정확하게 자극한다(남녀의 성기가 부어오르는 부작용도 거의 없다). 게다가 연인이 원하는 바로 그 부

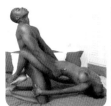 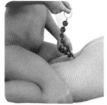 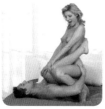 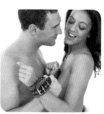 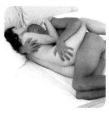 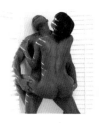

"행복한 성생활은 전적으로 남자와 여자에게 달린 것으로, 적절한 방법들을 활용할 필요가 있다." 카마수트라

위를 원하는 시간만큼 자극할 수 있고, 휴대전화으로 문자를 보내기만 해도 남녀의 성기에 곧장 진동을 전할 수도 있다. 또한 섹스 토이와 소도구들은 이제 만족스럽지 못한 섹스에 대한 단순한 해결책이 아니다. 부족한 부분을 보충해주는 건 물론이고, 성행위 능력을 향상시켜주는 역할까지 하고 있는 것이다.

앞으로 이 책에서는 더 만족스러운 섹스 생활을 위해, 그리고 또 침실 속에서의 쾌락을 극대화하기 위해 섹스 토이와 소도구들은 어떻게 활용하는 것이 좋은지를 틈나는 대로 계속 소개할 것이다. 섹스 토이와 소도구들을 잘 활용해 당신의 성적 흥분을 높이고 연인에게 예기치 못한 짜릿한 쾌감을 주도록 하라.

## 침실 속에서의 〈카마수트라〉

이제 더 이상 갈팡질팡하지 말고, 이 책을 통해 당신이 알고 있던 섹스 체위에 대한 지식을 다 버리고 완전히 새롭게 업그레이드시키도록 하라. 이 책은 단순히 다양한 동양의 섹스 체위들을 소개하는 데 그치지 않고, 그 체위들을 실제 어떤 식으로 활용하는지 그 방법을 자세히 알려준다. 그래서 당신이 '대나무 쪼개기' 체위나 '가로놓인 류트' 체위를 모른다 해도, 곧 자세히 알게 될 것이다.

각 섹스 체위는 알기 쉽게 단계별로 나뉘어 있어, 복잡한 팔다리 위치 등을 이해하는 데 도움이 될 것이다. 그리고 섹시한 사진들 덕에 다리는 어떻게 올리고, 몸은 어떻게 애무하며, 허벅지는 어떻게 조이고, 골반은 어떻게 미는지 등을 자세히 알 수 있다. 모든 체위에 대해 단계별로 어떻게 해야 하

는지를 명쾌한 설명을 곁들이고 있으므로, 당신과 당신 연인이 은은한 침실 조명 아래서 어정쩡한 자세를 취한 채 '다음엔 어떻게 해야 하지?' 하고 고민할 필요가 전혀 없을 것이다. 그리고 어떤 체위에서 쾌락을 높이기 위해 어떤 소도구나 특별한 테크닉이 필요할 경우, 그 부분은 따로 강조를 해 금방 눈에 띄게 했다.

이 책은 뒤로 갈수록 섹스 체위가 점점 농도도 짙어지고 난이도도 높아진다. 그러니 성적으로 예민한 상태이며 그냥 편한 체위를 원한다면, 1장이나 2장부터 시작하도록 하라. 그러나 지금 몸이 활활 타고 있고 뭔가 새로운 체위에 도전해보고 싶다면, 1, 2장을 건너뛰어 곧장 3, 4장부터 시작해도 좋다.

앞으로 나올 섹스 체위와 테크닉들은 모두 〈카마수트라〉, 〈아낭가랑가〉, 〈향원〉, 그리고 도교 방중술 같은 동양 성전들에서 나온 것들이다. 그것들을 적당히 뒤섞어 불타는 듯 뜨겁고 숨 막힐 정도로 격렬한 섹스 체위들을 마라톤하듯 천천히 오래 즐겨보기 바란다. 아니면 한두 가지 체위를 택해, 집중적으로 느긋하게 즐길 수도 있다. 인도의 밀교 수행법 중 하나인 탄트라tantra에는 섹스 행위와 비슷한 수행법이 있는데, 한두 가지 섹스 체위를 골라 그 탄트라 수행법처럼 오래 그 체위를 즐기는 것이다. 섹스 도중 수시로 연인과 눈을 맞추고 호흡을 맞추고 골반 아래 부근의 근육인 골반 저근을 조여가면서 계속 쾌감을 유지하도록 하라.

또한 침대에는 가장 좋은 시트를 깔도록 하고, 서로의 옷을 천천히 벗긴 뒤 첫 번째 섹스 체위를 택하면서 성욕에 불을 지피기 시작하라. 그런 다음 연인과 서로 팔다리를 뒤엉켜 가며 다음 체위로 나가도록 하라.

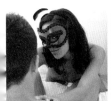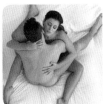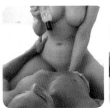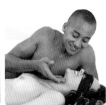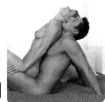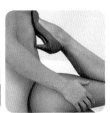

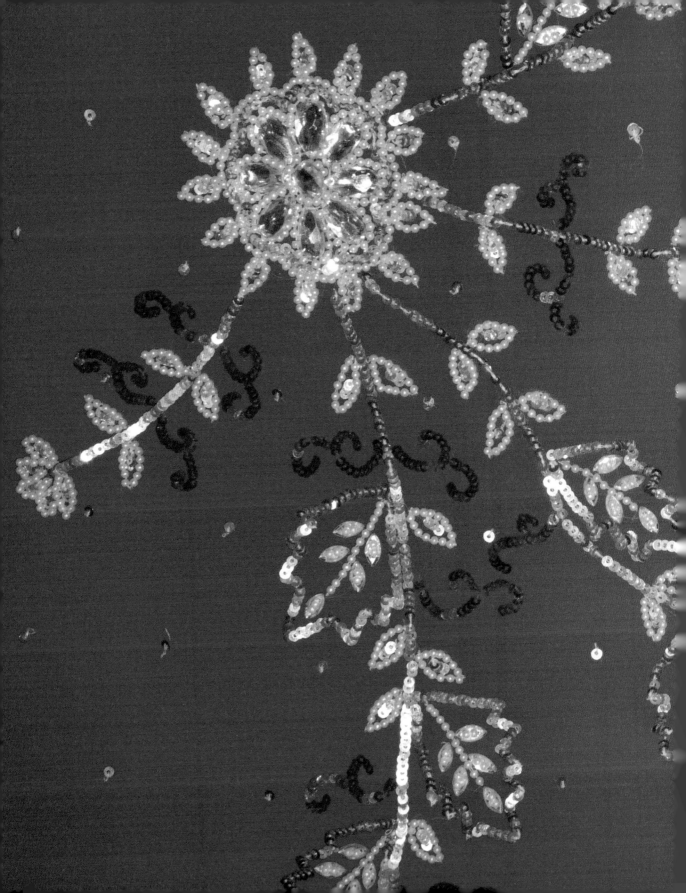

# 관능적인 유혹

커튼이 쳐져 있고, 촛불은 은은하게 깜빡거리고, 술은 마시기 좋게 시원하다. 이제 당신 연인이 고단한 하루 일과에서 벗어나서 따뜻한 당신 품안으로 들어오게 유혹할 일만 남았다.

늘 이것을 명심하라. 모든 유혹에 꼭 필요한 출발점은 마음이 실린 키스다. 그러나 고대 성전들은 키스로 연인을 달아오르게 한 뒤에는 반드시 그다음 단계로 넘어갈 유혹의 기술들을 준비하고 있어야 한다고 말한다.

다음 페이지부터는 연인을 세련되게 유혹하는 테크닉들이 나와 있다. 적절한 테크닉을 택한 뒤, 그 테크닉을 최대한 잘 활용해 상대를 유혹하도록 하라. 예를 들어, 옷을 벗기는 행위에서 상대를 유혹하기로 했다면, 거의 경건함이 느껴지는 몸짓으로 천천히 한 꺼풀씩 벗기는 것이다. 만일 관능적인 포옹으로 유혹하기로 했다면, 마치 시간이 멈춘 듯 포옹에만 집중하도록 하라. 만일 또 입으로 상대를 유혹하기로 했다면, 상대의 몸에서 당신이 입으로 사랑하지 못할 곳은 없다는 듯 온몸 구석구석을 사랑하라. 어떤 테크닉을 택하든, 그 순간만큼은 그야말로 몸과 마음을 다 바쳐 상대를 달아오르게 하는 일에 몰두하도록 하라.

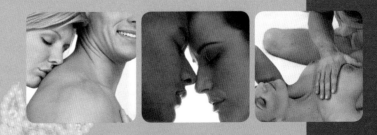

# 유혹

윙크 한 번으로 또는 노골적인 성적 암시가 담긴 문자만으로 상대를 유혹할 수도 있다. 아니면 시간이 더 필요할 수도 있는데, 그런 경우 여기에서 소개하는 테크닉을 사용할 수 있다. 어떤 경우든 〈카마수트라〉의 조언을 따라 상대를 유혹하는 것을 최우선 과제로 삼도록 하라.

### '꼭 하고 싶다'는 마음이 들게 하라

당신이 잔뜩 흥분해 있을 때 곧바로 연인에게 달려드는 건 아주 쉬운 일이다. 그러나 상대가 전혀 마음의 준비가 되지 않았을 때가 문제다. 막 퇴근해 집에 온 길이어서, 아직 머릿속에 이런저런 직장 일들이 남아 있을 수도 있다. 이럴 때 당신이 할 일은 상대에게 '꼭 하고 싶다'는 마음이 들게 하는 것이다. 그리고 그렇게 하려면, 당신에겐 상대를 뜨겁게 달아오르게 할 비장의 테크닉이 있어야 한다. 다음과 같이 해보라. 그러면 당신 연인은 미치도록 하고 싶다는 마음이 들 것이다.

연인을 만나기 단 몇 분 전에 전화를 하도록 하라. 그리고 당신이 지금 엄청 몸이 달아 있어 당장 섹스를 하고 싶다고 말하는 것이다. 상대 역시 기대감에 몸이 달아오를 것이다. 그때 상대에게 몸과 마음을 준비하고 있으라고 말하라. 그게 아니라 당신 연인의 내면에 들어 있는 어린아이에게 호소해보고 싶다면, 장난치듯 상대를 유혹해보라. 예를 들어, 상대에게 베개를 던져 베개 싸움을 유도한다거나, 상대의 속옷을 입고 그걸 벗겨 달라고 떼쓰는 것이다.

### 상황을 뒤집어보라

만일 당신이 늘 먼저 유혹해 연인과 섹스를 하는 상황이라면, 모든 것을 뒤흔들어 그 상황을 역이용해보라. 이를테면, 연인에게 당신이 며칠간 섹스를 하지 않을 생각이라고 말하는 것이다. 그러면서 만일 상대가 제대로 당신을 유혹한다면 생각을 바꿀 수도 있다는 식의 암시를 준다. 만일 그 말에 상대가 당신을 침대로 끌어들이려고 필사적으로 나선다면, 당신은 그간 보지 못한 연인의 전혀 새로운 면들을 보게 될 것이다.

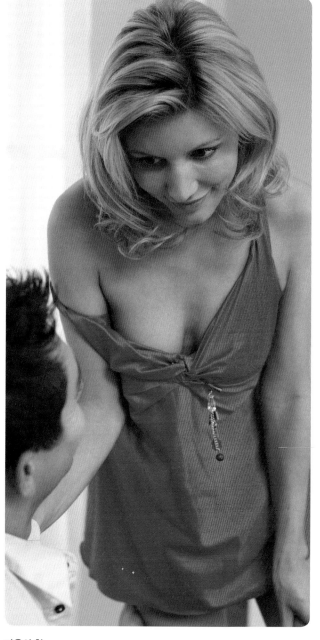

**마음의 힘**
당신이 만일 연인을 욕정과 색욕에 사로잡히게 만들 수 있다면, 당신이 손을 대기도 전에 상대의 몸이 뜨겁게 달아오른다는 걸 느끼게 될 것이다. 연인에게 자신이 당신에게 하고 싶은 섹시한 행위에 대해 자세히 말해보라고 해보라.

---

"남자는 여자를 왼쪽에 앉힌 뒤 여자의 머리카락을 살짝 쥐거나 여자의 옷 끝부분이나 매듭 부분을 만지고, 오른쪽 팔로 여자를 부드럽게 포옹해야 한다." 카마수트라

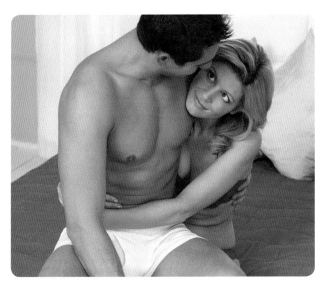

## 에로틱한 제안

"평상시에는 잘 쓰지 않는 상스러운 말이나 음탕한 일을 연상케 하는 얘기를 나눠라." 바츠야야나의 조언이다. 그 조언대로 에로틱한 대화를 해보라. 서로 몸이 뜨거워질 것이다.

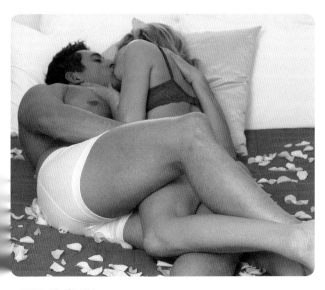

## 교묘하고 섹시한 장난

침대에 꽃잎들을 뿌려 뜨거운 섹스를 원한다는 당신의 의도를 보여주어라. 그런 다음 당신 연인을 침대로 끌어들여 장난치면서 몸을 만지는 고전적인 방법을 써보라. 상대는 당신이 원하는 게 무언지 정확히 알 것이다.

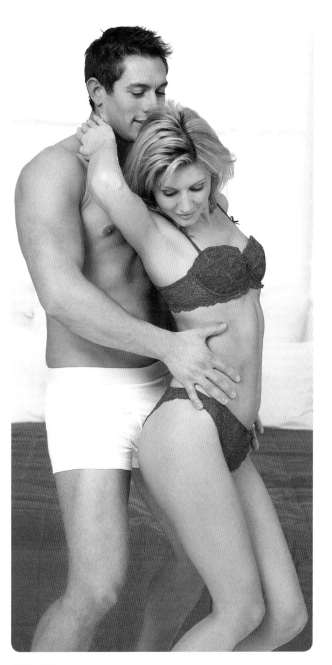

## 분위기 잡기

연인과 함께 천천히 섹시한 춤을 추는 등, 서로 몸이 달아오를 만한 유혹적인 행동을 통해 분위기를 잡을 수도 있다. 옷을 입은 상태에서 춤을 추기 시작해, 춤이 점점 뜨거워지면 천천히 상대가 옷을 벗는 걸 도와주도록 한다.

# 포옹

에로틱한 포옹은 미지근한 분위기를 격정적인 분위기로 바꿔놓을 수 있다. 자신의 몸을 연인의 몸에 바짝 붙이고 서 있을 때의 그 경험만큼 에로틱한 것은 거의 없다. 그때만큼은 모든 스트레스와 중압감에서 벗어나 온몸의 감각들만 살아 숨 쉬는 오묘한 세계로 들어가게 된다.

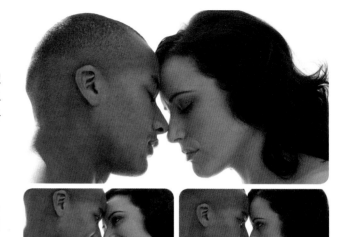

## 외적인 즐거움

고대 성전들은 포옹이라는 주제에 관한 한 의견이 일치한다. 포옹은 사랑의 행위에 들어가기에 앞서 꼭 거쳐야 하는 단계라는 것이다. 〈아낭가랑가〉에서는 포옹을 '내적인 즐거움으로 들어가기에 앞서 꼭 거쳐야 하는 외적인 즐거움'이라고 했으며, 또한 '욕정을 끌어올리고⋯⋯. 모든 감각들을 일깨워주며, 수줍고 냉정한 마음을 대담하고 뜨거운 마음으로 바꿔주는 것'이 포옹의 역할이라고 했다.

포옹은 워낙 중요해서 모든 섹스에 꼭 들어간다. 〈카마수트라〉에서는 '덩굴 포옹' 같은 포옹은 연인을 맞이할 때 하는 것이며, 상대에 대한 애정을 관능적으로 표현해준다고 했다. 그리고 '우유와 물 포옹'은 상대를 뜨겁게 달아오르게 하는 포옹이라고 했다.

**이마를 맞대는 포옹**
남녀가 서로 몸을 앞으로 숙여 이마가 눌리게 한다. 잠시 그대로 서서 당신 연인의 숨결이 얼굴에 와닿는 걸 느끼고 가까운 사이끼리 느낄 수 있는 친밀감을 즐겨라.

## 포옹의 보상

여기서 하려는 말은 아주 간단하다. 포옹하는 데 많은 시간을 써서 최대한 성적 욕구를 끌어올리라는 것이다. 상대를 품에 안은 채 진한 키스를 하면서 꼭 끌어안으면, 성적 긴장감이 점점 올라가 성기를 삽입하는 순간 더욱 폭발적인 쾌감을 느끼게 된다. 그러므로 섹스를 하기에 앞서 포옹을 아껴선 안 된다. 평소 연인과의 포옹을 생활화하면, 어느 때든 성적 쾌감을 극대화시킬 수 있다. 만났을 때 서로 안고, 영화를 보면서도 서로의 몸을 휘감고, 작별 인사를 할 때도 성적 자극이 느껴지는 전신 포옹을 하라.

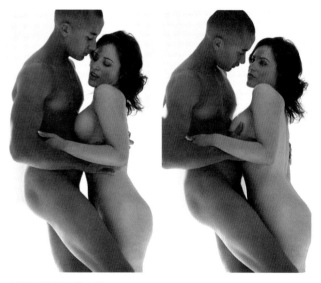

**마음을 꿰뚫을 듯한 포옹**
여자가 자신의 두 가슴을 남자의 가슴에 누른다. '지금 당장 당신을 원해'라는 이 열정적인 동작을 남자는 거부할 수가 없다. 이때 남자는 양손을 여자의 가슴에 얹고 부드럽게 어루만진다.

"포옹은 워낙 흥분되는 일이어서, 포옹과 관련된 질문을 하든 그 답을 듣든 아니면 포옹에 대해 얘기를 나누든, 그것만으로도 섹스에 대한 욕망이 솟구치게 된다." 카마수트라

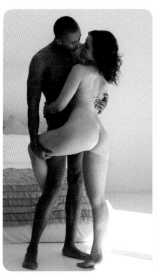
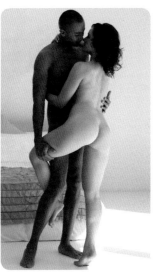

**덩굴 포옹**

덩굴이 나무를 타고 올라가듯, 여자가 팔다리를 남자의 몸에 두른다. 그리고 남자의 머리를 당겨 사랑스러운 눈빛으로 잠시 쳐다본 뒤 부드럽고 육감적인 키스를 퍼붓는다.

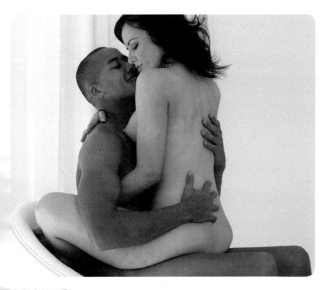

**우유와 물 포옹**

여자가 남자의 무릎 위에 올라 앉아 온몸으로 남자를 끌어안는다. 남자는 여자를 두 팔로 안는다. 두 사람의 성기가 워낙 가까이 위치하게 되어 엄청 흥분된다. 두 사람 모두 서로의 몸 안으로 들어가고 싶어 한다는 걸 상상해보라.

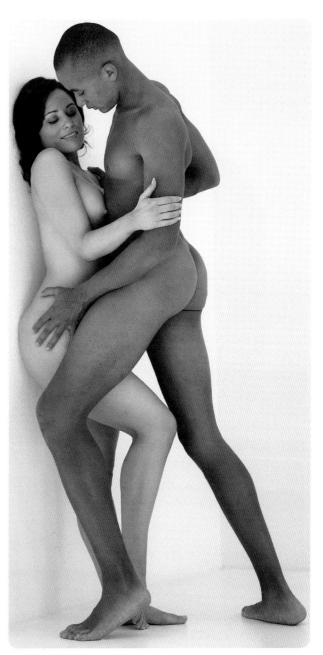

**밀어붙이는 포옹**

욕정에 사로잡힌 남자가 여자를 벽으로 몰아붙인 뒤 여자의 몸을 자신의 몸으로 감싸고 있다. 성적 긴장감을 높이기 위해 서로 골반 부위를 문질러보라. 두 사람 모두 더 이상은 자신을 억제하지 못하게 될 것이다.

# 키스

〈카마수트라〉에서 키스는 공을 들여 아주 조심스럽게 다루고 있다. 처음부터 무작정 혀를 다 집어넣고 키스를 하는 게 아니라, 이쪽을 혀로 문지르다 저쪽에 혀를 넣는 식으로, 서서히 단계를 높여가라는 것이다. 그리고 또 〈카마수트라〉에서는 키스는 몸의 특정 부위, 그러니까 이마와 눈, 뺨, 목, 가슴, 유방, 그리고 입안쪽에만 해야 한다고 말하고 있다.

## 완벽한 키스

고대 성전들에서는 키스를 할 때 상대에게 역겨움을 주지 않으면서 애정을 전달하려면 몇 가지 간단한 원칙을 지켜야 한다고 말하고 있는데, 그 원칙들 중 상당수는 오늘날에도 그대로 적용된다.

첫 번째 원칙은 키스를 할 때 당신 입에서 향긋한 냄새가 나야 한다는 것이다. 〈카마수트라〉에서는 키스를 하기 전에 빈랑나뭇잎이나 기타 입안을 향기롭게 해줄 수 있는 것을 먹을 것을 권한다. 요즘 같으면 칫솔질과 치실질 또는 구강 청결제를 이용해 입냄새가 나지 않게 할 수 있을 것이다.

두 번째 원칙은 키스를 할 때 입술과 혀는 물론 이빨까지 사용해야 한다는 것이다. 〈향원〉에서는 여자의 입술을 이로 잘근잘근 가볍게 물면 향긋하게 느껴지는 침이 나온다고 했다.

마지막으로, 모든 성전들이 이구동성으로 하는 말은 키스를 통해 두 사람 모두 몸이 걷잡을 수 없이 뜨거워졌을 경우 곧바로 섹스를 해야 한다는 것이다. 〈향원〉에서는 이렇게 말한다. "페니스의 삽입으로 이어지지 않는 키스는 아무짝에도 쓸모없다…… 곧바로 섹스를 할 수 없는 상황이라면, 키스도 하지 말아야 한다. 그렇지 않으면 끄지도 못할 불을 놓는 꼴이 된다."

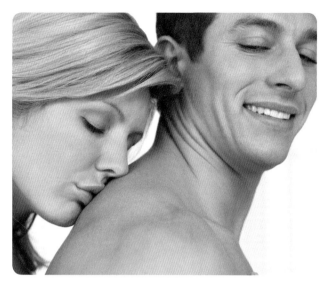

**주의를 끌기 위한 키스**
남자가 다른 데를 보고 있는데, 여자가 남자에게 부드러우면서도 집요하게 키스를 한다. 여자의 목표는 남자가 현재 하고 있는 일을 잊고 자신과 자신의 뜨거운 욕구에만 집중하게 만드는 것이다.

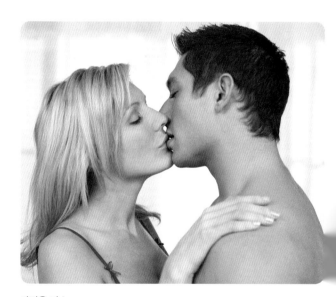

**가벼운 키스**
서로 입술을 부드럽게 댄 채, 첫 접촉의 짜릿함을 맛본다. 이때 상대 몸에는 거의 손을 대지 않고 자신의 숨결로 상대를 애무한다.

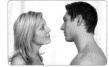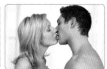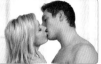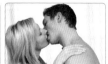

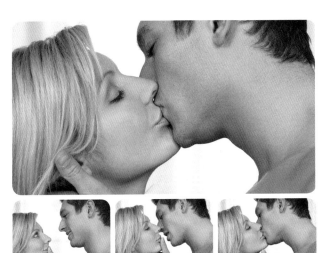

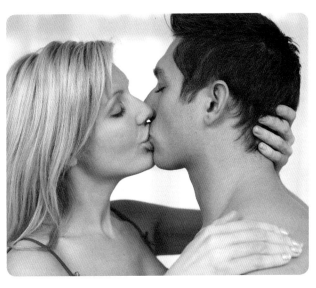

## 입술로 세게 누르는 키스

두 사람 간에 아주 큰 친밀감이 드는 순간, 남자가 여자의 눈을 들여다보며, 여자에게 잠시 떨어져 엄지손가락과 다른 손가락을 이용해 여자의 아랫입술을 살짝 집는다. 그런 다음 자신의 입술로 여자의 입술을 세게 누르며 키스를 한다.

## 두 입술로 꽉 움켜쥐는 키스

여자가 손으로 남자의 머리를 끌어안고 자신의 두 입술로 남자의 두 입술을 덮은 채, 남자의 두 입술을 빨면서 혀로 남자의 두 입술을 애무한다. 그런 다음 자신의 혀를 남자의 입안에 밀어넣어 남자의 혀를 휘감는다.

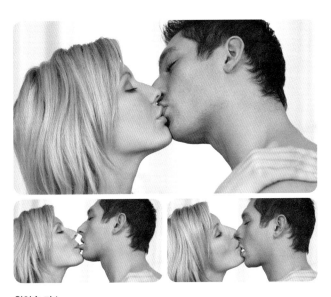

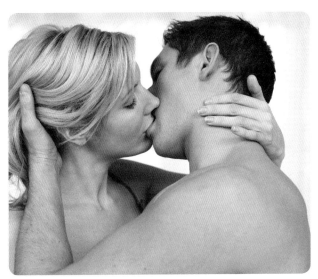

## 윗입술 키스

남자는 자신의 두 입술로 여자의 윗입술을 덮고 여자는 자신의 두 입술로 남자의 아랫입술을 덮는다. 이때 서로 혀끝으로 감질나게 상대 입술을 핥는다(가볍게 가끔씩).

## 머리를 옆으로 기울이고 하는 키스

두 사람 혀가 뒤엉키면서 도무지 참을 수 없는 지경이 되면, 남자가 자신의 입술을 여자의 입술에 밀어붙이고, 여자는 남자의 머리를 옆으로 약간 기울어지게 한다. 이제 두 사람 모두 눈을 감고 입술을 벌린 채 계속 키스를 한다.

"연인 가운데 한쪽이 다른 쪽에 어떤 일을 해주면, 그 똑같은 일을 상대에게 해주어야 한다." 카마수트라

# 마사지

동양에서는 상대 몸을 부드럽게 쓰다듬고 문지르는 것이 섹스 전에 반드시 거쳐야 하는 일종의 워밍업이다. 특히 여자의 경우, 몸이 달아오르려면 반드시 남자의 부드러운 손길이 필요하다고 믿었다. 다음에 소개하는 몇 가지 마사지 테크닉을 써보라. 남자도 여자만큼이나 마사지에 민감하게 반응한다는 것을 알게 될 것이다.

### 애간장 녹이는 마사지

섹스를 앞둔 전희의 일부로 마사지를 할 때 따뜻한 향수 오일을 써서 성적 쾌감을 높이도록 하라. 향수 오일을 손바닥에 부어 양손에 고루 묻힌 뒤 연인의 피부에 부드럽게 문질러보라. 아니면 향수 오일을 따뜻하게 데운 뒤 그걸 연인의 피부 위에 곧장 살살 부어보라. 마사지를 할 때는 오로지 상대의 성적 쾌감을 끌어올리는 일에만 집중해야 한다. 당장 일어나야 한다거나 곧바로 상대에게도 마사지를 해줘야 한다는 부담감 없이 편히 누워 있노라면 성적 쾌감도 더 커질 것이다. 그리고 당신의 양손은 당신 마음대로 쓸 수 있는 마사지 도구이니, 창의력을 발휘해 자신만의 독특한 마사지를 해보라. 당신의 머리카락이나 손톱, 발 심지어 숨 쉬는 것까지도 마사지에 활용할 수 있다. 온갖 방법을 동원해, 당신 연인에게 견딜 수 없을 만큼 짜릿한 쾌감을 안겨주도록 하라.

**경고** 관절이나 뼈 부분은 누르지 마라. 그러면 당신 연인은 짜릿함을 느끼기는커녕 움찔움찔 놀라게 될 것이다. 그리고 등을 마사지할 때는 척추 그 자체를 직접 누르지 말고, 척추 양쪽 근육을 부드럽게 만져주도록 하라.

### 슬슬 달아오르게 만들기

당신 연인의 몸이 한결 더 풀어지고 유연해진 것 같다고 느껴지면, 이제 마사지를 통해 연인의 몸을 후끈 달아오르게 하라. 예를 들면, 배 부분을 마사지하면서 손이 슬쩍슬쩍 상대 성기 가까이를 스치는 것이다. 아니면 다리를 마사지하면서 허벅지 안쪽에 키스를 해 성적 쾌감을 높여주어도 좋다.

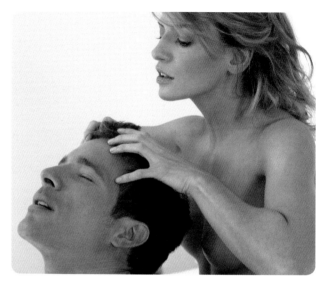

**두피 전체를 꾹꾹 눌러주기**
여자가 남자의 관자놀이 부분을 손가락 안쪽으로 꾹꾹 누르면서 원을 그리듯 천천히 돌리며 위치를 옮겨간다. 그런 식으로 마치 부드럽게 머리를 감겨주듯 남자의 두피 전체를 손가락으로 꾹꾹 눌러준다.

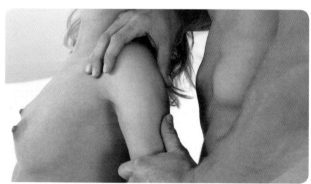

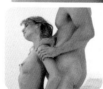 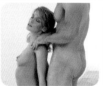 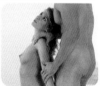

**어깨 주물러주기**
남자가 엄지손가락으로 여자의 어깨 뒤쪽 근육을 꾹꾹 눌러주고 나머지 손가락으로는 여자의 쇄골 바로 윗부분 깊숙한 곳을 눌러준다. 그런 다음 손을 천천히 돌려가면서 여자의 어깨를 주물러준다.

"여성은 과일과 같아서, 손으로 문지를 때만 향기가 난다." 향원

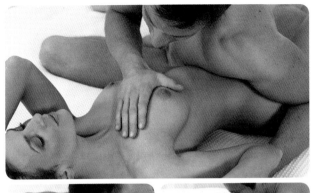

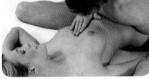 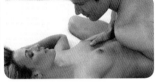

**가슴 쓰다듬기**

남자가 양손을 쭉 편 채 손바닥으로 여자의 가슴을 부드럽게 쓰다듬는다. 그리고 엄지손가락과 검지손가락을 집게 모양으로 만들어 여자의 유두를 부드럽게 살짝살짝 비튼다.

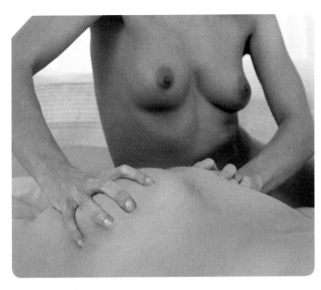

**엉덩이 주무르기**

여자가 몸을 약간 앞으로 숙여 상체의 체중이 양손에 실리게 앉는다. 그런 다음 손가락 끝과 손바닥, 그리고 주먹의 평평한 부분을 이용해 남자의 엉덩이를 주무르고 꾹꾹 눌러 근육을 풀어준다.

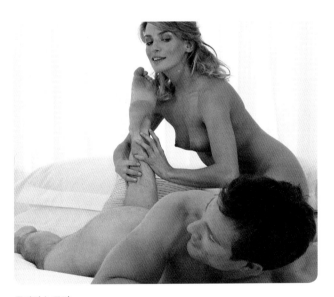

**종아리 누르기**

여자가 손가락으로 남자의 종아리를 아래위로 오르내리는 동작을 통해 근육을 풀어준다. 이때 엄지손가락은 원 모양으로 돌리고, 마치 쟁기질하듯 손가락 끝으로 남자의 종아리를 누르면서 잡아당긴다.

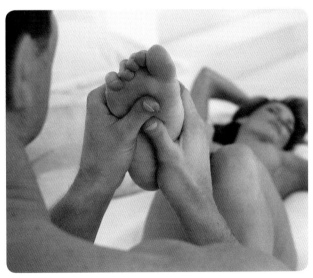

**발 주무르기**

남자가 엄지손가락으로는 여자의 발바닥을 꾹꾹 누르고 나머지 손가락으로는 발등을 눌러가면서 애정 어린 발 마사지를 해준다. 그런 다음 손가락을 발끝으로 옮겨 발가락 하나하나를 잡아 흔들거나 꾹꾹 눌러준다.

# 서로 옷 벗기기

〈카마수트라〉에서는 모든 섹스 관련 행위가 조심스럽게 또 경건하게 행해지는데, 옷을 벗기는 행위도 예외는 아니다. 당신이 평소 섹스에 굶주린 사람처럼 허겁지겁 상대의 옷을 벗기는 스타일이라면, 〈카마수트라〉에서 권하는 것처럼 옷 벗기는 일 자체를 일종의 에로틱한 의식으로 바꿔보라.

## 벗기는 즐거움

따분하지만 어쩔 수 없는 일이라는 듯 서로 자기 옷을 벗는 걸 지켜볼 게 아니라, 옷 벗기는 일 자체를 전희의 일부로 만들어보라. 세상에서 가장 섹시한 선물의 포장을 한 장 한 장 푼다고 상상해보는 것이다. 연인의 맨 몸이 조금씩 드러날 때마다 입술로 혀로 이빨로 손으로 그리고 눈으로 그 느낌을 맛보라. 여자의 스타킹을 서서히 허벅지 아래로 벗겨 내릴 때야말로, 또 남자의 바지를 엉덩이 밑으로 끌어내릴 때야말로, 당신 손가락 끝으로 드러난 상대의 성감대를 건드려볼 수 있는 좋은 기회다. 옷을 하나하나 벗겨 내리면서 조금씩 드러나는 연인의 몸을 경이감을 갖고 보라.

## 상대가 내 옷을 벗길 때

내 옷이 하나하나 벗겨져 피부를 스치며 떨어질 때의 그 미묘하고 황홀한 느낌에 집중하라. 설사 상대가 내 옷의 단추나 걸쇠 같은 걸 풀지 못해 쩔쩔맨다 해도 도와주려 하지 말고 모든 걸 상대에게 맡기도록 하라. 실크 레이스나 가죽 또는 라텍스 같은 소재로 된 옷을 입고 있으면, 당신 연인이 옷을 벗길 때 그 촉감만으로도 성적 욕구가 더 강해질 것이다. 허벅지까지 지퍼를 올리게 되어 있는 긴 부츠, 목에서 밑단까지 한 번에 좍 열리는 지퍼 달린 옷, 지퍼 달린 코르셋, 지퍼 달린 캣슈트(목에서 발까지 전신에 좍 끼는 옷), 지퍼 달린 바스크(거드랑이 아래부터 엉덩이까지 가리는 여성 속옷) 등, 지퍼 달린 옷을 입고 있으면 지퍼가 열릴 때 에로틱한 기분을 맛볼 수 있다.

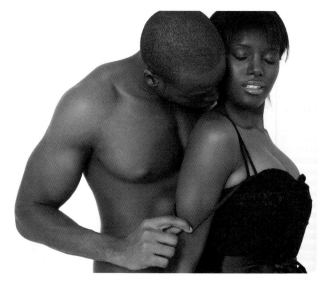

**1 여자의 옷 벗기기: 어깨에서 벗겨 내리기**
남자가 여자의 목 뒤쪽을 입으로 비비거나 핥아 소름 돋게 만든다. 그러면서 동시에 여자의 어깨에서 옷을 벗겨 매끄러운 어깨선이 드러나게 한다.

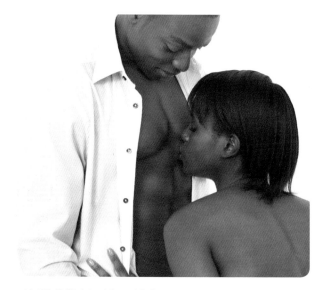

**1 남자의 옷 벗기기: 가슴 드러내기**
여자가 섹시한 몸짓으로 남자의 셔츠 단추를 푼다. 여자는 단추 하나가 풀릴 때마다 상체를 앞으로 기울여 입술로 남자의 가슴을 애무하고, 남자는 앞으로 일어날 일을 상상하면서 점점 몸이 달아오른다.

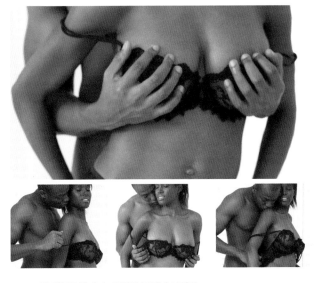

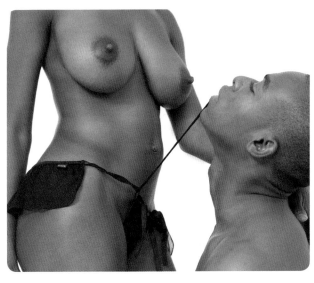

2 여자의 옷 벗기기: 천천히 드러내 보이기

여자의 브라를 벗기기에 앞서, 남자가 두 손바닥으로 브라 위를 살짝 감싼 뒤 손가락 끝으로 유두를 찾아내 살짝 집고 비튼다. 그런 다음 여자의 어깨에서 천천히 브라를 벗겨 내린다.

3 여자의 옷 벗기기: 모든 것을 드러내 보이기

남자가 여자 앞에 무릎을 꿇고 앉아 여자의 팬티 끈 끝을 이빨로 문다. 그런 다음 그 팬티를 조금씩조금씩 천천히 허벅지 아래로 끌어내린다. 이럴 때 여자가 졸라매는 끈이 달린 속옷을 입고 있다면 금상첨화일 것이다.

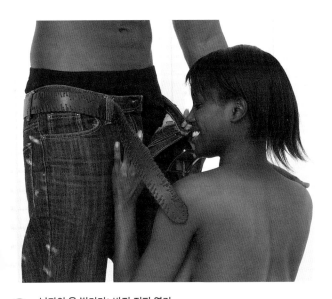

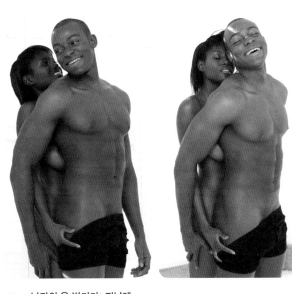

2 남자의 옷 벗기기: 바지 지퍼 열기

여자가 무릎 꿇은 자세를 하고 요염한 눈길로 남자를 올려다보면서 남자의 바지 지퍼를 열어 바지를 벗긴다. 여자의 입술이 남자의 사타구니 바로 앞에 있어 남자의 애간장을 태운다.

3 남자의 옷 벗기기: 피날레

여자가 도발적으로 양손을 슬며시 남자 팬티 속에 넣어 남자의 엉덩이를 슬쩍 만진 뒤, 장난스러운 미소를 지으며 팬티를 엉덩이 아래로 슬슬 끌어 내린다.

"여자의 치마가 올라가고……, 머리카락은 마구 헝클어지고…… 격정적인 순간의 전형적인 모습이다." 아낭가랑가

# 물고 할퀴고 때리기

〈카마수트라〉에 따르면, 연인에게 이빨자국이나 손톱자국을 남기는 것은 격한 열정의 표현이다. 만일 당신 파트너가 흥분하기는커녕 당황하거나 화를 낼 가능성이 높다면, 이런 방식의 애정 표현은 아예 생각하지 않는 것이 좋다. 그러나 두 사람 모두 제대로 받아들여 즐길 수 있다면, 이 격한 애정 표현은 파트너를 유혹할 때 써먹을 수 있는 레퍼토리 중 하나가 될 것이다.

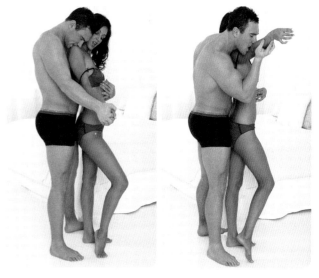

### 당신의 흔적 남기기

마사지나 섹스 도중 엉덩이를 때리거나 할퀴어 당신 연인의 열정을 테스트해보라. 옷을 입었을 때 가려지는 부분을 살짝 꼬집거나 할퀴거나 엉덩이를 때려보는 것이다. 이빨자국이나 손톱자국 등이 훤히 드러나 보인다면 당신 연인도 기겁하겠지만, 〈카마수트라〉에서도 말하고 있듯 보이지 않는 곳에 난 자국은 사랑과 열정의 순간을 기억나게 해준다.

**맷돼지처럼 물기**
남자가 장난치듯 여자의 어깨와 팔 주변을 문다. 그러면 빨간 이빨자국이 남게 된다. 〈카마수트라〉는 아주 격정적인 사람들에게 이것을 권한다.

### 장난치듯 하기

자유분방하고 격렬한 섹스를 한다는 것은 깨어났을 때 온몸에 멍이 들어 있어야 한다는 뜻이 아니다. 섹스 후에 이빨자국이나 손톱자국 또는 다른 자국이 남을 경우, 어떤 사람들은 자랑스럽게 생각하지만 어떤 사람들은 놀라서 비명을 지른다. 그러니 이런 격정적인 섹스를 시도하려면 그 전에 먼저 당신 연인이 어떤 부류에 속하는지부터 파악해야 한다.

섹스 중에 상대 엉덩이를 때리려면 반지와 팔찌를 빼도록 하라. 그리고 당신 연인이 강도 1에서 5 중 어느 정도의 강도로 엉덩이를 때리는 걸 좋아하는지를 알아내라. 강도 1은 부드럽게 토닥이는 정도이고, 강도 5는 세게 후려쳐 양쪽 엉덩이가 후끈거리고 벌겋게 되는 정도다. 왼손의 손톱을 끝이 뾰족하게 다듬으라는 〈카마수트라〉의 제안은 무시하더라도, 엄마의 평소 조언대로 손톱은 늘 청결하게 하고 끝을 부드럽게 다듬어야 할 것이다.

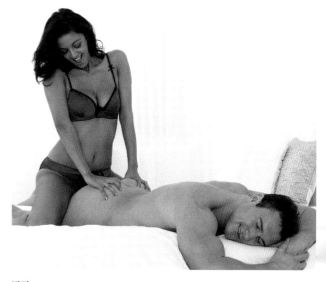

**반달**
여자가 손톱을 남자 엉덩이에 대고 꽉 누른다. 그러면 남자 엉덩이에 반달 모양의 손톱자국이 생긴다(〈카마수트라〉에서는 손톱을 반대쪽으로도 눌러 두 개의 반달 모양이 겹쳐져 원 모양이 되게 하라고 권한다).

"한 마디로 말해, 이빨자국과 손톱자국을 내는 것만큼 사랑의 기쁨을 증대시켜주는 것은 없다." 카마수트라

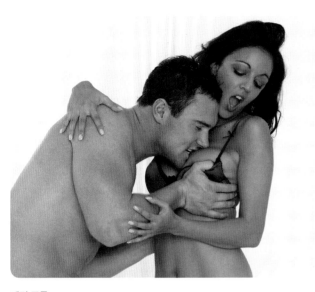

**깨진 구름**
남자가 여자의 피부(여자의 몸 어디든)에 입을 대고 부드럽게 살을 빨아 가볍게 문다. 그
러면 깨진 구름 모양의 자국이 생긴다.

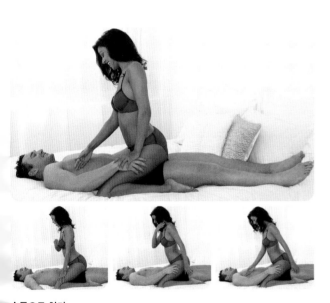

**손등으로 치기**
여자가 화난 시늉을 하며 손등으로 남자의 가슴을 친다(사전에 남자와 서로 역할을 정해놓
고 해도 좋다). 남자가 좋아하면, 점점 더 화난 시늉을 하며 손등으로 가슴을 친다.

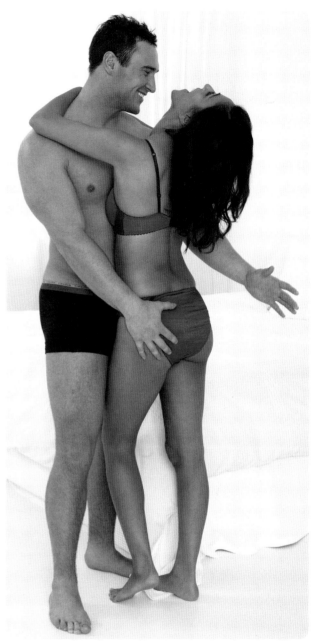

**손 안쪽으로 치기**
남자가 손을 살짝 오므린 채 가까운 거리에서 여자의 엉덩이를 장난하듯 찰싹 때린
다. 그런 다음 달래주듯 살살 엉덩이를 문질러주고, 다시 다른 쪽 엉덩이를 찰싹 때
린다.

# 오럴 섹스

입으로 성기를 자극하는 오럴 섹스에 대한 〈카마수트라〉의 견해는 그 당시의 도덕률에 반하는 것이었으며 교양 있는 신사들에게는 어울리지 않는 것이었다. 그럼에도 바츠야야나는 거세당한 환관이나 남자 하인이 어떤 식으로 주인의 두 다리 앞에 무릎 꿇고 앉아 입으로 그 성기를 빨고 핥는지 아주 상세히 설명했다.

## 부적절한 관행

〈카마수트라〉에서는 남성 성기에 하는 오럴 섹스인 펠라티오는 순전히 남자 하인이 한동안 섹스를 하지 못한 주인을 위해 하는 행위였다. 바츠야야나조차도 정숙하고 아름다운 여자가 연인 앞에서 무릎 꿇는 행위는 인정하지 않으려 했으며, 다만 하렘(이슬람 세계에서 일반 남자들의 출입이 금지된 장소)에 거주하는 첩들이라면 가끔 오럴 섹스를 즐길 수도 있다고 생각했다.

## 미치도록 원하게 만드는 오럴 섹스

정상적인 섹스 전에 하는 오럴은 상대를 달아오르게 하는 워밍업 성격의 행위이지만, 워낙 성적 쾌감이 크므로 전체요리가 아닌 주요리로 삼아도 좋다. 당신 연인이 오럴을 마다하지 않을 만큼 적극적이라는 걸 알게 되면, 그것만으로 상당한 자극이 될 수 있다. 당신이 오럴을 해줄 때는 뜨겁게 촉촉하게 그리고 미친 듯이 열심히 해주어라. 당신이 오럴을 좋아한다는 것을 알면, 당신 연인도 오럴을 더 좋아할 것이다. 그리고 당신이 오럴을 받는 입장일 때는 신음소리를 내고 한숨을 쉬고 '음~~~' 소리를 내어 고마움을 전하도록 하라.

　오럴을 할 때 무엇보다 중요한 것은 충분한 시간을 쏟아야 한다는 것이다. 상대를 초죽음 상태로 몰고 가기 전에 먼저 애를 태우도록 하라. 그러니까 키스하고 간지럼 태우고 입으로 비벼대고 혀로 핥아대면서, 허벅지 안쪽과 성기와 항문 사이, 그리고 성기 주변에서 많은 시간을 보내는 것이다. 당신 연인이 더 이상 못 견디겠다는 듯 온몸을 뒤틀며 신음소리를 낼 때, 그때 비로소 연인의 성기에 입을 갖다 대는 것이다.

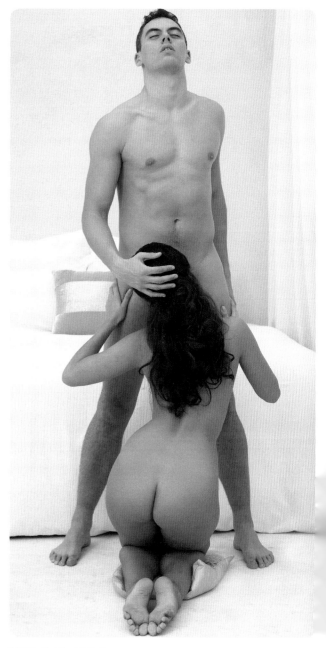

**남자의 성기에 키스하기**
여자가 자신의 혀로 남자의 귀두를 핥으면서, 자신의 입과 손을 동시에 위아래로 움직인다. 그런 다음 마치 통째로 삼켜버릴 듯 페니스 전체를 입안에 넣는다(이것이 '삼키기'다).

"하렘에 사는 일부 여자들은 억제하기 힘든 성욕에 사로잡힐 때 서로 오럴 섹스를 해주고 있으며, 일부 남자들도 여자들에게 오럴 섹스를 해주고 있다." 카마수트라

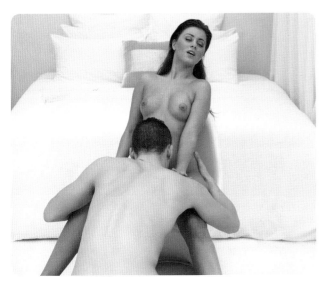
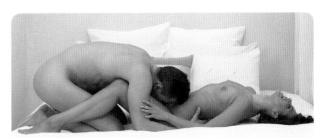
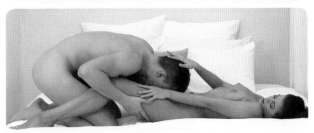

**여자의 성기에 키스하기 I**

남자가 여자의 두 다리 사이에 앉아 여자의 성기 위에 손을 얹은 뒤 손가락을 가위 모양으로 벌려 클리토리스가 드러나게 한다. 그런 다음 입으로 클리토리스 부분 전체를 덮은 뒤 부드럽게 빨고 핥는다.

**여자의 성기에 키스하기 II**

남자가 여자의 두 다리 사이에 무릎 꿇고 앉아 혀로 여자의 클리토리스를 휘저으면서 손가락으로는 질을 살살 문지르거나 G 스폿(G-spot, 여성 질 내부의 성감대)을 꾹꾹 누른다.

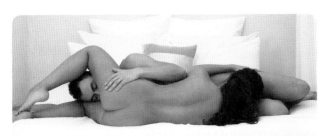
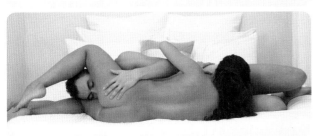
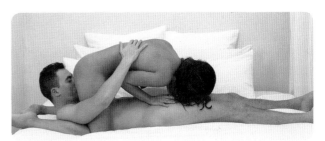
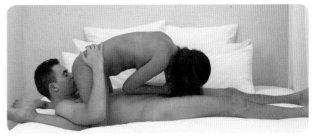

**69자세 I**

남자와 여자가 서로의 얼굴이 상대의 성기 쪽을 향하게 옆으로 누운 채, 서로의 허벅지 안쪽에 키스를 하고 입을 비벼댄다. 그런 다음 성기 부분에 집중해, 프렌치 키스처럼 격정적인 키스를 퍼붓는다.

**69자세 II**

여자가 무릎 꿇고 가랑이를 벌린 채 남자 얼굴 위에 올라 앉아 머리를 숙여 남자의 성기를 입안에 넣는다. 여자가 머리를 위아래로 흔들며 오럴을 하는 동안, 남자는 여자 뒤쪽에서 혀를 낼름거려 여자의 성기를 자극한다.

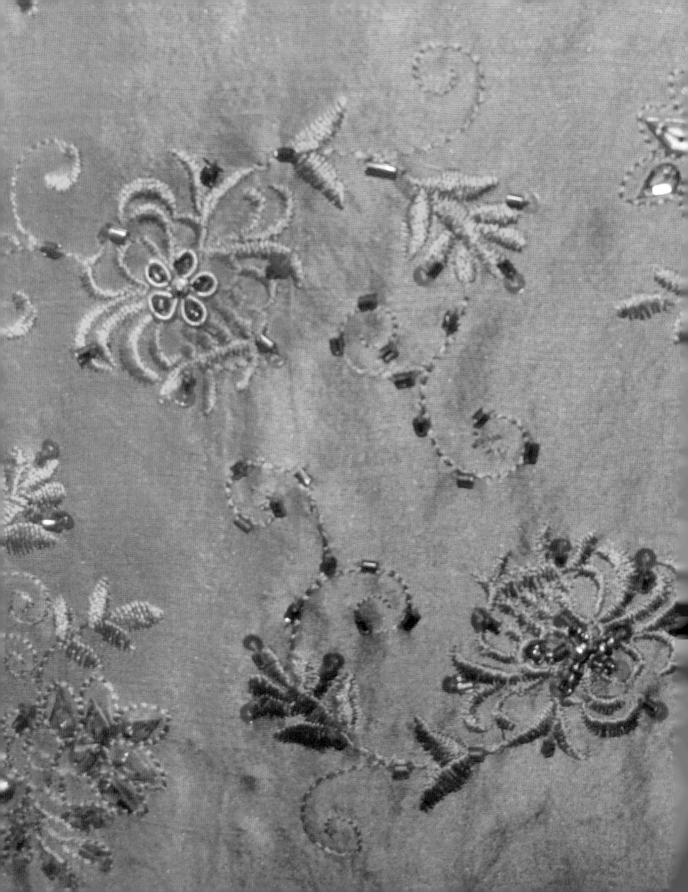

# 은밀한 결합

다음에 소개하는 섹스 체위들은 훈훈한 벽난로 앞이나 커튼이 달린 아늑한 침실 안에서, 또는 여름날의 초원 위나 고풍스러운 침실 안에서 섹스를 할 때 적합한 체위들이다. 로맨틱하고 은밀한 분위기에서 선택하면 좋다. 격정적인 섹스보다는 탄트라 수행법에 가까운 차분한 섹스를 생각해보라.

여기서는 서로 얼굴을 맞대고 하는 아주 귀여운 '하늘을 나는 나비들' 체위, 더없이 은밀한 '노래하는 원숭이' 체위, 이름부터가 도발적인 '한 구멍을 이용하는 고양이와 쥐' 체위 등, 다양한 섹스 체위를 보게 될 것이다. 그러나 단순히 섹스 체위만으로는 로맨틱한 분위기를 유지하고 친밀감을 높이기 어려우므로, 수시로 당신 연인의 눈을 들여다보고 손가락 끝을 이용해 애무를 해주도록 하라.

또한 로맨틱한 분위기에 어울릴 만한 포도주와 맛있는 음식을 준비하고, 적절한 애무와 섹스 체위를 선택하도록 해야 할 것이다. 예를 들어 깊은 삽입을 하고 싶을 때 '쿠션 받친' 체위는 좋지만 뒤에서 삽입하는 체위는 적절치 않다. 좀 더 뒤에 나오는 '섹스 동작들'에서는 고대의 몇 가지 삽입 테크닉들에 대해 익히게 될 것이다.

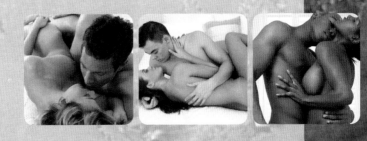

# '활짝 열린' 체위

☆ ☆ ☆ ☆  **카마수트라 쾌감도**

남자가 위에 올라가는 아주 일반적인 체위로, 여자는 이 체위의 여러 변형 속에서 자신의 성적 욕구를 마음껏 표현할 수 있다. 남자의 엉덩이가 공중에 들려 있어 여자의 몸을 침대에 짓누르지 않으므로, 여자는 엉덩이를 밀고 돌리고 흔드는 등 마음먹은 대로 자유롭게 움직일 수 있다.

## 어떤 장점이 있나?

- 남녀가 서로 교대로 섹스를 주도할 수 있다. 차례가 되면 남자는 깊게 삽입을 하고 여자는 삽입하기 좋게 엉덩이를 밀어올려주는 것이다.
- 여자가 주도권을 잡고 움직일 때 남자는 페니스가 밑으로 잡아당겨지는 듯한 짜릿함을 느낄 수 있다.
- 분위기에 따라 섹스 방법을 바꿔볼 수도 있다. 서로 격하게 마음껏 몸을 움직일 수도 있고, 몸을 조금씩 부드럽게 움직이며 정신적 친밀감을 느껴볼 수도 있다.
- 남자가 여자의 몸 위에 자신의 체중을 얹지 않으므로, 여자가 임신했을 때는 이 체위가 좋다.

YES
... 남자가 깊게 삽입해올 때 여자가 엉덩이를 밀어올려주는 등, 서로 리듬을 맞춰 움직이면 쾌감이 배가된다. 리듬을 잘 맞추면, 두 사람의 성기가 중간에서 부딪히며 폭발적인 쾌감을 느끼게 될 것이다.

NO
... 혹 이 체위가 자신에게 맞지 않는다고 생각되면 다른 체위를 택하도록 하라. 이 체위의 단점은 여자가 남자의 허리를 두 다리로 감싸거나 하지 않기 때문에 남자가 허공에서 자신을 지탱할 데가 없다는 것이다. 이 체위에서 쾌감이 잘 느껴지지 않는다면, 남자가 하체를 침대 쪽으로 더 내려야 한다.

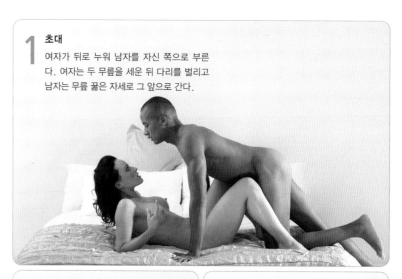

**1 초대**
여자가 뒤로 누워 남자를 자신 쪽으로 부른다. 여자는 두 무릎을 세운 뒤 다리를 벌리고 남자는 무릎 꿇은 자세로 그 앞으로 간다.

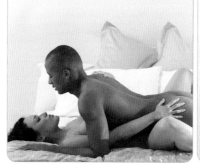

**2 천천히 삽입**
남자가 여자 위로 올라가 천천히 삽입한다. 이때 남자는 자신의 체중을 자신의 두 팔뚝에 싣는다. 여자는 양손으로 남자의 엉덩이를 잡아당겨 삽입을 돕는다.

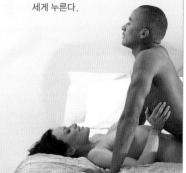

**3 팔 굽혀 펴기**
남자가 바닥에 손을 대고 상체를 일으켜 반 팔 굽혀 펴기 자세를 취한다. 그 상태에서 자신의 골반을 여자의 골반에 대고 세게 누른다.

"머리는 뒤로 젖히고 골반은 높이 들어올린 여자. 여자는 남자에게 활짝 열린 것이다." 카마수트라

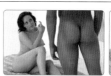

## 4 들어올리기

여자가 부드러우면서도 육감적인 몸짓으로 침대
에서 엉덩이를 들어 올린다. 이때 여자의 체중은
두 어깨와 두 발에 실린다. 여자가 엉덩이를 들어
올리면서 남자의 몸도 조금 올라가게 된다.

여자는 엉덩이를 높이 들어
올린 상태에서 자신의 골반
을 남자의 골반에 바짝 댄
채 빙빙 돌린다.

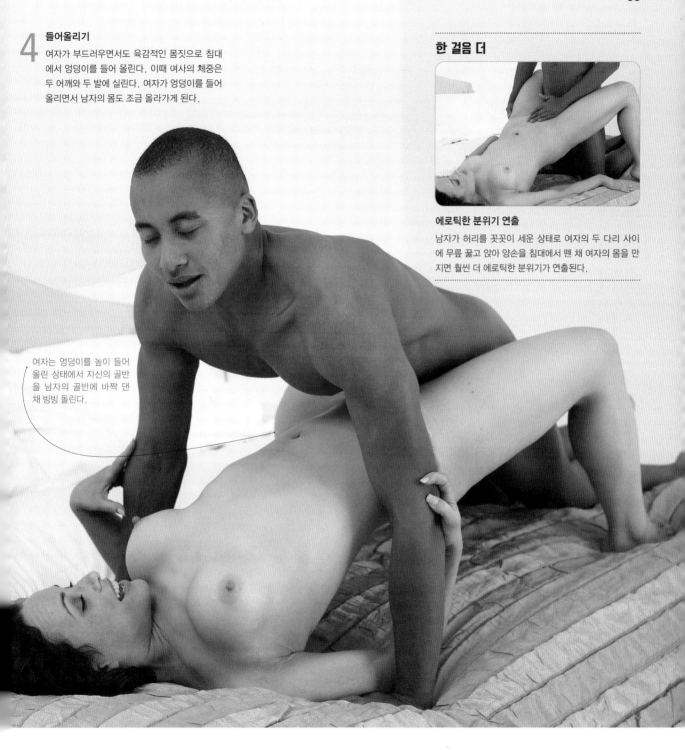

## 한 걸음 더

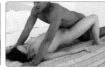

### 에로틱한 분위기 연출

남자가 허리를 꼿꼿이 세운 상태로 여자의 두 다리 사이
에 무릎 꿇고 앉아 양손을 침대에서 뗀 채 여자의 몸을 만
지면 훨씬 더 에로틱한 분위기가 연출된다.

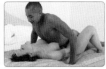
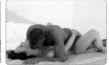
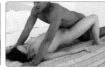
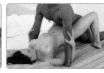

# '크랩 포옹' 체위

☆ ☆ ☆ ☆  **카마수트라 쾌감도**

이 체위만큼 친밀감이 느껴지면서도 로맨틱한 체위는 거의 없을 것이다. 서로 최대한 가까이 붙어 있고 싶을 때 이 체위를 택해보라. 헤어졌던 연인과 로맨틱한 재회를 하고 싶을 때, 또는 말다툼 뒤에 연인을 만나 화해하고 싶을 때, 아니면 그냥 서로 사랑하는 연인과 섹스를 할 때 취하면 좋은 체위다.

## 어떤 장점이 있나?

- 여자가 허벅지를 남자의 엉덩이 위로 높이 올림으로써, 남자가 삽입하기 편하다.
- 이 체위에서는 자연스럽게 키스를 하게 된다. 입술만 맞대는 가벼운 키스도 좋고, 서로의 혀가 뒤엉키는 격정적인 키스도 좋다.
- 섹스를 하면서 동시에 서로 꼭 껴안아 살과 살이 맞닿는 짜릿함을 맛볼 수도 있다.
- 이 체위에서는 워낙 서로 가깝게 붙어 있어 달콤한 말을 속삭일 수 있다.
- 마사지를 좋아한다면, 서로 상대의 등을 쓰다듬고 누르고 손끝으로 긁을 수도 있다.

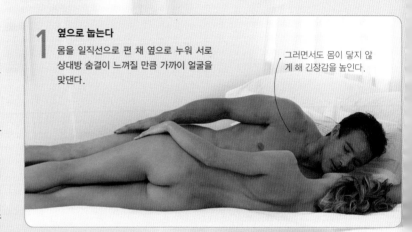

**1 옆으로 눕는다**
몸을 일직선으로 편 채 옆으로 누워 서로 상대방 숨결이 느껴질 만큼 가까이 얼굴을 맞댄다.

그러면서도 몸이 닿지 않게 해 긴장감을 높인다.

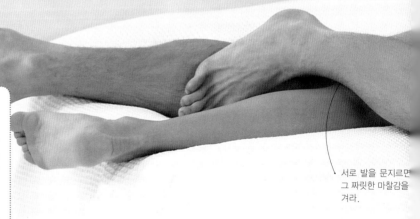

서로 발을 문지르면 그 짜릿한 마찰감을 겨라.

**YES**
... 동작에 일정한 리듬을 주어보라. 그러면서 이런저런 시도를 통해 서로에게 좋은 동작을 찾아보라. 예를 들어 여자는 앞뒤로 움직이는 동작을, 남자는 얕게 삽입하는 동작을 시도해보는 것이다. 서로 돌아가며 주도적으로 움직일 수도 있고, 동시에 함께 리드미컬하게 움직일 수도 있다.

**NO**
... 이 체위로 오르가슴을 맛보지 못한다 해도 걱정하지 마라. 아마 두 사람 사이가 너무 가까워 제대로 움직이지 못했을 수도 있다. 그런 경우라면 다른 체위를 택해 멋진 피날레를 장식하도록 하라.

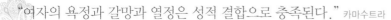

"여자의 욕정과 갈망과 열정은 성적 결합으로 충족된다." 카마수트라

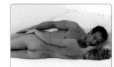

## 2 서로 몸을 휘감는다

남자가 자신의 위쪽 다리를 여자의 허벅지 사이에 밀어넣고 한 손으로 여자 엉덩이를 가까이 잡아당긴다.

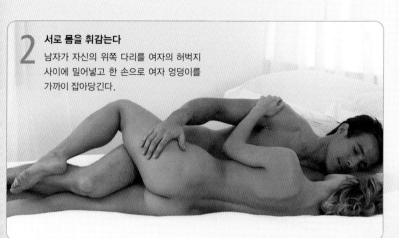

## 한 걸음 더

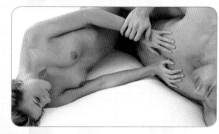

### 상체만 떨어뜨리기

만일 두 사람 모두 더 자유롭게 움직이고 싶다면, 하체는 그대로 둔 채 상체만 서로 떨어지게 할 수도 있다. 이 경우 여자의 상체와 남자의 상체는 90도 각도를 이룬다.

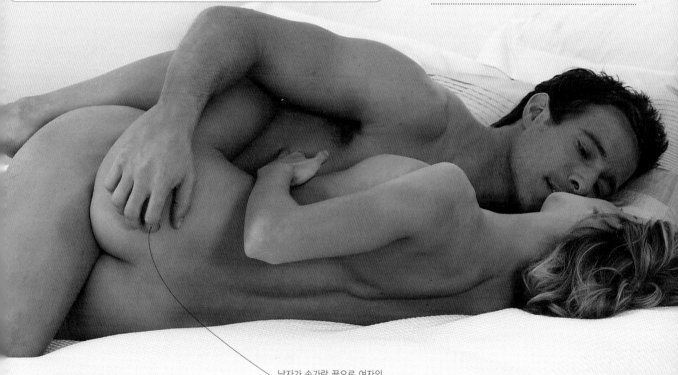

남자가 손가락 끝으로 여자의 엉덩이를 쓰다듬는다.

## 3 허벅지를 조인다

여자가 한쪽 다리를 구부린 뒤 남자의 허리 위에 허벅지를 올려놓는다. 그리고 남자가 삽입할 때, 허리 위에 올린 발의 뒤꿈치를 이용해 남자의 몸을 잡아당긴다.

 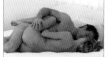 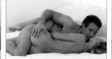 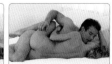 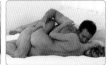

# '두 마리의 물고기' 체위와 '사랑을 나누는 두 제비' 체위

☆ ☆ **카마수트라 쾌감도**

서서히 달아오르다 폭발하는 섹스를 하고 싶다면 두 체위로 이루어진 이 독특한 체위를 해보라. '두 마리의 물고기' 체위는 삽입이 힘들지만 성적 긴장감을 끌어올릴 수 있다. 성적 긴장감이 너무 높아져 도저히 참을 수 없는 지경이 되면, 여자가 반듯이 누워 두 다리를 벌려 남자를 맞이하게 된다.

## 어떤 장점이 있나?

- '두 마리의 물고기' 체위는 서로 몸을 더듬고 엉덩이를 만지고 딥 키스를 하면서 오랜 시간 전희를 즐기는 데 안성맞춤이다.
- 남자가 손으로 여자의 음순과 클리토리스를 애무해 곧바로 여자를 흥분시킬 수도 있다.
- '사랑을 나누는 두 제비' 체위는 남자가 위로 올라가는 가장 기본적인 체위('선교사' 체위 또는 정상위라고도 함)로, 남녀 모두 자유롭게 남자의 페니스가 들어갔다 나왔다 하는 동작에만 집중할 수 있다.
- 여자는 양손으로 남자의 엉덩이를 잡고 삽입 속도와 깊이, 리듬에 영향을 줄 수 있고, 남자의 움직임에 맞춰 골반을 흔들 수 있다.

> **YES**
> … 질과 골반 부근 근육을 비롯한 온몸의 근육을 풀고 아주 편한 자세를 취해보라. 섹스를 하면서 그렇게 완전히 긴장을 풀고 편히 누워 있는 경우도 흔치 않은데, 그렇게 편한 자세로 섹스를 하면 어떤 느낌인지 지켜보라.
>
> **NO**
> … 긴장을 풀라고 해서, 아무것도 느끼지 못할 만큼 긴장을 풀어선 안 된다. 남자는 가끔 당신이 제대로 느끼고 있는지 확인하고 싶어 할 것이다. 당신이 제대로 느끼고 있다는 것을 말로, 아니면 남자가 삽입해올 때 같이 골반을 비벼대는 것으로 표현하라.

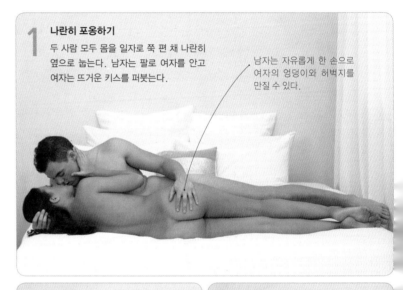

**1 나란히 포옹하기**
두 사람 모두 몸을 일자로 쭉 편 채 나란히 옆으로 눕는다. 남자는 팔로 여자를 안고 여자는 뜨거운 키스를 퍼붓는다.

남자는 자유롭게 한 손으로 여자의 엉덩이와 허벅지를 만질 수 있다.

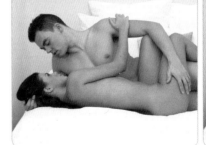

**2 다리 걸기**
'두 마리의 물고기' 체위에서 여자가 자신의 두 다리를 남자 몸에 건다. 남자는 직접 삽입은 하지 않은 채 페니스를 여자 몸에 밀어댄다.

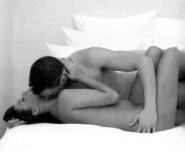

**3 몸 뒤집기**
여자가 몸을 돌려 반듯이 눕고, 남자는 옆에서 계속 키스를 한다.

---

"남자의 성기가 여자의 성기에 삽입된 상태에서 밖으로 빠지지 않고 빠른 속도로 계속 들어갔다 나왔다 할 때, 그것을 '참새의 유희'라 한다." 카마수트라

## 한 걸음 더

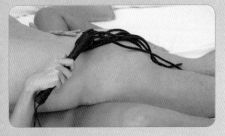

**채찍질하기**
약간 변태적인 느낌이 들 수도 있겠지만, 만일 남자가 엉덩이 맞는 걸 좋아한다면 손 대신 끝이 여러 갈래로 갈라진 채찍으로 남자 엉덩이를 때릴 수도 있다.

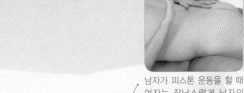

여자는 손가락이나 손톱으로 남자의 등을 긁거나 할퀴면서 자신의 뜨거운 욕구를 보여준다.

남자가 피스톤 운동을 할 때 여자는 장난스럽게 남자의 엉덩이를 찰싹 때릴 수도 있다. 처음엔 살짝 때리고, 남자가 좋아한다면 점점 더 세게 때려도 좋다.

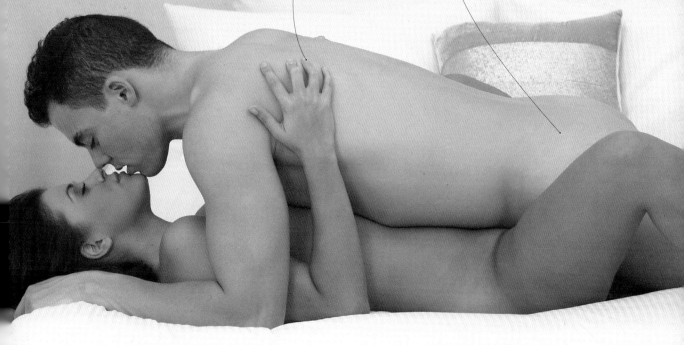

**4 남자가 위로 올라가기**
남자가 여자 몸 위로 올라가고, 여자는 남자가 삽입하기 좋게 두 다리를 벌린다. 이것이 '사랑을 나누는 두 제비' 체위다. 남자는 자신의 체중을 두 팔뚝에 실은 채, 피스톤 운동을 자유롭게 한다.

 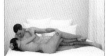 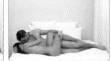 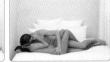 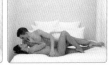 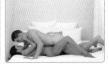

# 제1 체위

☆ ☆ ☆ ☆ **카마수트라 쾌감도**

이 체위는 남자가 위로 올라가는 전통적인 체위로, 연인들이 섹스를 하고 싶어 할 때 흔히 가장 먼저 취하는 체위이기 때문에 제1 체위라 한다. 특별한 기술이 필요한 이국적이거나 예술적인 체위는 아니지만, 간단하고 편하고 달콤하기로는 이 체위를 능가할 체위가 없다.

## 어떤 장점이 있나?

- 남자가 무릎을 약간 세운 자세이기 때문에 얼마든지 자유롭게 그리고 깊게 삽입을 할 수 있다.
- 남자가 피스톤 운동을 할 때마다 페니스가 여자의 클리토리스를 건드리게 되어, 여자가 아주 높은 만족감을 느낄 수 있다.
- 두 사람이 서로 가까이서 마주보며 친밀감을 느낄 수 있고, 상대의 얼굴에 나타난 쾌감을 그대로 볼 수 있다. 또한 섹스를 하면서 상대의 흥분도를 최고로 높일 수 있다.
- 여자의 입장에서는 양손으로 자유롭게 남자의 몸을 만질 수 있어 이 체위가 아주 에로틱하게 느껴진다.

**YES**
… 여자에게 최고의 쾌락을 안겨줄 동작을 찾아보라. 때론 그것이 간단히 페니스를 넣었다 뺐다 하는 동작일 수도 있고, 아니면 여자의 골반에 자신의 골반을 세게 밀면서 비벼대는 동작일 수도 있다.

**NO**
… 여자가 오르가슴에 가까워지고 있다고 느껴질 때는 동작을 멈추거나 속도를 늦추지 마라. 여자는 오르가슴 직전에 지속적이며 리드미컬하고 반복적인 움직임이 필요하기 때문이다. 그러므로 여자의 얼굴에서 오르가슴 직전의 쾌감이 느껴질 경우, 하던 동작을 바꾸지 말고 그대로 밀고나가야 한다.

**1 V자 모양으로**
여자가 V자 모양으로 다리를 벌린 채 침대에 반듯이 누워 있다. 남자가 무릎 꿇고 여자의 다리 사이로 기어간다.

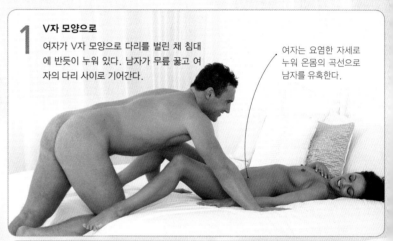

여자는 요염한 자세로 누워 온몸의 곡선으로 남자를 유혹한다.

**2 서로 얼굴을 맞대고**
남자가 서로 얼굴을 마주보게 될 때까지 여자의 몸 위로 기어 올라간다. 그런 다음 팔 굽혀 펴기 자세를 취한 뒤 부드럽게 삽입을 한다.

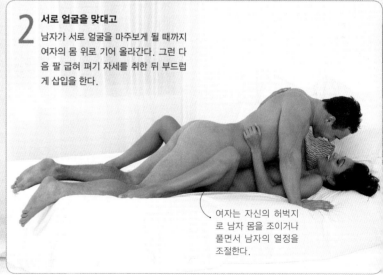

여자는 자신의 허벅지로 남자 몸을 조이거나 풀면서 남자의 열정을 조절한다.

"독창적인 사람이라면 서로 다른 짐승과 새들의 동작을 본떠 다양한 종류의 체위를 구사할 수 있어야 한다." 카마수트라

## 한 걸음 더

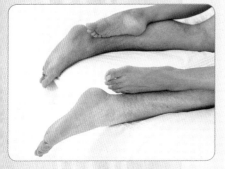

**뒤엉킨 다리**

여자가 자신의 발을 남자의 다리 밑쪽으로 미끄러뜨려 남자의 발목에 건다. 이렇게 되면 여자의 성기가 더 꼭 조여들게 되면서 클리토리스에 더 강한 자극을 느끼게 된다.

**3 발뒤꿈치로 압박**

여자는 양쪽 무릎을 구부린 뒤 그대로 들어올려 허벅지가 남자의 허리를 감싼 모양이 된 상태에서 발뒤꿈치로 남자 허벅지 뒤쪽을 누른다.

남자가 피스톤 운동을 할 때 여자는 자신의 발뒤꿈치를 이용해 속도와 템포를 조절한다.

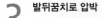

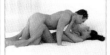
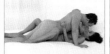
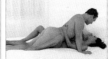
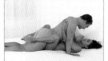
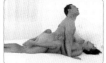

# '배와 배를 맞대는' 체위

## ☆☆ 카마수트라 쾌감도

예를 들면 샤워를 할 때도 그렇고 야외에서 어디에 누울 수가 없을 때도 그렇고, 가끔은 선 자세로 서둘러 섹스를 해야 할 때도 있다. 두 사람이 어디에 있건, '배와 배를 맞대는' 체위는 신속하게 삽입해 섹스를 할 수 있으면서도, 서로 살을 맞댄 채 얼굴을 마주보며 친근감을 유지할 수 있는 체위다.

## 어떤 장점이 있나?

- 진한 키스를 하다 몇 초 만에 제대로 된 섹스를 할 수 있다. 뜨거워진 몸과 마음을 신속하게 식힐 수 있다는 점에서 두 사람 모두에게 아주 그만이다.
- 이 체위에서는 여자가 팬티를 벗은 뒤 치마만 올리면 되므로, 굳이 옷을 벗지 않아도 된다. 남자도 바지를 내린 뒤 곧바로 쾌락의 세계로 떠나면 된다.
- 남자의 페니스가 특이한 각도에서 삽입되면서, 여자의 클리토리스와 음순에 많은 자극이 가해진다.
- 체위 자체가 아주 자극적이므로, 평소 마음속으로만 갖고 있던 성적 판타지를 음탕한 말로 주고받으면서 훨씬 더 자극적인 섹스를 할 수도 있을 것이다.

> **YES**
> … 두 사람 간에 키 차이가 난다면, 그 키 차이를 줄여줄 방법을 생각해보라. 예를 들어 여자가 굽이 높은 하이힐을 신는다거나, 계단에서 여자가 남자보다 한 칸 위에 설 수도 있을 것이다.
>
> **NO**
> … 여자는 키가 작고 남자는 키가 엄청 크다 해도 신경 쓸 것 없다. 두 사람이 키 차이가 워낙 많이 날 경우, 남자가 아무리 몸을 쪼그리고 여자가 아무리 몸을 펴도 삽입하기 힘들 것이다. 그런 경우 '매달리는' 체위(190쪽 참조)를 이용하면 된다.

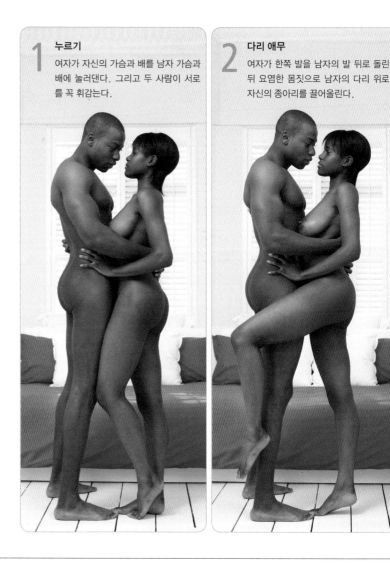

**1 누르기**
여자가 자신의 가슴과 배를 남자 가슴과 배에 눌러댄다. 그리고 두 사람이 서로를 꼭 휘감는다.

**2 다리 애무**
여자가 한쪽 발을 남자의 발 뒤로 돌린 뒤 요염한 몸짓으로 남자의 다리 위로 자신의 종아리를 끌어올린다.

> *"물속에 서거나 앉거나 누워서 더욱더 특이한 테크닉들을 써볼 수도 있다. 물속에서 하면 훨씬 더 쉽기 때문이다."* 카마수트라

## 3 다리 올리기

남자의 페니스가 자신의 성기 속에 삽입되기 좋게 여자가 자신의 허벅지로 남자의 허리를 감싼다. 이때 여자는 양손으로 남자를 끌어안고, 남자는 여자의 허벅지 밑에 손을 넣어 받쳐준다.

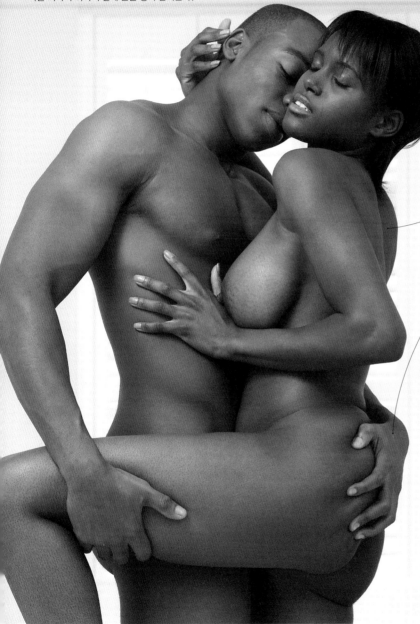

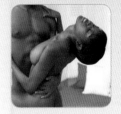

남자가 피스톤 운동을 할 때 여자는 몸을 뒤로 젖힌 채 자신의 골반을 밀어올려 남자의 페니스를 받아들일 수도 있다.

남자는 피스톤 운동을 하면서 여자의 엉덩이를 떠받친 손으로 그 엉덩이를 움켜쥐어 자극을 줄 수도 있다.

### 한 걸음 더

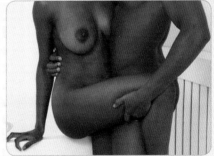

**주방 애무**

두 사람 키가 너무 차이가 날 경우, 여자가 주방 조리대 위에 걸터앉고 남자가 여자의 두 다리 사이에 서서 삽입하는 방법을 쓸 수도 있다.

# '걸어 잠그는' 체위와
# '옆으로 누워 걸어 잠그는' 체위

☆☆☆☆ **카마수트라 쾌감도**

'걸어 잠그는' 체위는 '사랑을 나누는 두 제비' 체위의 더 화끈한 변형으로, 여자가 자신의 두 발로 남자의 다리를 걸어 잠근다. 이 체위로 섹스를 하다 중간에 몸을 옆으로 구르면 '옆으로 누워 걸어 잠그는' 체위가 된다. 원한다면 한 번 더 굴러 여자가 위로 올라가는 체위를 만들 수도 있다.

## 어떤 장점이 있나?

- '걸어 잠그는' 체위에서 두 사람이 함께 전후좌우로 흔든다면, 여자가 오르가슴에 도달할 가능성이 높다. 남녀가 한쪽은 밀어올리고 한쪽은 밀어내리며 리듬을 맞춘다.
- '걸어 잠그는' 체위는 끌어안고 코나 입을 비비고 키스하기에 가장 좋은 체위 중 하나다.
- '옆으로 누워 걸어 잠그는' 체위에서는 템포가 조금 달라지며 남녀가 대등하게 섹스를 하게 된다. 남자가 가만히 있고 여자가 앞뒤로 흔들며 섹스를 주도할 수 있는 것이다.
- '걸어 잠그는' 체위에서 남자가 너무 빨리 흥분하면 '옆으로 누워 걸어 잠그는' 체위로 바꿔보라. 그러면 남자가 자극을 조금 덜 받게 되어 섹스를 좀 더 오래 즐길 수 있다.

**YES**
… '걸어 잠그는' 체위에서 남자는 여자 몸 밑으로 팔을 넣어 양손으로 여자의 두 어깨를 꼭 움켜쥔다. 그러면 두 사람 몸이 바짝 밀착하게 되며, 남자의 페니스가 여자의 민감한 부위를 세게 압박한다.

**no**
… 남자가 자신의 체중을 여자 몸에 다 실어선 안 된다. 체중을 두 팔뚝과 무릎으로 분산시켜 여자의 몸을 짓누르지 않도록 하라. 그래야 남자가 쉽고 부드럽게 피스톤 운동을 할 수 있다.

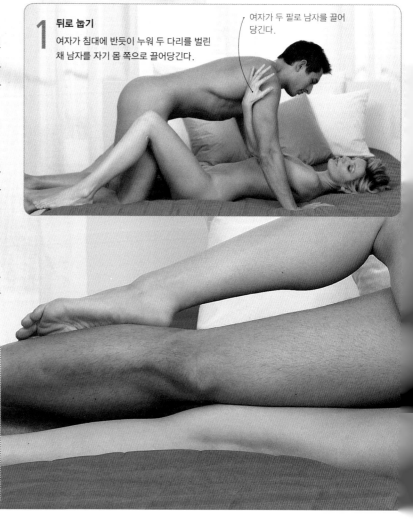

**1 뒤로 눕기**
여자가 침대에 반듯이 누워 두 다리를 벌린 채 남자를 자기 몸 쪽으로 끌어당긴다.

여자가 두 팔로 남자를 끌어당긴다.

"두 사람의 성기가 직접 제대로 결합될 때, 그것을 서로 '성기를 앞으로 민다'라고 한다." 카마수트라

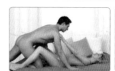

## 2 팔다리로 걸어 잠그기

일단 남자가 삽입을 하면, 여자는 두 팔로 남자의 몸을 끌어안고 두 발로 남자의 종아리 부근을 감는다. 이것이 '걸어 잠그는' 체위다.

여자는 허벅지 근육을 꽉 조여 남자가 피스톤 운동을 하는 데 도움을 준다.

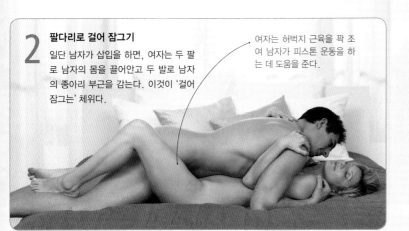

## 한 걸음 더

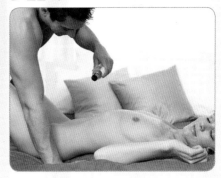

### 마사지 오일을 발라 좀 더 황홀하게

두 사람 몸에 마사지 오일을 바르면, 서로 부드럽게 미끄러지는 황홀감 속에 섹스를 할 수 있다. 침대나 방바닥에 비닐 시트를 깐다면, 마음껏 오일을 바를 수 있다.

## 3 끌어안고 뒹굴기

남자가 여자를 꼭 끌어안은 채 몸을 90도 돌려 '옆으로 누워 걸어 잠그는' 체위로 들어간다. 여자는 아래쪽 다리를 풀어 남자의 다리와 나란히 되게 한다.

서로 두 팔로 상대를 꼭 끌어안아 몸이 바짝 밀착되게 한다.

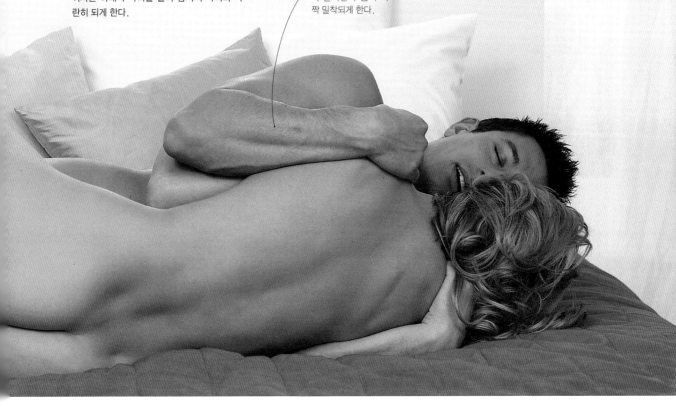

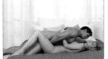
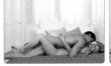
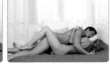
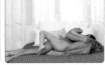
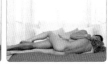

# '사랑의 결합' 체위

## ☆☆ 카마수트라 쾌감도

이 체위는 코코아 한 잔처럼 따뜻하고 포근하고 편하다. 남자는 두 팔로 여자를 안고 있고 여자는 남자 품 안에 파고든 자세로, 서로 부드럽게 몸을 앞뒤로 흔든다. 설사 이 체위에서 놓치는 것이 있다 하더라도, 더없이 친밀하고 다정하고 로맨틱한 분위기가 그것을 보상해줄 것이다.

## 어떤 장점이 있나?

- 이 체위에서는 남자의 페니스가 일부만 삽입되어 여자의 질 입구를 살짝 자극하게 된다. 그런데 여자의 질은 바깥쪽 3분의 1이 자극에 가장 민감한 부위이기 때문에, 이 체위는 여자에게 아주 좋다.
- 이 체위는 남자가 자신에게 여자를 배려하는 부드러운 면이 있다는 것을 보여줄 수 있기도 하다.
- 그리고 이 체위는 여자에게 아무 부담이 없다. 가만히 누운 채 남자의 품에 안겨 그 편안함과 안락함을 느끼기만 하면 된다.
- '사랑의 결합' 체위는 두 사람이 한동안 떨어져 있다 만났을 때, 또는 말다툼을 하고 난 뒤 다시 화해할 때 이용하면 좋다.

---

**YES**
… 로맨틱한 분위기를 가져보라. 서로 밀어를 속삭이고 몸을 쓰다듬고 키스를 하는 것이다. 이때 키스는 입에만 하지 말고 얼굴 전체와 목에도 해보라.

**NO**
… 로맨틱한 분위기에 빠져 은밀한 부위를 소홀히 하진 마라. 이 체위는 남자의 성기에 대한 자극이 그리 높지 않은 편이다. 페니스를 깊이 삽입하지 못하기 때문이다. 그래서 남자의 페니스가 발기력을 잃을 수도 있는데, 그럴 때는 여자가 손(때론 입)을 이용해 페니스가 다시 발기될 수 있게 도와줄 수도 있다.

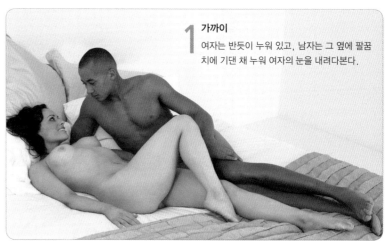

**1 가까이**
여자는 반듯이 누워 있고, 남자는 그 옆에 팔꿈치에 기댄 채 누워 여자의 눈을 내려다본다.

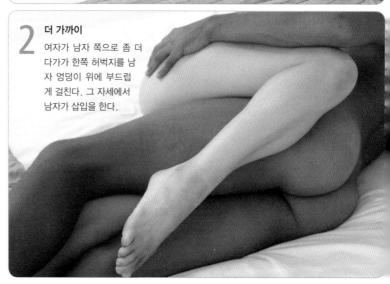

**2 더 가까이**
여자가 남자 쪽으로 좀 더 다가가 한쪽 허벅지를 남자 엉덩이 위에 부드럽게 걸친다. 그 자세에서 남자가 삽입을 한다.

---

"여자는 꽃과 같아서, 아주 부드럽게 다루어야 한다." 카마수트라

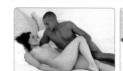
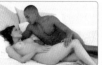

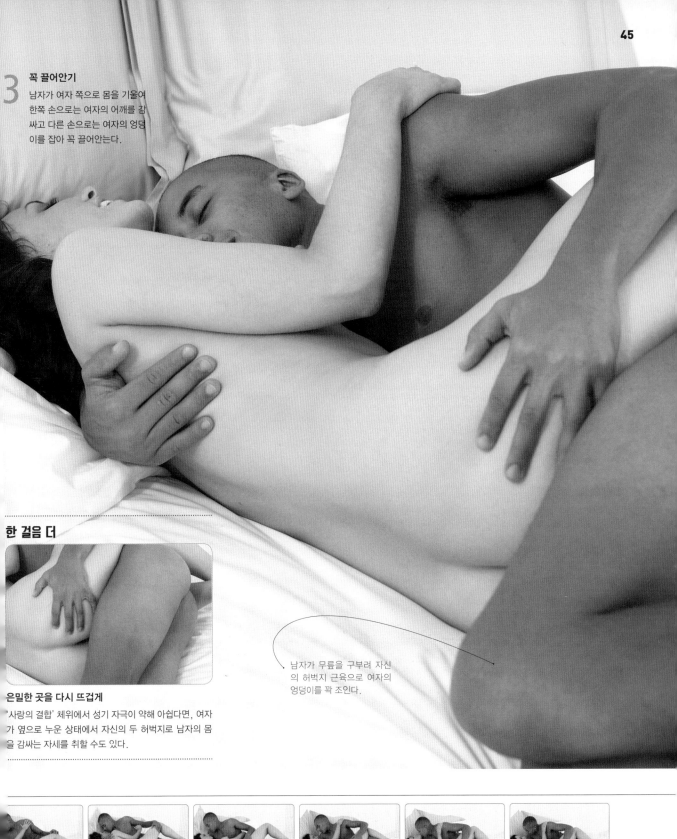

**3 꼭 끌어안기**
남자가 여자 쪽으로 몸을 기울여
한쪽 손으로는 여자의 어깨를 감
싸고 다른 손으로는 여자의 엉덩
이를 잡아 꼭 끌어안는다.

## 한 걸음 더

**은밀한 곳을 다시 뜨겁게**
'사랑의 결합' 체위에서 성기 자극이 약해 아쉽다면, 여자
가 옆으로 누운 상태에서 자신의 두 허벅지로 남자의 몸
을 감싸는 자세를 취할 수도 있다.

남자가 무릎을 구부려 자신
의 허벅지 근육으로 여자의
엉덩이를 꽉 조인다.

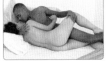
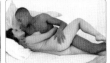
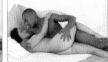
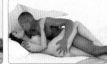
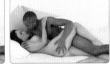

# '원앙새' 체위

## ☆ 카마수트라 쾌감도

이 특이한 체위에서는 두 사람의 다리 위치를 바로잡는 게 쉽지 않다. 게다가 삽입하기도 그렇고 오르가슴에 도달하기도 그렇고, 그리 쉽고 빠른 길은 아닐 것이다. 그러나 뭔가 새롭고 창의적이며 실험적인 체위를 시도해본다는 것은 아주 즐거운 일이다. 이 체위가 뜻대로 잘 안 된다면, 언제든 웃으면서 쉬운 다른 체위를 택하면 될 것이다.

## 어떤 장점이 있나?

- 제대로 자세를 취하기만 한다면, 남자의 페니스가 여자의 질 속으로 들어가는 각도가 평소와는 달라 새로운 자극을 맛볼 것이다.
- 늘 하던 체위와는 좀 다른 색다른 체위를 시도한다는 사실만으로도 두 사람 모두 만족감을 느낄 수 있다.
- 이 체위를 취하기 위해 서로 협조하는 일 자체도 짜릿한 즐거움이 될 수 있다.
- 머릿속으로 온통 어떤 다리를 어디에 두어야 하나 하는 생각을 하다보면, 평소 갖고 있던 성적 금기 사항 같은 것들은 까맣게 잊게 될 것이다.
- 서로 얼굴을 마주보기 때문에, 상대 얼굴에 나타난 쾌감, 즐거움을 그대로 볼 수 있다.

### YES
… 시간 여유가 많은 오후를 잡아, 전화도 끄고 문도 걸어잠근 채 침대 위에서 느긋하게 이 체위를 시도해보라. 전혀 경험해보지 못한 새로운 쾌락을 안겨줄 체위 중 하나가 될 것이다.

### no
… 이 체위가 잘 안 된다고 해서 자책할 필요는 없다. 남자의 페니스가 적절한 각도로 삽입되지 않는다거나 여자의 무릎 모양이 제대로 취해지지 않을 경우, 또는 남자가 몸의 균형을 잡기가 힘들 경우, 이 책의 다른 곳을 펼쳐 더 만족스럽고 덜 힘든 체위를 택하면 된다.

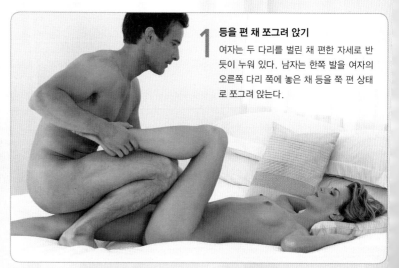

**1 등을 편 채 쪼그려 앉기**
여자는 두 다리를 벌린 채 편한 자세로 반듯이 누워 있다. 남자는 한쪽 발을 여자의 오른쪽 다리 쪽에 놓은 채 등을 쭉 편 상태로 쪼그려 앉는다.

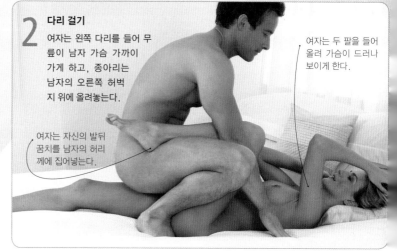

**2 다리 걸기**
여자는 왼쪽 다리를 들어 무릎이 남자 가슴 가까이 가게 하고, 종아리는 남자의 오른쪽 허벅지 위에 올려놓는다.

여자는 두 팔을 들어 올려 가슴이 드러나 보이게 한다.

여자는 자신의 발뒤꿈치를 남자의 허리께에 집어넣는다.

"무료함은 포만감을 낳고, 포만감은 섹스에 대한 혐오감을 낳는다." 아낭가랑가

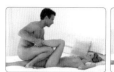

## 한 걸음 더

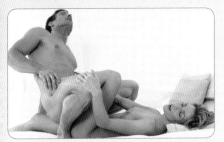

**긴장감 높이기**

남자는 부드럽게 앞뒤로 피스톤 운동을 해 성적 흥분도를 천천히 그러면서도 꾸준히 끌어올리고, 그러다보면 두 사람 모두 미칠 듯 짜릿한 쾌감을 맛보게 된다.

**3** **양손으로 바닥을 짚고 쪼그려 앉기**

남자가 몸을 낮춰 잔뜩 쪼그린 자세로 페니스를 삽입하면서 여자의 허벅지 위에 부드럽게 자신의 엉덩이를 걸친다. 이때 남자는 양손으로 바닥을 짚은 채 상체를 앞으로 기울여 자신의 체중이 여자 몸을 짓누르지 않게 한다.

여자는 남자 몸을 잡아 남자가 몸을 움직이다 균형을 잃지 않게 도와준다.

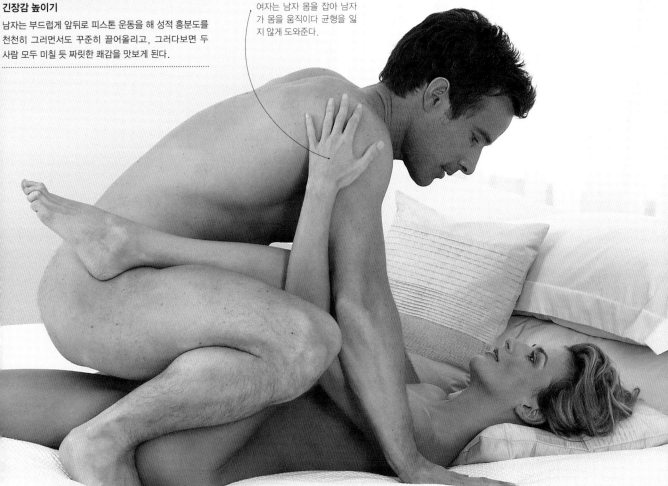

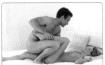
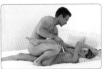
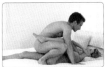
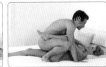
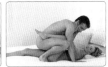

# '누르는' 체위와 '휘감는' 체위

☆ ☆ ☆ ☆  **카마수트라 쾌감도**

한 번에 두 가지 동작이 이루어지는 이 격정적인 체위를 즐겨보라. 남자는 누르고 여자는 휘감는 가운데, 서로 얼굴을 마주 보며 뜨거운 섹스를 경험하게 될 것이다. 침대에 부드러운 실크 시트를 깔고 은은한 촛불들을 켜놓은 뒤 시작해보자.

## 어떤 장점이 있나?

- 남자가 주도하는 체위지만, 여자도 섹스에 적극 동참할 수 있다. 여자가 두 팔로 남자의 상체를 끌어안고 두 발로 남자의 하체를 감싸 남자의 동작을 통제할 수 있다.

- 이 체위에서는 누르는 동작과 휘감는 동작이 서로 자연스럽게 어우러진다. 여자는 무릎을 움직인다거나 다리를 쭉 펴는 등, 다리 모양을 여러 형태로 변형시킬 수도 있다.

- '휘감는' 체위의 경우, 남자는 자신의 다리 뒤쪽에 놓인 여자의 발뒤꿈치를 통해 더 깊이 삽입해달라는 여자의 요구를 읽을 수 있다.

- 이 두 가지 체위에서는 육체적으로 정신적으로 서로 원하는 만큼 가까운 거리를 유지할 수 있어, 잠시도 상대 몸을 만지지 않고는 못 견디는 남녀에게 안성맞춤이다.

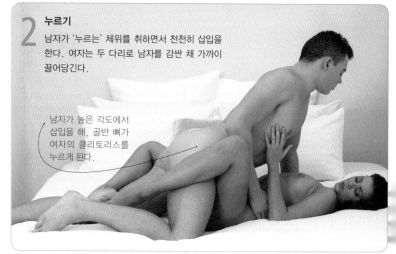

**1 삽입 준비**

여자는 두 무릎을 구부리고 두 발은 바닥에 붙인 채 침대에 반듯이 누워 있다. 남자는 무릎을 꿇은 채 양손으로 여자의 무릎을 벌리며 삽입을 준비한다.

**2 누르기**

남자가 '누르는' 체위를 취하면서 천천히 삽입을 한다. 여자는 두 다리로 남자를 감싼 채 가까이 끌어당긴다.

남자가 높은 각도에서 삽입을 해, 골반 뼈가 여자의 클리토리스를 누르게 된다.

> **YES**
> ... 피스톤 운동을 할 때 리듬감을 주어, 가볍고 얕은 삽입과 강하고 깊은 삽입을 번갈아가며 하도록 하라.
>
> **no**
> ... 섹스 도중에 잠시 쉬면서 친근하고 달콤한 분위기를 즐겨도 좋다는 것을 잊지 마라.

"격정에 눈이 멀어, 그리고 통증이나 상처 같은 것에 대한 걱정은 전혀 없이, 두 사람은 마치 서로의 몸속으로 들어가기라도 하려는 듯 꼭 끌어안는다." 카마수트라

### 3 비스듬히 다리 올리기
여자는 한 발을 침대에서 들어올려 남자의 허벅지 뒤쪽에 비스듬히 놓는다. 그리고 발뒤꿈치를 이용해 남자를 바짝 끌어당긴다.

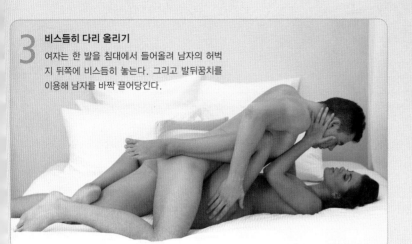

### 한 걸음 더

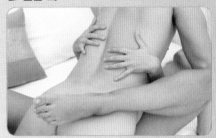

**더욱 깊은 삽입**
여자가 남자의 허벅지에 놓여 있던 발뒤꿈치를 천천히 남자의 허리까지 올린다. 그러면 저절로 삽입이 더 깊어지게 된다.

### 4 휘감기
남자가 상체를 들어올리면, 몸을 움직일 때 자기 몸을 휘감은 여자의 발이 자신을 꽉 조이게 되는데, 이것이 바로 '휘감는' 체위다.

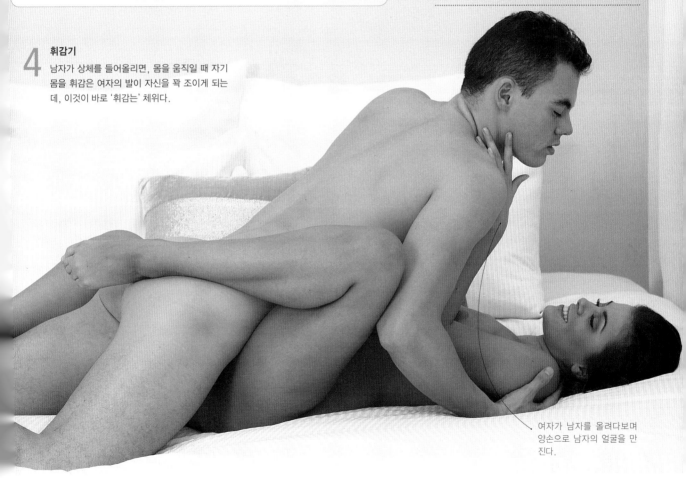

여자가 남자를 올려다보며 양손으로 남자의 얼굴을 만진다.

 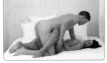 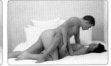 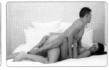 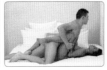 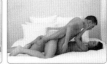

# '하늘을 나는 나비들' 체위

☆☆☆ **카마수트라 쾌감도**

인기 많은 여성 상위 체위들은 대개 여자가 카우걸처럼 남자 허리 부위에 올라앉거나 무릎 꿇고 올라앉는 것이 특징이다. '하늘을 나는 나비들' 체위는 부드럽고 유혹적이다. 이 체위에서는 역시 여자가 주도적인 역할을 하며, 남자는 여자의 예민한 부위가 부드럽게 자기 몸을 내리누르는 짜릿한 느낌을 맛볼 수 있다.

## 어떤 장점이 있나?

- 여자는 몸을 위아래로 움직이면서 위치를 조금씩 바꿔 남자의 페니스가 가장 기분 좋게 들어오는 각도를 찾을 수 있다.
- 남자는 여자가 이끄는 대로 수동적인 섹스를 하는 즐거움을 경험할 수 있다. 남자는 여자가 자신의 몸 위에 올라앉아 두 손과 발로 자신을 누르고 있어 마음대로 움직일 수가 없다.
- 평소보다 차분하게 섹스를 할 수 있는 좋은 기회로, 두 사람 모두 미묘한 움직임과 느낌 하나하나까지 즐길 수 있다.
- 여자는 자신의 두 발을 버팀대 삼고 두 팔과 다리, 그리고 복부 힘을 이용해 섹시한 몸짓으로 위아래로 조금씩 움직일 수 있다.

**YES**
... 여자는 자신이 섹스를 주도하는 상황을 이용해 남자의 애간장을 녹일 수도 있다. 이를테면 가슴을 남자 가슴에 슬쩍슬쩍 문지르고 키스를 하다가 몸을 떼는 것이다. 머리카락을 늘어뜨려 남자의 얼굴을 간지럽게 하는 것도 좋다. 질 근육을 바짝 조여 남자의 페니스에 자극을 줄 수도 있겠다.

**no**
... 물론 이 체위에서 여자 자신도 즐거워야 한다. 계속 위아래로 운동을 하면서 원을 그리며 골반을 비벼대다 보면 절정에 도달하게 될 것이다. 속도와 템포 모두 여자가 주도할 수 있으니, 느긋하게 즐기도록 하라.

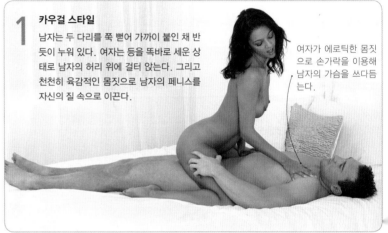

**1 카우걸 스타일**
남자는 두 다리를 쭉 뻗어 가까이 붙인 채 반듯이 누워 있다. 여자는 등을 똑바로 세운 상태로 남자의 허리 위에 걸터 앉는다. 그리고 천천히 육감적인 몸짓으로 남자의 페니스를 자신의 질 속으로 이끈다.

여자가 에로틱한 몸짓으로 손가락을 이용해 남자의 가슴을 쓰다듬는다.

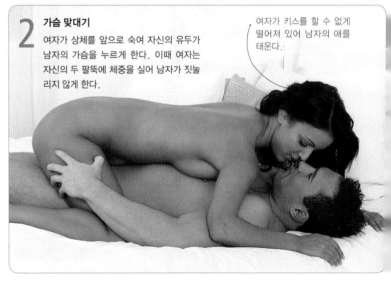

**2 가슴 맞대기**
여자가 상체를 앞으로 숙여 자신의 유두가 남자의 가슴을 누르게 한다. 이때 여자는 자신의 두 팔뚝에 체중을 실어 남자가 짓눌리지 않게 한다.

여자가 키스를 할 수 없게 떨어져 있어 남자의 애를 태운다.

"여자의 질이 남자의 성기를 꽉꽉 조여대면, 남자는 더 이상 사정을 참기 어려워지며, 사정이 다 끝나면 남자의 성기는 힘을 잃게 된다." 항원

## 3 위에 엎드리기

여자가 다리를 뒤로 쭈욱 밀어 두 발이 남자의 두
발까지 가게 한다. 그러면 여자의 두 다리는 남자
의 다리 위에 있게 되고, 여자의 발가락은 남자의
발끝을 누르게 된다.

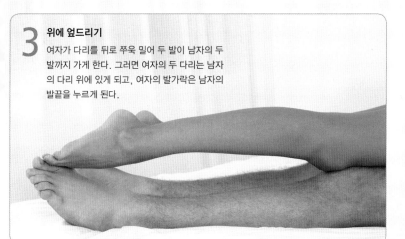

## 한 걸음 더

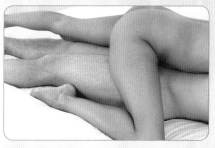

**더 움직이기 쉽게**

여자가 한쪽 다리를 구부린 뒤 그 무릎을 남자의 허리 부
분에 대면, 더욱 자유롭게 엉덩이를 움직일 수 있는 자세
가 된다.

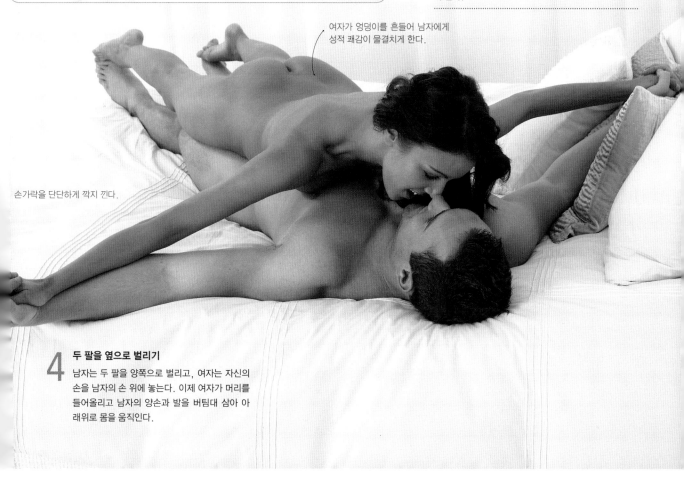

여자가 엉덩이를 흔들어 남자에게
성적 쾌감이 물결치게 한다.

손가락을 단단하게 깍지 낀다.

## 4 두 팔을 옆으로 벌리기

남자는 두 팔을 양쪽으로 벌리고, 여자는 자신의
손을 남자의 손 위에 놓는다. 이제 여자가 머리를
들어올리고 남자의 양손과 발을 버팀대 삼아 아
래위로 몸을 움직인다.

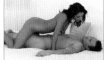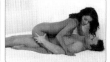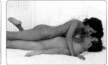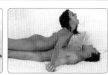

# '발가락으로 움켜쥐는' 체위

'발가락으로 움켜쥐는' 체위의 친밀감은 네 발로 기는 포식 동물처럼 강한 남자가 무방비 상태의 여자를 따뜻하게 감싸주는 데서 온다. 이 체위에서는 두 다리를 남자의 허리께에 건 여자의 몸이 반은 공중에 떠 있는 상태가 되기 때문에, 여자는 거의 전적으로 남자의 움직임에 자신을 맡길 수밖에 없다. 한 번쯤 도전해보고 싶은 충동이 생기는 체위인데, 이 체위를 끝까지 유지할 수 있는지는 여자의 허벅지 근육이 얼마나 오래 견뎌줄 수 있느냐에 달려 있다.

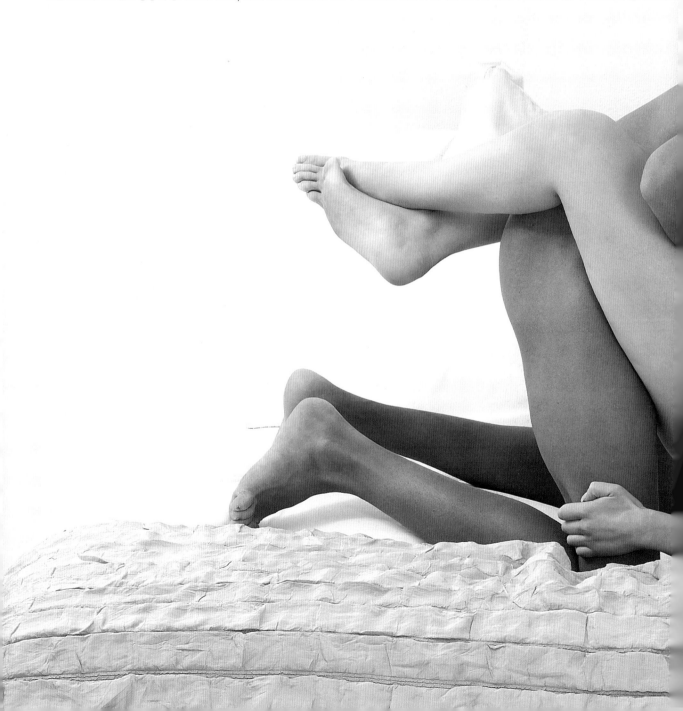

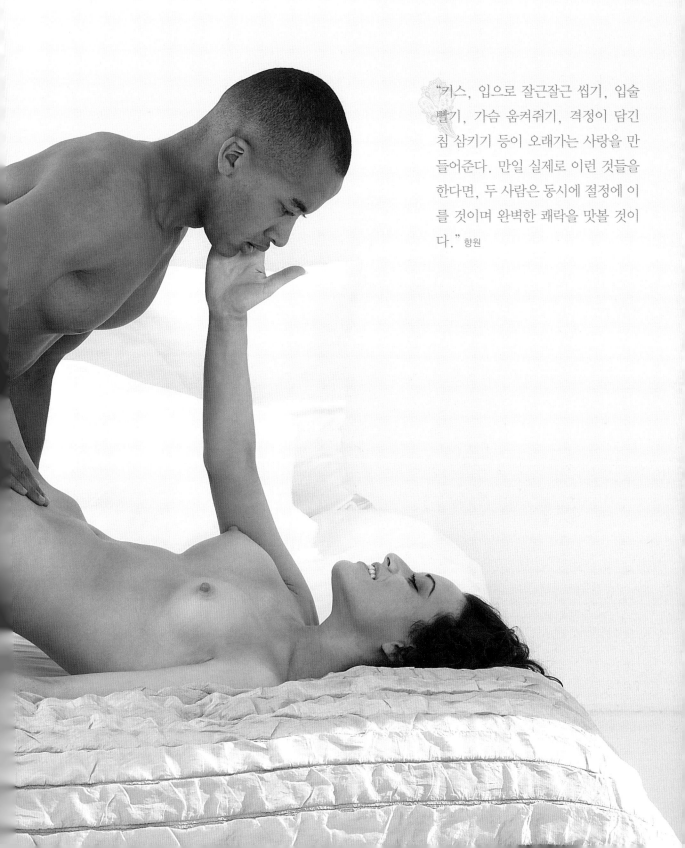

"키스, 입으로 잘근잘근 씹기, 입술 빨기, 가슴 움켜쥐기, 격정이 담긴 침 삼키기 등이 오래가는 사랑을 만들어준다. 만일 실제로 이런 것들을 한다면, 두 사람은 동시에 절정에 이를 것이며 완벽한 쾌락을 맛볼 것이다." 향원

# '발가락으로 움켜쥐는' 체위

☆☆☆ **카마수트라 쾌감도**

## 어떤 장점이 있나?

- 여자가 허벅지 근육이 아주 강할 경우, 남자의 허리에 매달린 상태에서 몸을 위아래로 움직여(철봉에 매달려 턱걸이하는 것을 상상해볼 것) 남자에게 더 큰 쾌감을 안겨줄 수도 있다.
- 남자는 여자가 섹시하게 두 다리로 자신의 몸을 감고 있다는 사실만으로도 흥분될 것이다.
- 전혀 새로운 체위를 시도한다는 짜릿한 스릴은 물론, 까다로운 체위에 성공했다는 성취감도 맛볼 수 있을 것이다. 여자가 제대로 매달리지 못할 경우, 섹스는커녕 삽입조차 하기 힘든 체위이기 때문이다.
- 여자의 머리가 발보다 낮은 위치에 있기 때문에, 작은 쾌감도 크게 느껴지게 된다.
- 이 체위는 쉽지 않아 두 사람이 잘 협조해야 한다. 그리고 일단 이 체위를 잘 해내면, 과감히 좀 더 다양한 체위를 시도해볼 수 있을 것이다.

**YES**
... 이 드라마틱한 체위의 진가를 느껴보라. 뭔가를 보여주고 싶다면, 지금이 좋은 기회다. 여자는 손을 머리 위로 올려 모든 것을 드러내 보일 수도 있을 것이다. 그리고 여자의 몸이 정말 유연하다면, 머리와 어깨만 바닥에 닿고 그 나머지 부분은 공중에 뜨게 매달릴 수도 있다.

**NO**
... 이 체위에서 오르가슴을 쉽게 느낄 거라는 기대는 접어라. 두 사람 모두 큰 쾌감을 맛보는 일보다는 포즈를 제대로 유지하는 일에 더 집중하게 될 것이기 때문이다.

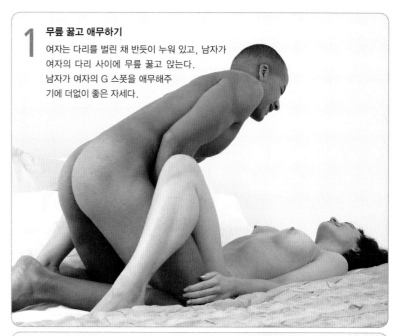

**1 무릎 꿇고 애무하기**
여자는 다리를 벌린 채 반듯이 누워 있고, 남자가 여자의 다리 사이에 무릎 꿇고 앉는다. 남자가 여자의 G 스폿을 애무해주기에 더없이 좋은 자세다.

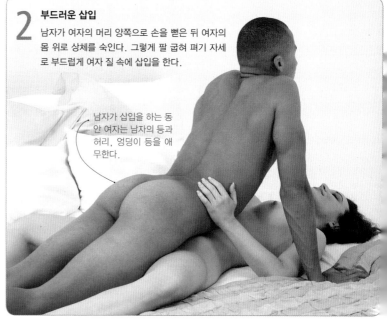

**2 부드러운 삽입**
남자가 여자의 머리 양쪽으로 손을 뻗은 뒤 여자의 몸 위로 상체를 숙인다. 그렇게 팔 굽혀 펴기 자세로 부드럽게 여자 질 속에 삽입을 한다.

남자가 삽입을 하는 동안 여자는 남자의 등과 허리, 엉덩이 등을 애무한다.

"여자들은 단단하고 강한 성기를 가진 남자를 좋아하고 또 높이 평가한다." 향원

**한 걸음 더**

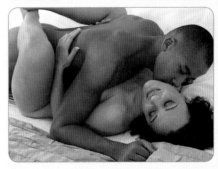

**키스하기**

남자는 가슴이 여자의 가슴에 닿을 정도로 상체를 낮추고 팔꿈치에 체중을 실은 채, 머리를 숙여 격정적인 키스를 한다.

**3 윗몸 일으키기**

여자는 두 다리를 남자의 허리에 두른 뒤 허리 뒤쪽에서 두 발목을 교차시킨다. 남자는 상체를 들어올려 기는 자세를 취하면서 여자의 하체 부분을 들어올린다.

여자는 자신의 허벅지 근육을 조이고 두 발목을 자물쇠처럼 꽉 걸어 남자의 허리에 매달린다.

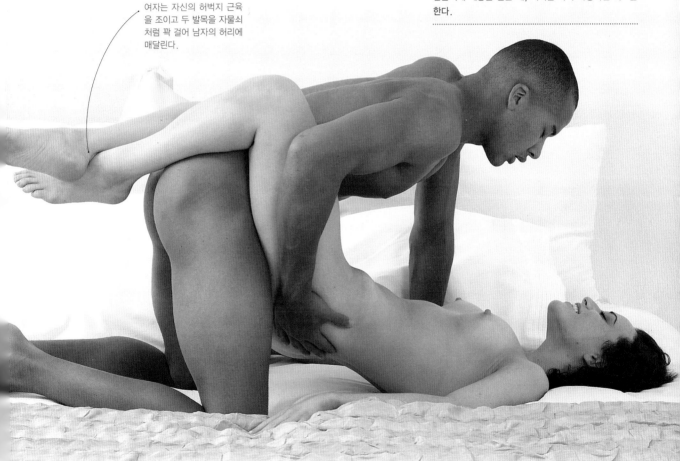

**마음이 내킨다면 다음 체위들도 시도해보라.**
- 삽입 자세는 비슷하지만 서로 비벼대기가 더 좋은 '짝 벌린' 체위(160쪽 참조)
- 난이도가 좀 더 높은 '인드라의 아내' 체위(208쪽 참조)

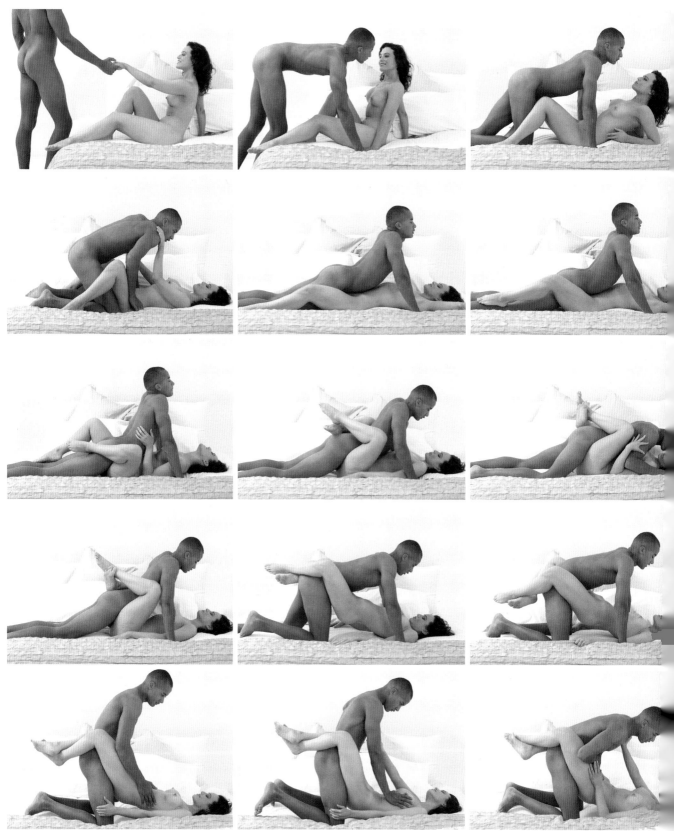

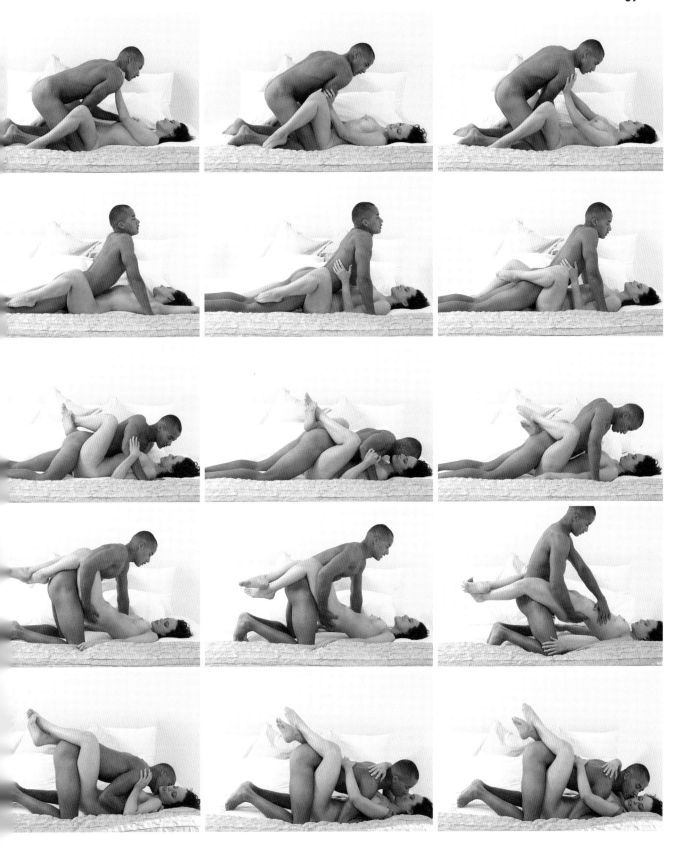

# '가로놓인 류트' 체위와 '차분한 포옹' 체위

☆ ☆ ☆ ☆ ☆ **카마수트라 쾌감도**

두 가지 체위를 자연스럽게 이어가는 아주 차분한 체위다. 같이 옆으로 누워 뜨거운 키스를 나눈 뒤, 두 사람이 동시에 몸을 90도 굴려 여자가 반듯이 눕는 자세가 되게 한다. 그런 다음 남자가 여자의 하체를 끌어올려 충분히 발기된 페니스를 삽입한다.

## 어떤 장점이 있나?

- '차분한 포옹' 체위에서는 남자가 깊이 삽입할 수 있으며, 여자는 남자의 뜨거운 성적 갈망을 보거나 아니면 몸을 뒤로 젖혀 공중에 뜬 채 섹스하는 묘미를 맛볼 수도 있다.
- '가로놓인 류트' 체위 같이 옆으로 나란히 눕는 체위에서는 서로 대등하게 몸을 움직이고, 키스하고 애무할 수 있다.
- 또한 '가로놓인 류트' 체위에서는 삽입을 하기에 앞서 서로 뜨거운 키스를 하고 애무하면서 온몸이 짜릿짜릿해지는 전희를 충분히 즐길 수 있다.
- '가로놓인 류트' 체위에서 '차분한 포옹' 체위로 옮길 때 느낌도 확 달라지는데, 옆으로 나란히 누워 대등하게 움직이다가 남자에게 주도권이 넘어가면서 남자의 힘으로 여자의 몸이 끌려 올라가기 때문이다.

---

**YES**
… 서로 오랜 시간 상대를 유혹하며 애태운 저녁에 이 체위를 써보라. 몇 시간 동안 서로 뜨거운 눈길을 보내고 야한 말을 주고받고 슬쩍슬쩍 몸을 만져 흥분이 고조된 상태에서 이 체위를 이용해보는 것이다.

**no**
… 섹스가 끝났다고 해서 갑자기 분위기가 냉랭해지는 일이 있어선 안 된다. 아주 섹시했다고 서로 칭찬해주고 잠들기 전까지 서로 애정 어린 애무를 해주도록 하라.

---

**1 옆으로 누운 채 포옹하기**

두 사람 모두 옆으로 누운 채 깊은 포옹을 한다. 남자는 자신의 허벅지를 여자의 허벅지 위에 올린 채 여자의 질 속에 페니스를 삽입한다. 이것이 '가로놓인 류트' 체위다.

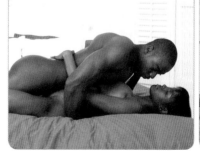

**2 90도 돌기**

남자가 두 팔로 여자를 꼭 끌어안은 채 같이 90도 굴러 여자의 몸 위로 올라간다. 그런 다음 삽입을 하고, 두 사람 모두 가만히 누운 채 삽입의 짜릿함을 즐긴다.

**3 윗몸 일으키기**

남자가 상체를 일으켜 허리를 똑바로 편 자세로 여자의 두 다리 사이에 무릎을 꿇는다. 여자는 두 다리로 남자의 허리를 감싼 뒤 자물쇠 잠그듯 두 발목을 건다.

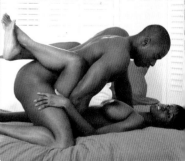

---

"먹이를 공격할 때의 사자처럼, 남자는 어떤 행위를 하든 그야말로 전력투구해야 한다." 아낭가랑가

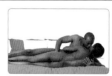

## 한 걸음 더

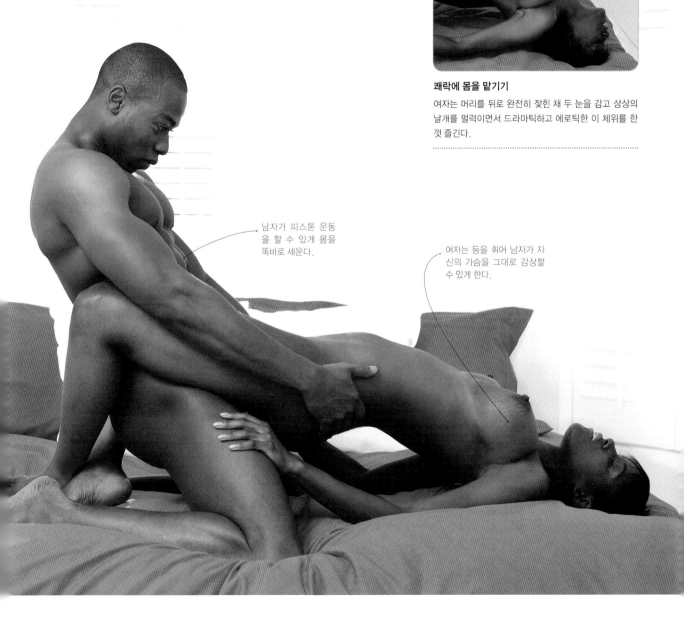

**4 부드럽게 들어올리기**

남자가 양손으로 여자의 등을 받친 뒤 천천히 여자의 몸을 들어올린다. 이때 삽입 상태는 그대로 유지되어야 한다. 이것이 '차분한 포옹' 체위다.

**쾌락에 몸을 맡기기**

여자는 머리를 뒤로 완전히 젖힌 채 두 눈을 감고 상상의 날개를 펄럭이면서 드라마틱하고 에로틱한 이 체위를 한껏 즐긴다.

남자가 피스톤 운동을 할 수 있게 몸을 똑바로 세운다.

여자는 등을 휘어 남자가 자신의 가슴을 그대로 감상할 수 있게 한다.

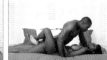
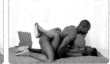
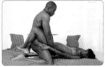
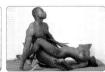

# '소나무' 체위

☆ ☆ ☆ ☆ **카마수트라 쾌감도**

이 섹시한 체위는 높이 들어올려진 여자의 두 다리가 우아한 소나무를 연상케 한다고 해서 '소나무' 체위라 한다. 전세계 환경보호 운동가들이 좋아할 체위라 할 수 있겠다. 아주 뜨겁고 자극적인 섹스를 즐기고 싶을 때, 그러면서 상대에게 애정과 친밀감을 보여주고 싶을 때, 이 체위를 써보도록 하라.

## 어떤 장점이 있나?

- 이 체위에서는 남자가 안정된 자세를 취해, 삽입 속도와 깊이를 마음대로 조절할 수 있다. 그리고 이 체위에서 조금만 변화를 주어도 짜릿한 스릴감을 맛볼 수 있다.
- 똑바로 누운 채 두 다리를 허공에 쭉 뻗고 있는 여자의 모습이 유연하면서도 탄탄해 보이며 또 섹시해 보인다.
- 남자는 여자의 두 다리 사이에 끼어 꼼짝달싹 못하는 상황에서 삽입하면서 묘한 전율 같은 걸 느끼게 된다.
- 여자는 자신의 허벅지 사이를 내려다보는 남자를 도발적인 눈빛으로 올려다볼 수 있다.
- 여자는 양손이 자유로워 자신의 몸은 물론 남자의 몸도 마음껏 만질 수 있다.

**YES**
… 이 체위가 주는 강렬한 쾌락을 즐겨라. 또 여자에게 얼마나 아름다운지 말해주고, 남자에게 얼마나 멋져 보이는지 말해주어라. 그리고 마음껏 소리를 질러라. 신음 소리와 울부짖는 소리는 연인에게 해줄 수 있는 가장 섹시한 칭찬이다.

**NO**
… 여자의 두 다리를 너무 높이 들어올리거나 여자 쪽으로 너무 깊이 밀지 마라. 여자의 몸이 아주 유연한 경우가 아니라면, 그런 자세가 여자에게 즐거움을 줄 수도 있지만 자칫 잘못하면 불편함이나 압박감을 줄 수도 있다. 여자에게 일정 선을 넘을 경우 알려달라고 하라.

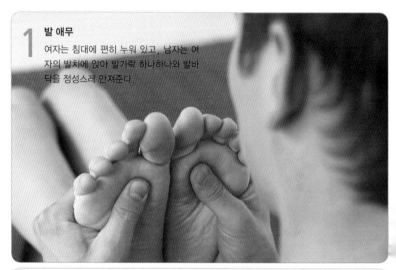

**1 발 애무**
여자는 침대에 편히 누워 있고, 남자는 여자의 발치에 앉아 발가락 하나하나와 발바닥을 정성스레 만져준다.

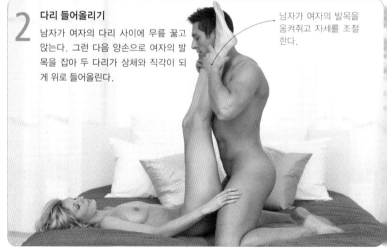

**2 다리 들어올리기**
남자가 여자의 다리 사이에 무릎 꿇고 앉는다. 그런 다음 양손으로 여자의 발목을 잡아 두 다리가 상체와 직각이 되게 위로 들어올린다.

남자가 여자의 발목을 움켜쥐고 자세를 조절한다.

"궁극적인 행복과 격정적인 움직임에는 끝이 없다." 금병매(金甁梅)

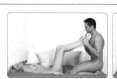

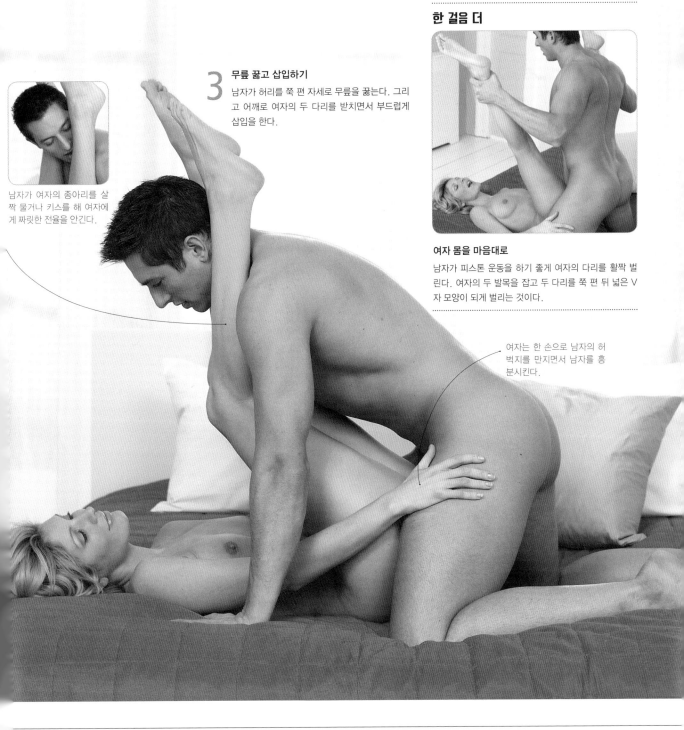

**3 무릎 꿇고 삽입하기**
남자가 허리를 쭉 편 자세로 무릎을 꿇는다. 그리
고 어깨로 여자의 두 다리를 받치면서 부드럽게
삽입을 한다.

남자가 여자의 종아리를 살
짝 물거나 키스를 해 여자에
게 짜릿한 전율을 안긴다.

**여자 몸을 마음대로**
남자가 피스톤 운동을 하기 좋게 여자의 다리를 활짝 벌
린다. 여자의 두 발목을 잡고 두 다리를 쭉 편 뒤 넓은 V
자 모양이 되게 벌리는 것이다.

여자는 한 손으로 남자의 허
벅지를 만지면서 남자를 흥
분시킨다.

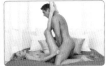
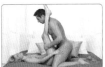
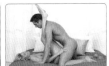
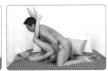

# 제5 체위

## ☆ ☆ 카마수트라 쾌감도

이 단순한 체위는 남자가 여자에게 줄 수 있는 놀라울 만큼 섹시한 선물이다. 남자가 할 일은 피스톤 운동을 부드럽게 하면서 벌거벗은 여자의 온몸을 숨막힐 듯 짜릿하게 애무하는 것이다. 여자는 가만히 누워 즐기기만 하면 된다.

## 어떤 장점이 있나?

• 남자가 깊이 삽입할 수 없기 때문에, 아주 예민한 여자의 질 바깥쪽 3분의 1 부위가 가장 많은 자극을 받게 된다.

• 여자는 아무 부담 없이 오로지 섹스가 주는 쾌락에만 몰두할 수 있다.

• 남자는 자신의 주도 하에 여자에게 황홀감을 안겨줄 수 있다는 데서 짜릿한 스릴을 맛볼 수 있다.

• 아침에 막 잠이 깨 아직 몸이 따뜻하고 졸릴 때 하면 아주 그만인 체위로, 부드러우면서도 에로틱하게 하루를 시작할 수 있다.

• 이 체위의 주 목적은 피스톤 운동을 더 빨리 더 세게 하는 것이 아니라 뜨거운 포옹과 애무를 하는 것이므로, 남자의 페니스가 발기 상태를 제대로 유지하든 유지하지 못하든 그것은 별 문제가 되지 않는다.

> **YES**
> … 남자의 페니스가 삽입이 잘 되지 않을 경우, 여자의 한쪽 다리를 자신의 엉덩이 있는 데까지 끌어올리거나 아니면 기타 다른 자세를 조절하면 된다. 이 체위는 페니스가 긴 남자에게 가장 잘 맞는 체위다.
>
> **NO**
> … 남자의 경우, 삽입에 너무 신경 쓸 필요는 없다. 이 체위에서 가장 중요한 것은 뜨거운 애무이므로, 남자는 손으로 여자를 애무해 황홀감을 안겨주는 일에 몰두해야 한다. 원한다면 언제든 몸을 굴려 남자가 위로 올라가는 '사랑을 나누는 두 제비' 체위를 취하면 된다.

**1 맞추기**
남자가 옆으로 누워 손가락 끝으로 여자의 몸을 어루만진다. 여자는 반듯이 누운 상태에서 남자의 페니스가 자신의 질에 삽입되기 좋게 위치를 맞춘다.

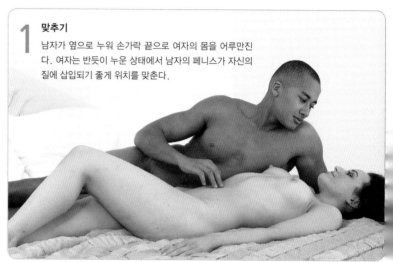

**2 포옹**
남자가 아래쪽 팔로는 여자의 몸을 감싸 안고 위쪽 팔로는 여자의 허벅지를 움켜쥔다.

남자가 부드러우면서도 간절한 몸짓으로 여자를 자기 몸 쪽으로 끌어당긴다.

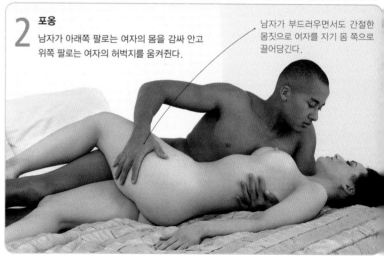

"귀를 열어 여자 입에서 새어나오는 한숨과 신음소리와 뜻 모를 중얼거림에 귀기울여보라. 그 모든 소리로 당신이 여자에게 얼마나 큰 쾌락을 선사하고 있는지를 알 수 있다." 향원

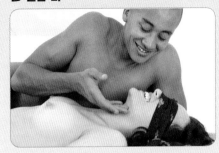

**눈을 가려 감각을 더 예민하게**
남자가 눈가리개 같은 것으로 여자의 눈을 가린다. 눈을
가리면 여자의 몸은 남자의 뜨거운 손길에 더 예민하게
반응하게 된다.

3 **결합**
여자가 남자 쪽으로 엉덩이를 돌리고, 남자는 여
자의 한쪽 허벅지를 자기 다리 위로 끌어올린 뒤
여자의 다리 사이로 페니스를 삽입한다.

남자는 손바닥으로 여자의
곡선을 따라 부드럽게 어루
만진다.

여자는 골반을 살짝 밀어 남
자의 페니스 끝을 자극한다.

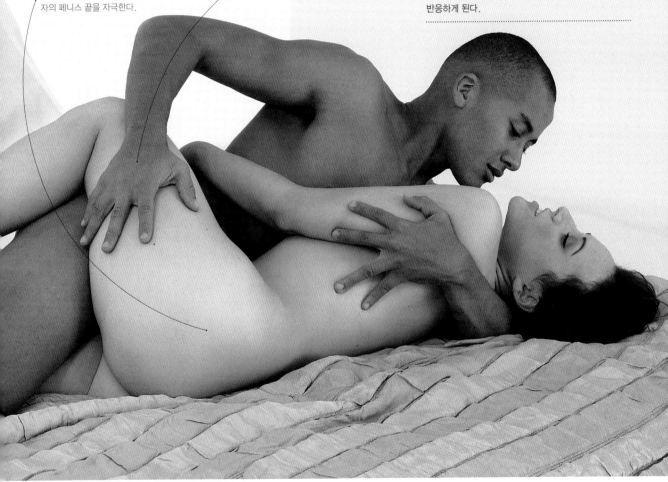

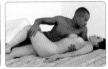
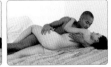
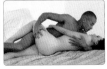
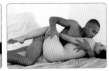
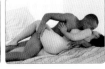

# 섹스 동작들

섹스를 할 때 어떤 식으로 골반을 비비고 엉덩이를 움직이며 온몸을 파도처럼 흔드는지가 아주 중요하며, 그에 따라 단조로운 섹스를 할 수도 있고 숨을 헐떡거리며 온몸이 축 늘어지는 폭발적인 섹스를 할 수도 있다. 〈카마수트라〉와 〈향원〉에서 권하는 섹스 동작을 몇 가지 소개한다.

당신이 만일 평소에 섹스 스타일과 속도, 리듬에 아무 변화 없이 단조로운 피스톤 운동만으로 오르가슴에 도달하고 있다면, 뭔가 새로운 도전에 나서보라. 먼저 두 사람 모두 섹스를 한 번도 해본 적이 없고 그래서 섹스를 할 때 어떤 식으로 움직여야 하는지도 전혀 모른다고 가정한다. 그러고는 함께 엉덩이를 아래위로 움직이는 동작부터 전후좌우로 흔들기, 문지르기, 살살 돌리기, 꿈틀거리기, 부르르 떨기 등 모든 섹스 동작을 하나하나 시도해보는 것이다. 섹스 도중에 잠시 모든 동작을 중단하고 가만히 있는 순간도 가져보라. 이런 동작들을 해보는 게 쑥스럽다면, 불을 끄고 해도 좋다.

**휘젓기** 남자가 한 손으로 페니스를 꽉 쥐고 그 끝을 여자의 성기 안쪽에 살짝 넣은 채 휘젓는 동작이다. 이 동작의 대상은 여자의 클리토리스로, 페니스를 앞뒤로 움직이거나 돌리면서 살짝살짝 건드린다. 또는 페니스 끝부분, 즉 귀두를 꾹 누르거나 살살 휘저어 여자의 질 입구를 건드리기도 한다.

이 휘젓기 동작을 조금 변형하면 여자를 애타게 만드는 또 다른 동작인 '사랑의 재단사'가 된다. '사랑의 재단사'는 페니스 끝을 여자의 질 속에 살짝 집어넣은 뒤 앞뒤로 살살 넣었다 뺐다 하는 동작이다. 이 동작은 여자에게 아주 큰 쾌감을 주는데, 〈카마수트라〉에 따르면 여자는 질의 바깥쪽 부위가 가장 예민하기 때문이다. 그렇게 페니스를 살짝 삽입한 채 넣었다 뺐다 하는 동작에 익숙해지려 할 때쯤, 남자가 갑자기 페니스를 끝까지 삽입하면 여자는 자지러질 듯한 쾌감을 맛보게 된다. 섹스를 하는 내내 남자는 이렇게 얕게 삽입했다 깊게 삽입했다 하며 피스톤 운동을 할 수 있다.

**사랑의 결합** 남자가 페니스를 끝까지 깊이 여자의 질 속에 삽입한 뒤, 잠시 움직이지 않고 그대로 있으면서 쾌감을 맛보는 동작이다. 이 동작은 가장 흔히 볼 수 있는 피스톤 운동으로 이어질 수 있다. 페니스가 빠지지 않게 하면서 계속 피스톤 운동을 하는 것인데, 이런 동작을 흔히 '참새의 유희'라 한다.

〈카마수트라〉에서는 이런 동작은 섹스가 끝나갈 무렵 나온다고 말한다. '참새의 유희'에서 최대한 큰 쾌감을 맛보려면, 움직임을 부드러우면서도 가볍게 그리고 오래 계속해야 한다.

또 다른 테크닉으로는 페니스를 완전히 뺐다가 빠른 속도로 다시 깊이 삽입하는 테크닉도 있는데, 이를 흔히 '후려치기'라고 한다. '후려치기'는 누구나 좋아하는 테크닉이 아니므로, 섹스 도중에 써보고 싶다면 빠른 속도로 다시 삽입하는 게 가능한 편한 체위를 선택하도록 하라.

**여자가 남자 역할 하기** 여태껏 다룬 섹스 테크닉들은 전부 남자가 여자에게 써먹을 수 있는 것들이다. 그러나 남녀 역할을 바꿔 여자가 주도하는 건 아주 간단하다. 〈카마수트라〉에서는 여자가 '위에서 도는' 체위(230쪽 참조)에서 어떻게 남자의 페니스를 비틀고, '암말' 체위(130쪽 참조)에서 어떻게 남자의 페니스를 조이며, 또 '그네' 체위(130쪽 참조)에서 어떻게 남자의 페니스를 마음껏 흔드는지를 자세히 설명하고 있다.

**함께 하체 흔들기** 섹스 치료사들은 종종 여자들에게 오르가슴을 맛보려면 전후좌우로 흔드는 테크닉을 써보라고 권한다. 남자가 위에 오른 상태에서 여자는 반듯이 누워 있다. 이때 남자의 자세가 정확해야 한다. 삽입시 페니스 밑부분이 여자의 클리토리스를 자극할 수 있는 자세가 되어야 하기 때문이다. 그런 자세가 되게 하려면, 남자가 여자의 질 속에 페니스를 삽입한 상태에서 페니스가 빠지지 않을 정도까지 조금씩 여자의 몸 위쪽으로 올라가면 된다. 그럼 이제 여자가 하체를 흔들면 된다. 여자가 하체를 흔들면서 아래쪽으로 빠지고, 남자는 하체를 흔들면서 위로 올라간다. 그러면 남자의 페니스가 상당 부분 여자의 질 밖으로 빠져나오게 된다. 그런 다음 이제 거꾸로 여자는 하체를 흔들면서 위로 올라가고 남자는 하체를 흔들면서 밑으로 내려온다. 그러면 다시 페니스가 여자 질 속으로 깊이 삽입되면서 클리토리스를 자극한다. 이런 과정을 되풀이하다 보면 십중팔구 절정에 도달한다.

랑의 결합

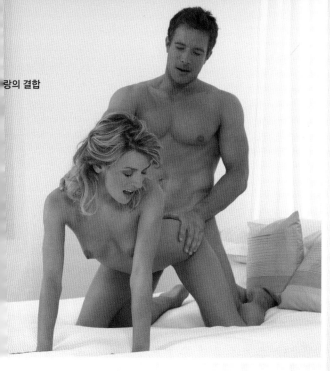

여자가 남자 역할 하기

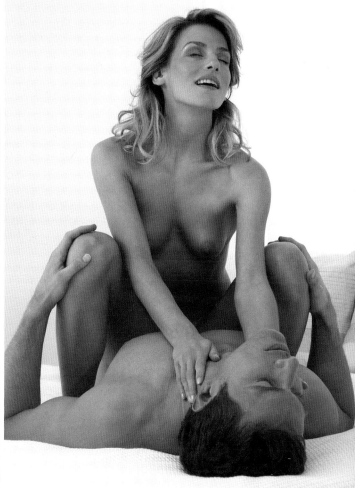

건기

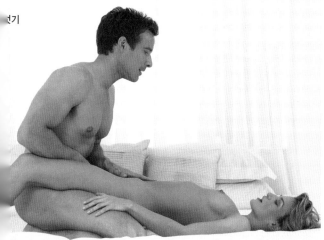

하체 흔들기

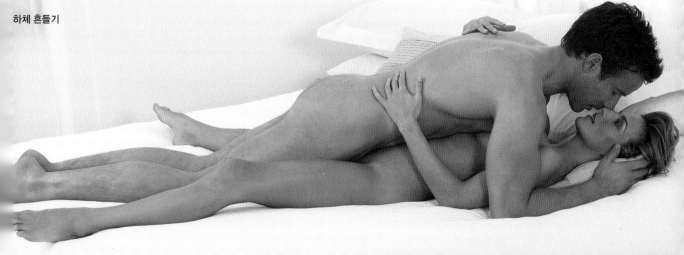

# '노래하는 원숭이' 체위

☆ ☆ ☆  **카마수트라 쾌감도**

친밀감이 느껴지면서도 도발적인 이 체위에서는 여자가 주도권을 갖는다. 최대한 천천히 움직이면서도 아주 자극적인 체위다. 여자에게는 남자에게 자기 몸을 그대로 다 보여주면서 에로틱한 섹스를 선사할 수 있는 절호의 기회가 될 것이다. 반면에 남자는 편히 앉아 즐기기만 하면 된다.

## 어떤 장점이 있나?

- 여자의 다리가 활짝 벌려져 있어 삽입이 쉽게 또 깊게 이루어지며, 여자가 자기 손가락으로 쉽게 클리토리스를 자극할 수 있다.
- 여자가 손으로 바닥을 짚은 상태로 몸을 뒤로 젖혀 페니스 삽입 각도를 바꿀 수 있어 다양한 느낌을 느낄 수 있다.
- 자신감 넘치고 섹시한 체위로, 손으로 바닥을 짚은 상태로 몸을 뒤로 젖혀 시간을 갖고 차분히 서로를 즐길 수 있다.
- 이 체위에서는 또 키스를 실컷 즐길 수 있다. 처음에는 머뭇거리듯 서로 입술과 혀를 슬쩍슬쩍 맞대다가 점차 숨쉬기 힘들 만큼 격렬한 키스로 옮겨갈 수 있다.

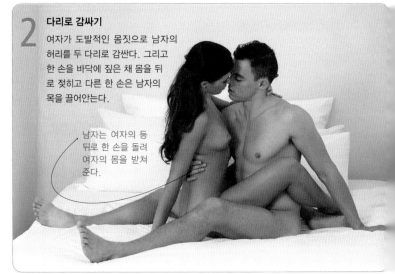

**1** **무릎 꿇은 채 키스**
남자는 두 다리를 쭉 펴고 양손을 뒤로 짚은 채 침대나 방바닥 위에 앉아 있다. 여자가 남자 다리 사이에 무릎 꿇고 앉아 남자 몸에 살짝살짝 키스를 해 애를 태운다.

**2** **다리로 감싸기**
여자가 도발적인 몸짓으로 남자의 허리를 두 다리로 감싼다. 그리고 한 손을 바닥에 짚은 채 몸을 뒤로 젖히고 다른 한 손은 남자의 목을 끌어안는다.

남자는 여자의 등 뒤로 한 손을 돌려 여자의 몸을 받쳐준다.

**YES**
… 욕실에서 이 체위를 써보라. 사실 일반적인 욕실에서 써먹을 수 있는 섹스 체위는 그리 많지 않으며, 이 체위가 그중 하나다. 욕조에 물을 가득 채운 뒤 촛불을 몇 개 켜 에로틱한 분위기를 연출해보라.

**NO**
… 윤활유를 챙기는 걸 잊지 마라. 물속에서 섹스를 하면 삽입이 조금은 힘들다. 그러니 언제든 쓸 수 있게 손이 닿는 곳에 실리콘 기반 윤활유를 놓아두어라. 수성 윤활유는 물에 그냥 씻겨 내려가니 쓰지 마라.

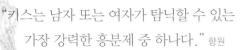
"키스는 남자 또는 여자가 탐닉할 수 있는 가장 강력한 흥분제 중 하나다." 향원

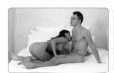

## 한 걸음 더

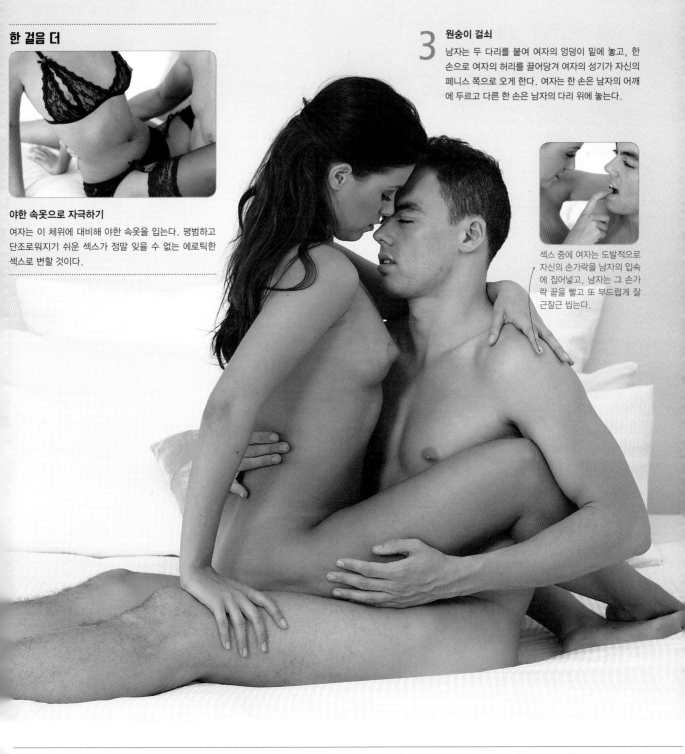

**야한 속옷으로 자극하기**
여자는 이 체위에 대비해 야한 속옷을 입는다. 평범하고 단조로워지기 쉬운 섹스가 정말 잊을 수 없는 에로틱한 섹스로 변할 것이다.

**3 원숭이 걸쇠**
남자는 두 다리를 붙여 여자의 엉덩이 밑에 놓고, 한 손으로 여자의 허리를 끌어당겨 여자의 성기가 자신의 페니스 쪽으로 오게 한다. 여자는 한 손은 남자의 어깨에 두르고 다른 한 손은 남자의 다리 위에 놓는다.

섹스 중에 여자는 도발적으로 자신의 손가락을 남자의 입속에 집어넣고, 남자는 그 손가락 끝을 빨고 또 부드럽게 잘근잘근 씹는다.

 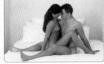 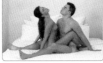 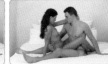 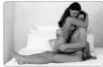 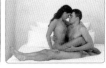

# '나뭇가지에 붙은 매미' 체위

☆ ☆ ☆ ☆  **카마수트라 쾌감도**

후배위, 즉 뒤에서 삽입하는 체위를 에로틱하게 변형한 이 체위에서는 남자가 여자의 뒤에서 기어가듯 다가간다. 두 사람 모두 약간 변태스러운 분위기 속에 후배위 체위의 이점들을 즐길 수 있으며, 양손 양발을 다 짚지 않아도 되어 완전한 후배위에 비해 좀 더 품위 있고 점잖고 로맨틱하다.

## 어떤 장점이 있나?

- 이 체위에서는 남자가 피스톤 운동을 할 때마다 페니스가 여자의 바깥쪽 질벽 사이로 드나들면서 G 스폿을 자극하며, 그래서 여자는 강력한 오르가슴을 맛볼 수 있다.
- 여자는 가만히 엎드려 남자를 받아들이면서 모든 걸 남자에게 맡기니, 남자에게 '일방적으로 당하는' 성적 환상을 즐길 수 있다.
- 남자는 여자 다리 사이에 엎드린 상태로 마음대로 여자에게 다가가 완전히 자유롭게 움직일 수 있으며, 여자를 지배하는 듯한 기분을 맛볼 수 있다.
- 서로 얼굴을 마주 보고 있지 않아, 개인적인 성적 환상을 마음껏 즐길 수 있다.
- 분위기에 따라 자세를 조금씩 바꿀 수도 있다. 따뜻하고 로맨틱한 분위기로 부드러운 섹스를 즐길 수도 있고, 장난스럽고 변태스러운 분위기로 광란의 밤을 보낼 수도 있다.

> **YES**
> … 여자 엉덩이 밑에 쿠션 같은 걸 넣을 수도 있다. 그러면 여자가 남자의 몸에 눌려 한곳에 고정되지 않기 때문에 좀 더 자유롭게 엉덩이를 상하좌우로 흔들 수 있다.
>
> **no**
> … 남자는 여자의 몸에 자신의 체중을 너무 많이 실어선 안 된다. 두 팔꿈치와 무릎에 체중을 분산하도록 하라. 그러면 여자는 페니스가 자신의 질 속에 들어왔다 나갔다 하는 느낌에 잘 집중할 수 있다.

**1** 접근하기
여자는 머리를 한쪽으로 돌린 채 납작 엎드려 편히 쉰다. 남자가 기어서 여자 뒤로 다가간다.

이때 남자는 여자에게 다가가면서 달콤한 말을 속삭이거나 욕망에 사로잡힌 짐승 같은 소리를 내도 좋다.

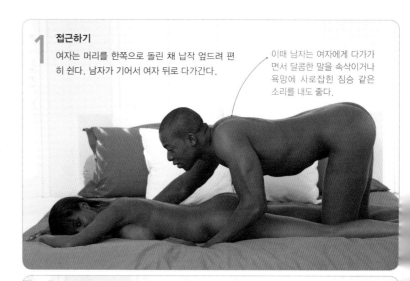

**2** 덮기
남자가 몸을 서서히 밑으로 내려 여자의 온몸을 덮는다. 여자는 남자가 삽입하기 좋게 다리를 벌린다.

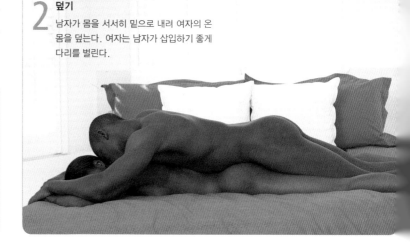

---

"여자가 남자의 성기를 최대한 깊숙이 받아들이려 애쓴다면 현재의 성행위가 아주 만족스럽다는 뜻이다." 카마수트라

## 한 걸음 더

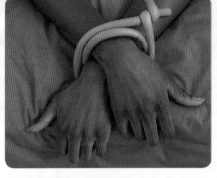

**손목 묶기**

남자가 여자의 두 손목을 묶으면 여자의 무력감이 더 커지며, 분위기가 친밀한 쪽에서 변태스러운 쪽으로 바뀌게 된다.

**3 가슴 일으키기**

남자가 삽입해올 때, 여자는 팔뚝으로 바닥을 짚은 채 머리와 가슴을 침대에서 들어올려 남자의 가슴에 등을 살살 문지른다.

여자는 엉덩이를 좌우로 조금씩 씰룩씰룩 움직여 남자의 템포를 조절할 수 있다.

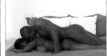
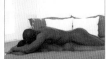
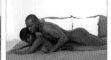
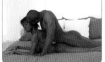
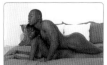

# '욕망의 바퀴' 체위

이 체위는 오랜 시간 이런저런 섹스 체위를 구사할 때 쓰면 아주 그만이다. 이 체위에서 여자가 몸을 끌어당겨 세우고 다리 자세만 바꾸면 언제든지 자연스레 거의 모든 여성 상위 체위로 전환할 수 있다. 이 체위는 성기의 밀착도가 그리 높지 않으며, 편히 앉아 서로 키스도 하면서 잠시 쉴 때 이용하면 좋다.

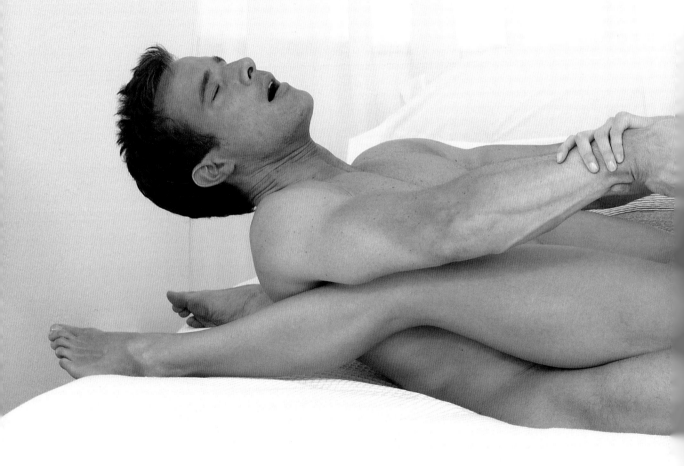

"여자가 깊은 한숨을 쉬고 입술이 빨개지고 눈빛이 흐려진다면, 그리고 입이 반쯤 벌어지고 움직임이 둔해진다면…… 그때가 바로 성기를 삽입해 성교를 해야 할 때다." 향원

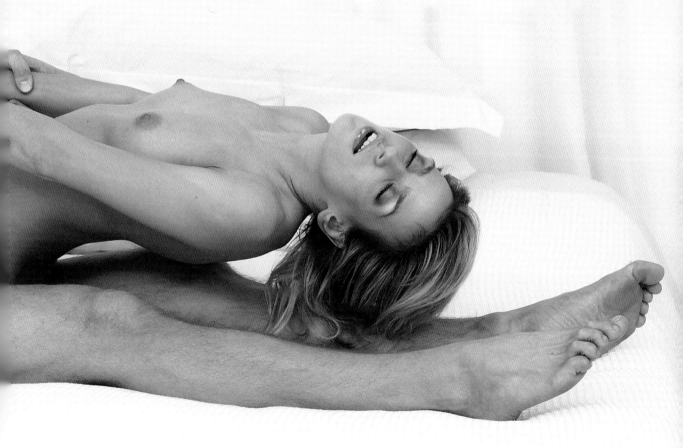

# '욕망의 바퀴' 체위

☆ ☆ **카마수트라 쾌감도**

## 어떤 장점이 있나?

- 여자가 남자의 페니스 바로 위에 앉아 있기 때문에 아주 깊은 삽입감을 느낄 수 있다.
- 남자는 페니스 근육을 조였다 풀었다 하며 여자의 질 속에 짜릿한 자극을 주고, 여자는 질 근육을 꽉 조여 그에 화답할 수 있다.
- 두 사람 모두 자유로운 양손으로 상대의 전신을 애무할 수 있다.
- 여자는 양손으로 바닥을 짚고 몸을 뒤로 젖힌 채 엉덩이를 아래위로 움직일 수 있으며, 그러다보면 성적 긴장감이 참기 힘들 만큼 높아지게 된다.
- 이 체위에서는 두 사람이 원하는 대로 분위기를 만들 수 있다. 탄트라 수행법 같은 걸 좋아한다면 오르가슴을 늦춘 채 쾌감이 전신으로 퍼져나가는 걸 즐길 수도 있다. 또 보여주는 걸 좋아한다면 페티시한 복장으로 성적 흥분도를 높일 수도 있다. 또 오랜 만에 상봉한 연인들이라면 로맨틱한 분위기 속에서 한몸이 되는 기쁨을 맛볼 수도 있다.

> **YES**
> ... 입을 잘 활용하라. 예를 들어, 남자는 몸을 앞으로 숙여 여자의 가슴 사이에 키스를 하고 핥을 수도 있을 것이다. 몸이 뜨거워질 때 여자가 남자의 얼굴에 입술을 갖다 댈 수도 있을 것이다.
>
> **no**
> ... 이 체위를 그대로 유지한 상태에서 짜릿한 성기 자극을 맛보리라는 기대는 하지 마라. 피스톤 운동이 약한 편이라 성적 흥분도가 조금씩 떨어질 수도 있다.

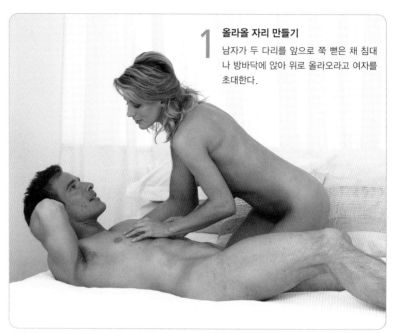

**1** 올라올 자리 만들기
남자가 두 다리를 앞으로 쭉 뻗은 채 침대나 방바닥에 앉아 위로 올라오라고 여자를 초대한다.

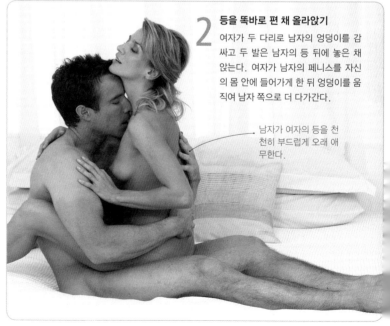

**2** 등을 똑바로 편 채 올라앉기
여자가 두 다리로 남자의 엉덩이를 감싸고 두 발은 남자의 등 뒤에 놓은 채 앉는다. 여자가 남자의 페니스를 자신의 몸 안에 들어가게 한 뒤 엉덩이를 움직여 남자 쪽으로 더 다가간다.

남자가 여자의 등을 천천히 부드럽게 오래 애무한다.

"충분한 애무로 여자를 흥분시키지 않은 상황에서는 여자의 몸속에 삽입하지 마라." 향원

## 3 바퀴 작동

남자가 양손으로 여자의 등을 잘 받쳐주고, 여자는 자신의 양손을 남자의 허벅지 위에 놓는다. 이제 두 사람이 서로 밀고 당기면서 삽입의 즐거움을 느낀다.

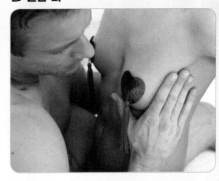

### 한 걸음 더

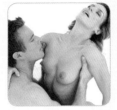

남자는 양손을 여자의 겨드랑이 밑으로 넣어 여자의 등을 꼭 받친 채 천천히 피스톤 운동을 한다.

### 매력 더하기

여자가 유두에 장식 술을 달아 자신의 유두와 가슴 쪽으로 남자의 시선을 끌 수도 있다. 가슴 쪽으로 남자의 시선을 끌기에 아주 적합한 체위이기 때문이다.

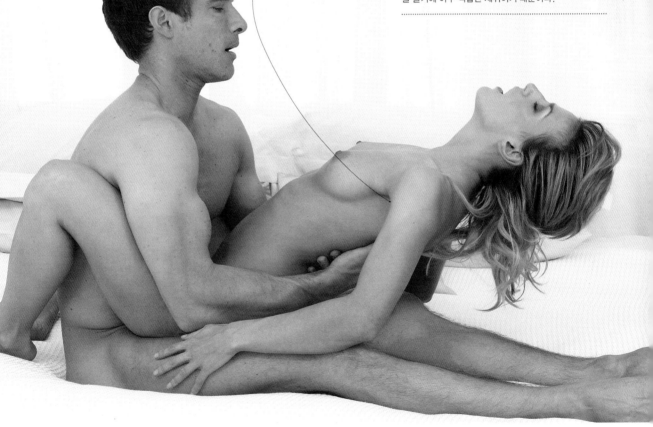

마음이 내킨다면 다음 체위들도 시도해보라.

- 더욱 친밀한 '즉각 결합' 체위(80쪽 참조)
- 정말 힘든 '개구리' 체위(104쪽 참조)

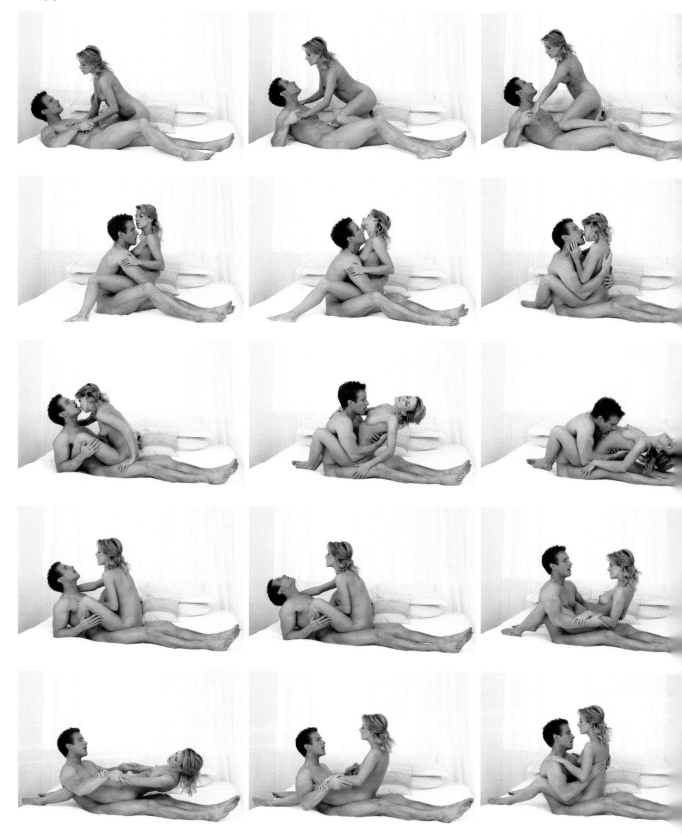

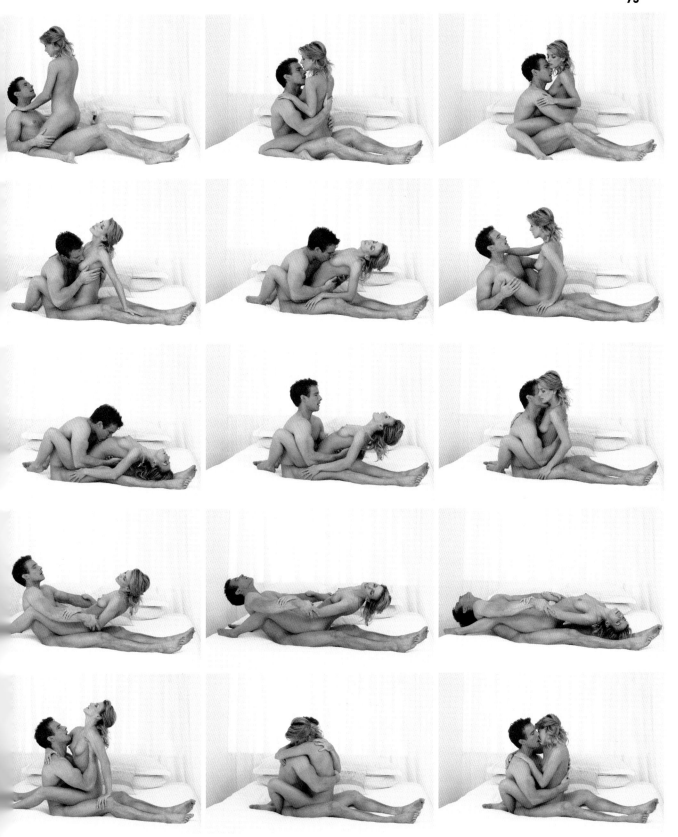

# '누에가 고치를 짓는' 체위

☆ ☆ ☆ ☆ **카마수트라 쾌감도**

일반적인 '사랑을 나누는 두 제비' 체위가 너무 단조롭게 느껴진다면, 비슷하면서 더 선정적인 이 체위를 써보라. 여자는 두 다리를 들어 올려 남자의 몸을 꼭 감싸고 있기 때문에 더 적극적으로 움직일 수 있고, 남자는 여자가 얼마나 몸이 뜨겁게 달았는지를 직접 느낄 수 있기 때문에 아주 자극적이다.

## 어떤 장점이 있나?

• 남녀 모두 성감대를 자극할 수 있는 섹스 체위다. 남자가 피스톤 운동을 할 때마다 남자의 페니스가 여자의 클리토리스를 건드리기 때문이다.

• 남자는 천천히 오래 깊숙이 삽입할 수도 있고 감질나게 살짝 삽입할 수도 있다.

• 여자는 자신의 허벅지 근육의 힘을 이용해 남자가 삽입할 때마다 세게 삽입하게 할 수 있다.

• 여자는 두 다리를 올리거나 내림으로써 삽입 강도와 깊이를 쉽게 바꿀 수 있다. 따라서 어느 정도의 삽입이 좋은지 이렇게 저렇게 시도해볼 수 있다.

• 서로 꽉 잘 잡고 있을 경우, 몸을 180도 돌리면 곧바로 여성 상위 체위가 된다.

**YES**
… 남자는 페이스를 조절할 필요가 있다. 남자가 성적 욕구를 참지 못해 빠른 속도로 세게 피스톤 운동을 한다면, 금방 사정해버릴 것이다. 좀 더 느긋한 섹스 여행을 하고 싶다면, 경치 구경도 하고 필요하다면 잠깐씩 쉬기도 하면서 그렇게 천천히 가도록 하라.

**no**
… 사정을 늦추기 위해 지나치게 긴장할 필요는 없다. 엉덩이 근육이 너무 긴장되어 있다면 조금 풀어주도록 하라. 대신 자신의 고환을 부드럽게 잡아당겨 사정을 늦추도록 하라.

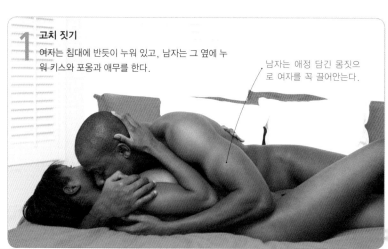

**1 고치 짓기**
여자는 침대에 반듯이 누워 있고, 남자는 그 옆에 누워 키스와 포옹과 애무를 한다.

남자는 애정 담긴 몸짓으로 여자를 꼭 끌어안는다.

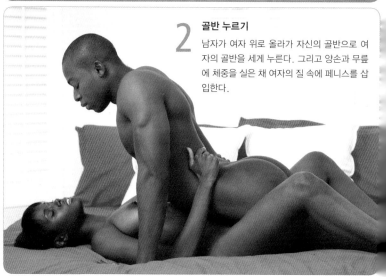

**2 골반 누르기**
남자가 여자 위로 올라가 자신의 골반으로 여자의 골반을 세게 누른다. 그리고 양손과 무릎에 체중을 실은 채 여자의 질 속에 페니스를 삽입한다.

"누구든 선택할 수 있는 체위의 종류가 너무 적다고 생각한다면, 해야 할 일은 단 하나, 더 많은 체위를 만들어내는 것이다." 향원

**3  꽉 감싸기**
여자가 무릎을 구부려 두 다리로 남자의 몸을 감싼 뒤, 남자의 엉덩이 뒤쪽에서 자물쇠 채우듯 두 발목을 교차시킨다. 그리고 두 팔은 남자의 어깨에 올린다.

남자는 여자 질 속에 페니스를 깊이 삽입한 뒤 몇 초간 가만히 있으면서 삽입의 쾌감을 즐긴다.

**한 걸음 더**

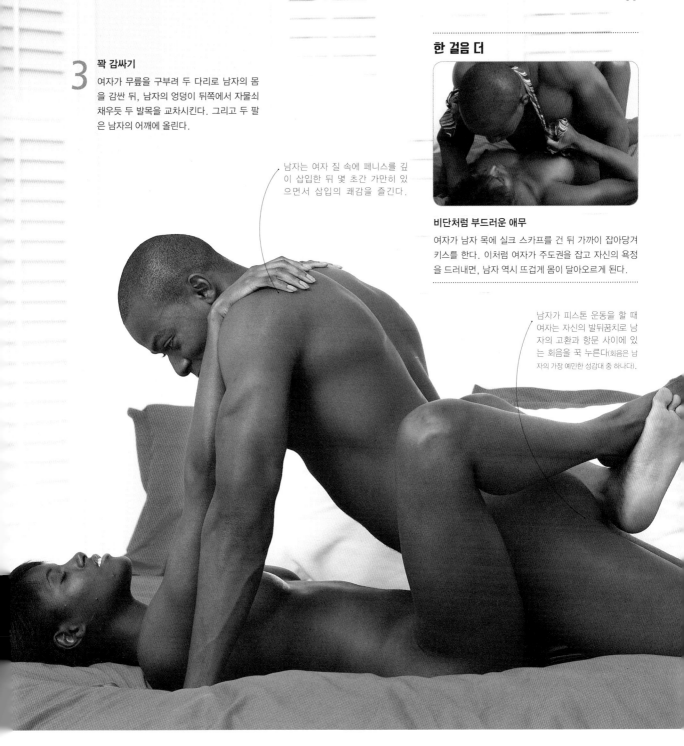

**비단처럼 부드러운 애무**
여자가 남자 목에 실크 스카프를 건 뒤 가까이 잡아당겨 키스를 한다. 이처럼 여자가 주도권을 잡고 자신의 욕정을 드러내면, 남자 역시 뜨겁게 몸이 달아오르게 된다.

남자가 피스톤 운동을 할 때 여자는 자신의 발뒤꿈치로 남자의 고환과 항문 사이에 있는 회음을 꾹 누른다(회음은 남자의 가장 예민한 성감대 중 하나다).

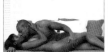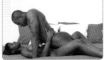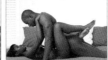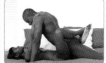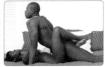

# '뒤바뀐 포옹' 체위

## ☆ ☆ 카마수트라 쾌감도

고대 성전들에 따르면, 여자는 남자를 침대나 카펫 위에 반듯이 눕게 한 뒤 그 위에 올라가 남자의 성욕을 채워줘야 한다고 한다. '뒤바뀐 포옹' 체위는 성욕을 채우는 데 좋을 뿐 아니라, 남녀가 가까이에서 서로 친밀감을 느끼는 데도 좋다.

## 어떤 장점이 있나?

- 여자는 침대 위에서 두 무릎을 버팀대 삼아 전후좌우로 마음껏 엉덩이를 움직이고 비벼대면서 오르가슴을 향해 달릴 수 있다.
- 남자는 편히 자리에 누워 섹시한 여자의 움직임을 그대로 지켜볼 수 있다.
- 두 사람 모두 섹스 전후는 물론 섹스 중에도 서로 온몸을 비벼대고 키스하고 포옹하면서 마음껏 친밀감을 느낄 수 있다.
- 남자는 지쳐 있고 여자는 힘이 넘칠 때 택하면 특히 좋은 체위다. 이 체위로 남자가 기적처럼 기력을 회복하더라도 놀라지 마라.
- 만일 여자가 아직 오르가슴을 느끼기 전에 남자가 사정을 했다면, 남자의 페니스가 아직 발기되어 있는 순간을 최대한 잘 활용해야 할 것이다.

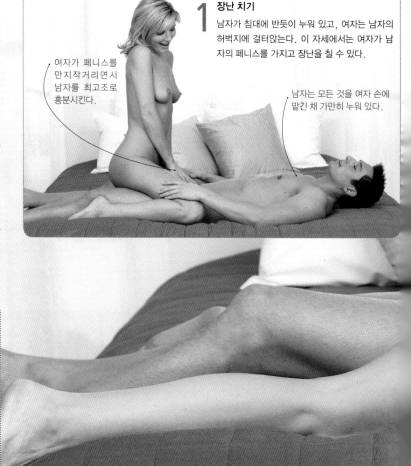

**1 장난 치기**

남자가 침대에 반듯이 누워 있고, 여자는 남자의 허벅지에 걸터앉는다. 이 자세에서는 여자가 남자의 페니스를 가지고 장난을 칠 수 있다.

여자가 페니스를 만지작거리면서 남자를 최고조로 흥분시킨다.

남자는 모든 것을 여자 손에 맡긴 채 가만히 누워 있다.

**YES**
… 두 사람 모두 절정에 도달할 수 있는 피스톤 운동의 속도와 리듬을 찾도록 하라. 특히 남자의 페니스와 여자의 클리토리스가 서로 마찰될 때 최대한 큰 자극을 받을 수 있는 삽입 각도를 찾는 게 중요하다. 여자가 남자의 치골에 자신의 치골을 문지르는 것도 더욱 큰 자극을 받을 수 있는 좋은 방법이다.

**no**
… 여자가 피스톤 운동만으로 오르가슴에 이르지 못하더라도 걱정할 것 없다. 자신의 손이나 남자의 손 또는 바이브레이터를 이용해 클리토리스 등을 자극해 오르가슴에 오를 수도 있다.

"여자가 다리를 쭉 펴고 누운 남자 위에 엎드려 엉덩이를 사방으로 움직여대면 남자는 무아지경에 빠지게 된다." 아낭가랑가

## 2 기는 자세 취하기

여자는 허리를 쭉 편 상태로 기어가 자신의 질과 페니스의 위치를 맞춘다. 그런 다음 남자의 어깨 양쪽에 손을 짚어 기는 자세를 취한다.

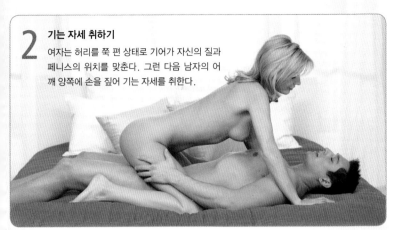

## 한 걸음 더

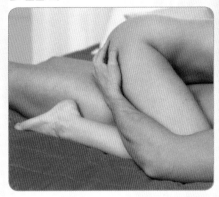

### 절정을 향해

여자가 한쪽 무릎을 구부려 종아리는 남자 몸에 옆에 놓고 발은 남자 엉덩이께에 놓아 다양한 몸놀림이 가능해지면, 절정에 도달할 가능성이 더 높아진다.

## 3 천천히 삽입

여자가 몸을 서서히 낮춰 남자의 페니스를 자신의 질 속에 삽입한다. 이때 두 무릎은 남자의 무릎 바깥쪽에 놓고 두 팔꿈치로는 침대나 바닥을 짚는다.

여자가 절정을 향해 달려가면, 남자는 자신의 손가락으로 여자 등을 부드럽게 훑어내려 여자를 자지러지게 만든다.

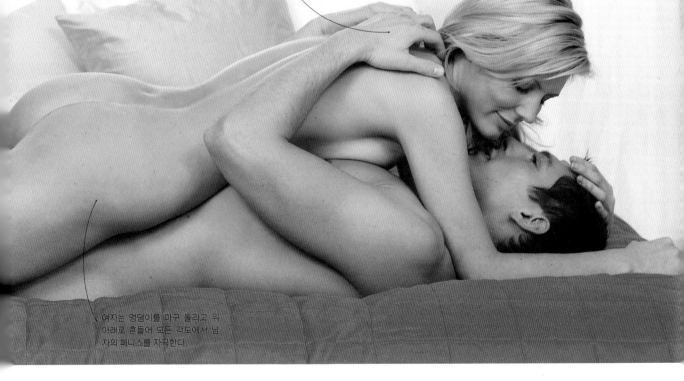

여자는 엉덩이를 마구 돌리고 위아래로 흔들어 모든 각도에서 남자의 페니스를 자극한다.

 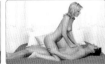 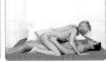 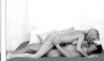 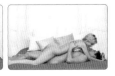

# '즉각 결합' 체위

## ☆ ☆ ☆  카마수트라 쾌감도

고대의 섹스 권위자들 중 일부는 이 체위를 가장 만족도 높은 체위로 꼽기도 했다. 약간의 제한은 있지만, 더없이 부드러운 체위다. 원하는 대로 마음껏 움직이기 힘들 수도 있는데, 그럴 때는 그냥 이 체위가 주는 팽팽한 성적 긴장감을 즐기도록 하라.

### 어떤 장점이 있나?

- 여자의 몸이 남자의 페니스 바로 위에 위치하게 되어, 여자는 깊은 삽입감을 맛볼 수 있고 남자는 페니스가 여자의 질로 꽉 조여지는 느낌을 받을 수 있다.
- 두 사람 다 몸을 바로 한 채 꼭 끌어안을 수 있어 강렬한 일체감을 맛볼 수 있다.
- 남자는 아주 가까이서 여자 가슴을 볼 수 있으며 또 그 가슴이 자신의 얼굴에 와닿는 느낌을 즐길 수 있다.
- 여자가 자신의 질 근육으로 페니스를 조이고 그에 맞춰 남자도 페니스에 힘을 주어 꼬떡거리게 만들면 두 사람 모두 아주 짜릿한 삽입감을 맛볼 수 있다.
- 남자는 자신의 양손으로 여자의 엉덩이를 위아래로 또 앞뒤로 움직일 수 있다.

> **YES**
> … 숨 쉬는 것에 집중하라. 서로의 눈을 그윽히 들여다보면서 리듬에 맞춰 숨을 쉬는 것이다. 그러면서 두 사람을 가로막던 이런저런 경계들이 사라지는 걸 느껴보라. 이는 일종의 탄트라 수행법 스타일의 차분한 섹스로, 여자가 남자의 무릎 위에 똑바로 앉는 체위에서 특히 효과가 있다.
>
> **no**
> … 두 사람의 결합이나 우주와의 합일이 만족스럽지 못하더라도 신경 쓰지 마라. 탄트라 스타일의 섹스 테크닉은 배우는 데 시간이 걸리며, 전문가들조차도 늘 성공하진 못한다.

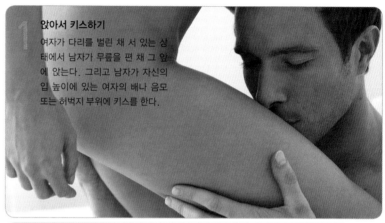

**1  앉아서 키스하기**
여자가 다리를 벌린 채 서 있는 상태에서 남자가 무릎을 편 채 그 앞에 앉는다. 그리고 남자가 자신의 입 높이에 있는 여자의 배나 음모 또는 허벅지 부위에 키스를 한다.

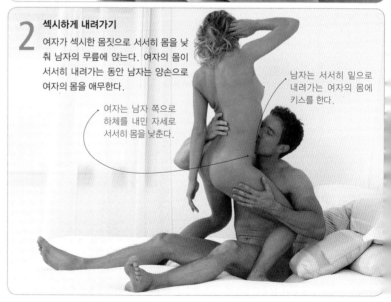

**2  섹시하게 내려가기**
여자가 섹시한 몸짓으로 서서히 몸을 낮춰 남자의 무릎에 앉는다. 여자의 몸이 서서히 내려가는 동안 남자는 양손으로 여자의 몸을 애무한다.

남자는 서서히 밑으로 내려가는 여자의 몸에 키스를 한다.

여자는 남자 쪽으로 하체를 내민 자세로 서서히 몸을 낮춘다.

"남자가 이런저런 체위를 시도하다 '즉각 결합' 체위를 쓰면, 여자는 너무도 큰 황홀감에 빠져들며 자신의 성기로 남자의 성기를 강하게 조여온다." 향원

## 한 걸음 더

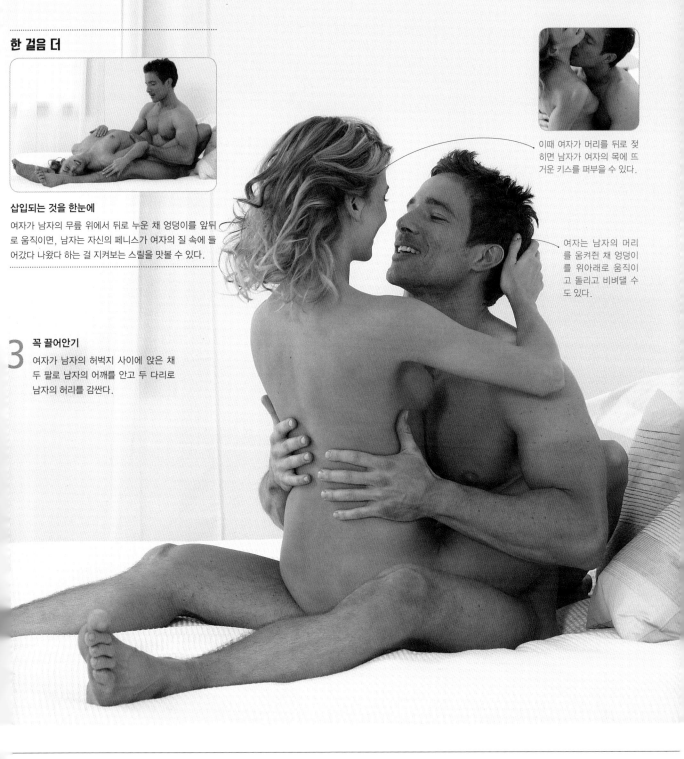

이때 여자가 머리를 뒤로 젖
히면 남자가 여자의 목에 뜨
거운 키스를 퍼부을 수 있다.

여자는 남자의 머리
를 움켜쥔 채 엉덩이
를 위아래로 움직이
고 돌리고 비벼댈 수
도 있다.

### 삽입되는 것을 한눈에

여자가 남자의 무릎 위에서 뒤로 누운 채 엉덩이를 앞뒤
로 움직이면, 남자는 자신의 페니스가 여자의 질 속에 들
어갔다 나왔다 하는 걸 지켜보는 스릴을 맛볼 수 있다.

**3 꼭 끌어안기**
여자가 남자의 허벅지 사이에 앉은 채
두 팔로 남자의 어깨를 안고 두 다리로
남자의 허리를 감싼다.

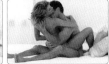
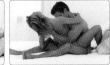
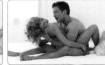
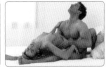
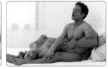

# '집게' 체위

☆ ☆ ☆ ☆  **카마수트라 쾌감도**

이 '집게' 체위는 연인들의 섹스 생활에서 꼭 챙겨야 할 체위인데, 그것은 남녀 모두 이 체위에서 환상적인 느낌을 맛볼 수 있기 때문이다. '집게' 체위라는 이름 그대로, 이 체위에서 여자는 질 근육을 이용해 남자의 페니스를 집게처럼 꽉 조이게 된다.

## 어떤 장점이 있나?

- '집게' 체위는 클리토리스에 자극이 많아 오르가슴에 도달할 가능성이 높기 때문에, 여자들에게 가장 인기 있는 체위 중 하나다.
- 남자는 양손이 모두 자유로워 여자의 가슴과 클리토리스, 엉덩이, 허벅지 등을 마음껏 애무할 수 있다.
- 이 체위에서 여자가 질 근육을 조이면, 남자는 페니스에 강렬하면서도 짜릿한 자극을 받게 된다.
- 이 체위에서는 여자가 완전히 주도권을 쥐고 움직이게 된다.
- 남자는 가만히 누워 여자를 지켜보는 즐거움을 누릴 수 있다.
- 여자는 상체를 숙여 남자를 마사지해줌으로써 섹스를 에로틱한 향응처럼 만들 수도 있다.

**YES**
… 여자에게 평소 갖고 있던 성적 구속에서 벗어날 수 있는 용기를 주도록 하라. 여자가 만일 위에 올라가는 일 자체도 쑥스러워 한다면, 말로 직접 격려하고 고마움을 표할 수도 있다. 남자 쪽에서 애써 욕정을 억누르려 한다면, 여자 역시 그럴 것이다.

**no**
… 여자를 너무 뚫어져라 쳐다보지는 마라. 보는 건 좋지만, 너무 뚫어져라 쳐다보면, 여자가 제대로 못하면 어쩌나 하는 걱정 때문에 부담을 느끼고 위축될 수 있다.

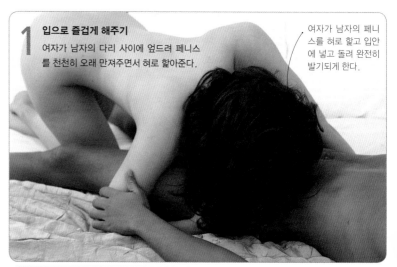

**1 입으로 즐겁게 해주기**
여자가 남자의 다리 사이에 엎드려 페니스를 천천히 오래 만져주면서 혀로 핥아준다.

여자가 남자의 페니스를 혀로 핥고 입안에 넣고 돌려 완전히 발기되게 한다.

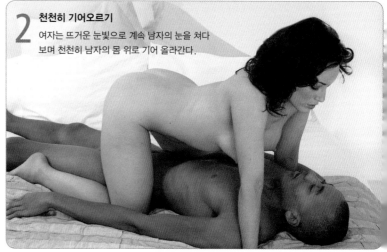

**2 천천히 기어오르기**
여자는 뜨거운 눈빛으로 계속 남자의 눈을 쳐다보며 천천히 남자의 몸 위로 기어 올라간다.

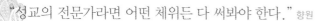
"성교의 전문가라면 어떤 체위든 다 써봐야 한다." 향원

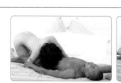

## 한 걸음 더

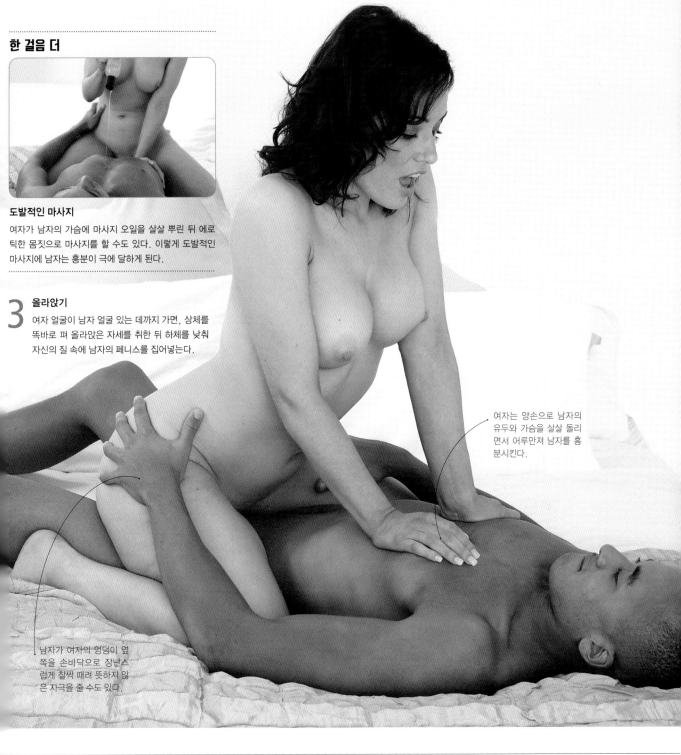

**도발적인 마사지**

여자가 남자의 가슴에 마사지 오일을 살살 뿌린 뒤 에로틱한 몸짓으로 마사지를 할 수도 있다. 이렇게 도발적인 마사지에 남자는 흥분이 극에 달하게 된다.

## 3 올라앉기

여자 얼굴이 남자 얼굴 있는 데까지 가면, 상체를 똑바로 펴 올라앉은 자세를 취한 뒤 하체를 낮춰 자신의 질 속에 남자의 페니스를 집어넣는다.

여자는 양손으로 남자의 유두와 가슴을 살살 돌리면서 어루만져 남자를 흥분시킨다.

남자가 여자의 엉덩이 옆쪽을 손바닥으로 장난스럽게 찰싹 때려 뜻하지 않은 자극을 줄 수도 있다.

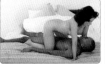
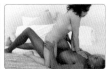
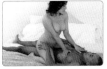
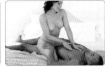
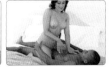

# '집에 붙어 있는 사람' 체위

☆ ☆ ☆ ☆  **카마수트라 쾌감도**

이 체위는 집에 붙어 있을 수밖에 없게 만드는 체위다. 여자가 파도치듯 몸을 유연하게 움직이거나 엉덩이를 마구 흔들어 에로틱한 분위기가 물씬 풍긴다. 커튼을 치고 허겁지겁 서로의 옷을 벗긴 뒤 그대로 침대 위로 뛰어올라가 시끌벅적한 밤을 보내라.

## 어떤 장점이 있나?

- 여자는 엉덩이를 마구 흔들다가 갑자기 템포를 늦춰 천천히 골반을 돌리는 등, 움직임에 변화를 주면서 남자의 애간장을 태울 수 있다.
- 여자는 양손으로 남자의 허리를 오르내리며 가볍게 애무해 남자를 흥분시킬 수 있다.
- 남자가 자신이 섹스를 주도하는 강자라는 사실에 쾌감을 느낀다면, 여자는 또 그런 남자를 자신이 움직이고 있다는 사실에 쾌감을 느낄 수 있다.
- 여자는 위아래로 엉덩이를 흔들며 계속 남자의 눈을 들여다봄으로써 에로틱한 분위기를 높일 수 있다.
- 여자가 피로감을 느낄 경우, 잠시 쉰 뒤 남자가 위로 올라가는 '사랑을 나누는 두 제비' 체위로 바꿀 수도 있다.

> **YES**
> ... 집에서 보내는 느긋하고 섹시한 저녁의 일부로 이 체위를 활용하도록 하라. 함께 맛있는 식사를 하고 포도주를 마시고 마사지를 한 뒤 적어도 한 시간 정도 전희를 갖도록 한다. 그리고 자연스럽게 이 체위에서 저 체위로 바꿔가며 섹스를 해보라.
>
> **no**
> ... 무슨 과시라도 하려는 듯 무리하게 많은 체위를 시도할 필요는 없다. 이렇게 저렇게 계속 체위를 바꾼 뒤 별 감흥도 없고 덤덤해진다면 너무 무리한 것이니, 그럴 때는 잠시 쉬어야 한다.

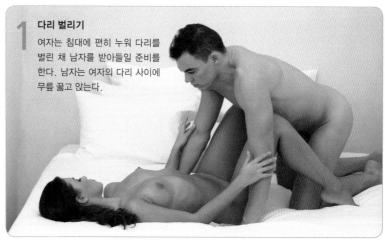

**1 다리 벌리기**
여자는 침대에 편히 누워 다리를 벌린 채 남자를 받아들일 준비를 한다. 남자는 여자의 다리 사이에 무릎 꿇고 앉는다.

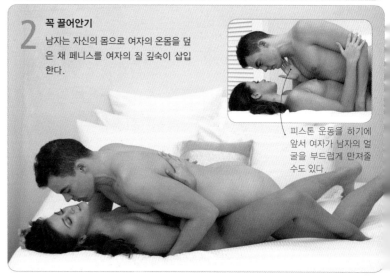

**2 꼭 끌어안기**
남자는 자신의 몸으로 여자의 온몸을 덮은 채 페니스를 여자의 질 깊숙이 삽입한다.

피스톤 운동을 하기에 앞서 여자가 남자의 얼굴을 부드럽게 만져줄 수도 있다.

> "삽입이 이루어지면, 여자는 최대한 엉덩이를 밀어올리고 남자 역시 그에 맞춰 엉덩이를 움직인다." 향원

## 3 체위 완성하기

페니스를 여자의 질 속에 삽입한 채, 남자가 양손과 무릎으로 바닥을 짚고서 윗몸을 일으킨다. 남자의 몸이 올라갈 때 여자도 엉덩이를 밀어올려 삽입 상태를 유지한다.

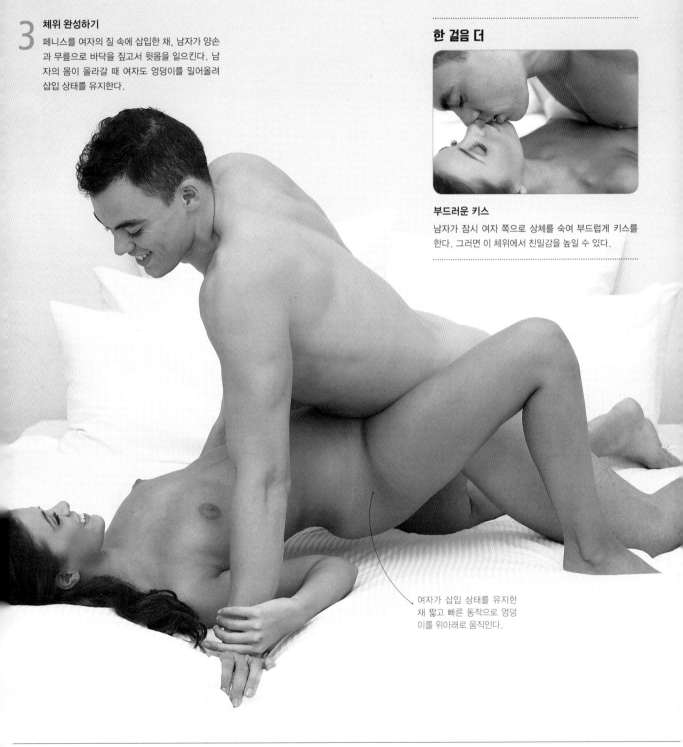

## 한 걸음 더

### 부드러운 키스

남자가 잠시 여자 쪽으로 상체를 숙여 부드럽게 키스를 한다. 그러면 이 체위에서 친밀감을 높일 수 있다.

여자가 삽입 상태를 유지한 채 짧고 빠른 동작으로 엉덩이를 위아래로 움직인다.

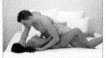
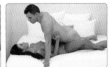
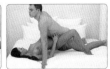
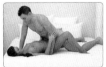

# 제11 체위

☆☆★☆☆ **카마수트라 쾌감도**

'사랑을 나누는 두 제비' 체위를 약간 변형시킨 체위로, 그야말로 이런저런 분위기의 섹스에 다 어울리는 팔방미인이다. 갑자기 섹스를 하고 싶은 충동이 일 때나 몸이 엄청 달아올랐을 때는 물론, 시간이 많아 천천히 오래 느긋하게 섹스를 할 수 있을 때도 좋다.

## 어떤 장점이 있나?

- 여자가 두 발로 남자의 다리 뒤쪽을 감싼 자세가 남자에게 꼼짝없이 갇혔다는 특이한 느낌을 준다.
- 여자는 남자의 다리 뒤쪽에 올린 두 발을 오르락내리락하면서 삽입의 깊이를 조절할 수 있다.
- 이 체위는 로맨틱하고 친근하며 따뜻한 느낌을 준다. 두 사람은 서로 키스를 하고 몸을 세게 비벼대면서 친밀감을 느낄 수 있다.
- 이 체위에서는 완벽한 삽입 자세와 서로에게 기분 좋은 리듬을 찾아내기가 쉽다.
- 또한 두 사람 다 몸이 편안하고 서로를 잘 지탱해주기 때문에 오랜 시간 같은 체위를 유지할 수 있으며, 그 과정에서 지속적인 황홀감을 맛볼 수 있다.

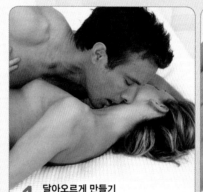

**1 달아오르게 만들기**
둘이 옆으로 나란히 누워 서로 키스하고 핥고 애무한다. 그러다보면 더 이상 참기 힘들 만큼 몸이 달아오를 것이다.

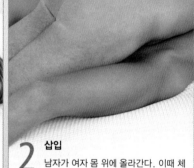

**2 삽입**
남자가 여자 몸 위에 올라간다. 이때 체중은 거의 양손에 싣는다. 여자는 다리를 벌려 삽입을 돕는다.

**YES**
… 이 체위는 지극히 단순하다. 그 단순함에서 오는 즐거움을 맛보도록 하라. 리듬감을 살리면서 몸속에 퍼지는 쾌감에 집중해보라. 성기뿐 아니라 배와 가슴 등, 다른 부위까지 짜릿할 것이다. 그 쾌감이 온몸에 퍼져나가게 하라.

**NO**
… 섹스 동작이 너무 리드미컬하고 반복적이어서 정신이 딴 데 가게 되는 일은 없도록 하라. 직장 일이 생각난다거나 '몇 시쯤 됐지?' 하는 생각이 든다면, 섹스 동작이나 체위를 바꿀 때가 된 것이다.

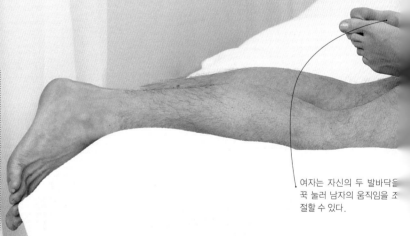

여자는 자신의 두 발바닥을 꾹 눌러 남자의 움직임을 조절할 수 있다.

"취향에 따라 자신에게 가장 큰 즐거움을 주는 체위를 선택하면 된다." 항원

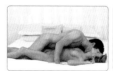

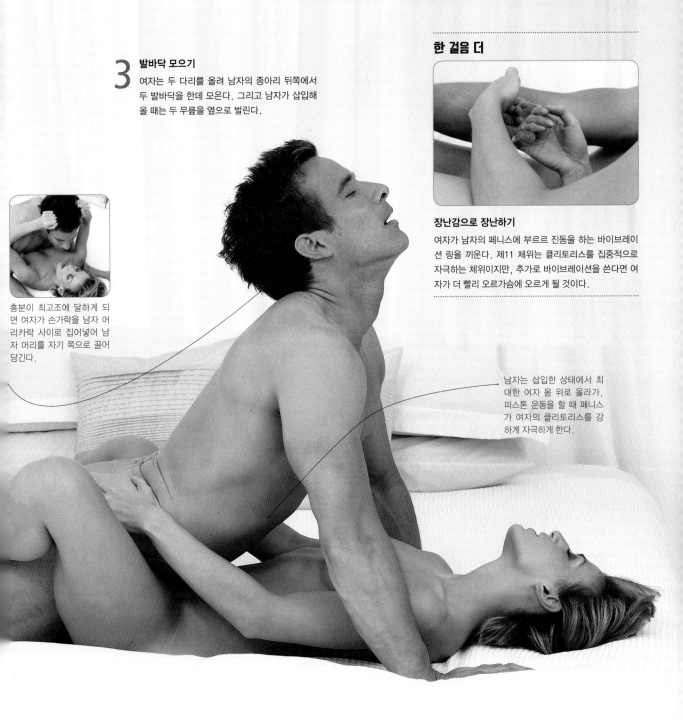

**3** **발바닥 모으기**
여자는 두 다리를 올려 남자의 종아리 뒤쪽에서
두 발바닥을 한데 모은다. 그리고 남자가 삽입해
올 때는 두 무릎을 옆으로 벌린다.

## 한 걸음 더

**장난감으로 장난하기**
여자가 남자의 페니스에 부르르 진동을 하는 바이브레이
션 링을 끼운다. 제11 체위는 클리토리스를 집중적으로
자극하는 체위이지만, 추가로 바이브레이션을 쓴다면 여
자가 더 빨리 오르가슴에 오르게 될 것이다.

흥분이 최고조에 달하게 되
면 여자가 손가락을 남자 머
리카락 사이로 집어넣어 남
자 머리를 자기 쪽으로 끌어
당긴다.

남자는 삽입한 상태에서 최
대한 여자 몸 위로 올라가,
피스톤 운동을 할 때 페니스
가 여자의 클리토리스를 강
하게 자극하게 한다.

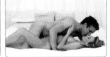
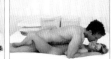
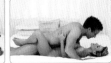
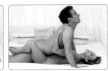

# '대나무 쪼개기' 체위

'대나무 쪼개기' 체위는 요가 자세처럼 어려우면서도 아주 에로틱하다. 여자는 바닥에 누운 채 섹스를 하면서 계속 두 다리를 번갈아 들어올린다. 그 과정에서 여자의 질이 남자의 페니스에 미묘하면서도 짜릿한 자극을 준다. 남자는 여자의 섹시한 움직임을 지켜보면서, 그리고 또 여자의 양쪽 다리가 번갈아가며 몸에 닿는 느낌 때문에 한층 더 흥분하게 된다. 그래서 여자는 남자를 자극하기 위해 의도적으로라도 천천히 섹시하게 움직일 필요가 있다.

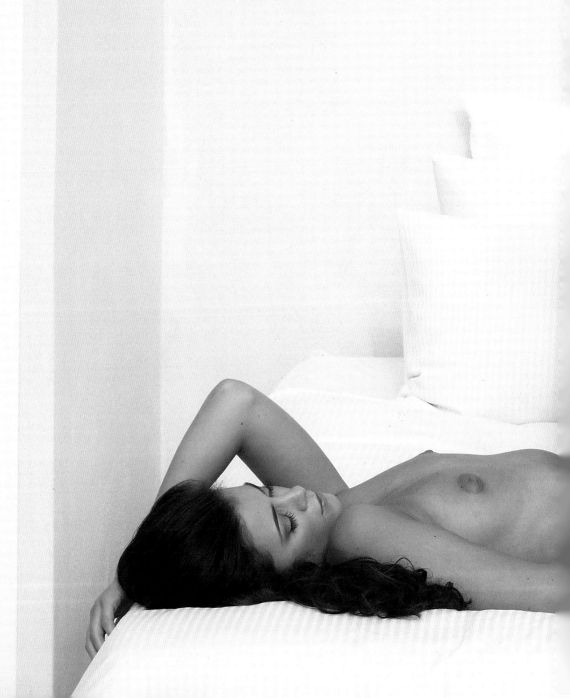

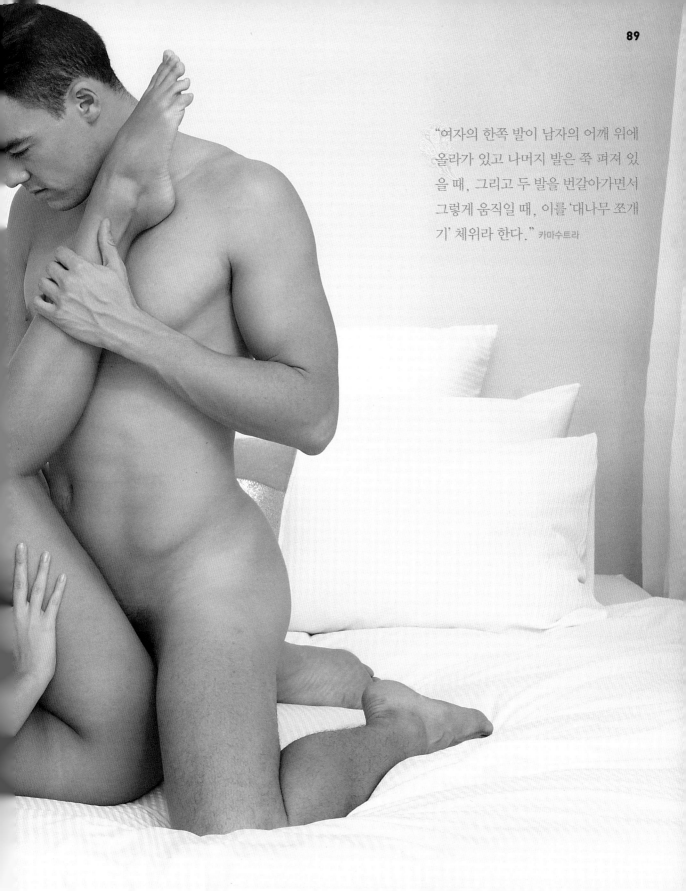

89

"여자의 한쪽 발이 남자의 어깨 위에 올라가 있고 나머지 발은 쭉 펴져 있을 때, 그리고 두 발을 번갈아가면서 그렇게 움직일 때, 이를 '대나무 쪼개기' 체위라 한다." 카마수트라

# '대나무 쪼개기' 체위

☆ ☆ ☆ **카마수트라 쾌감도**

## 어떤 장점이 있나?

- 여자가 다리를 올렸다 내렸다 할 때마다 남자의 페니스를 에워싼 여자의 질에 변화가 생겨 두 사람에게 짜릿한 쾌감을 준다. 여자는 자신의 질에 가해지는 압력을 느낄 수 있고, 남자는 여자의 질이 자신의 페니스를 부드럽게 굴리는 듯한 느낌을 받는다.
- 여자 입장에서는 열렬히 응원해주는 관객 앞에서 곡예 같은 섹스 테크닉을 펼쳐 아주 친밀하면서도 직접적인 감사의 말을 들을 수 있는 좋은 기회이기도 하다.
- 수시로 변하는 여자의 다리 자세를 보면서 남자는 에로틱한 느낌을 받게 된다.
- 이 체위에서 섹스를 주도하는 것은 여자다. 여자는 남자를 점점 달아오르게 만드는 즐거움을 맛볼 수 있고, 남자는 그런 여자를 지켜보면서 몸이 달아오르게 된다.
- 이 체위는 남자가 오르가슴에 가까워졌을 때 특히 좋은데, 페니스에 주는 미세한 자극으로 곧 폭발할 가능성이 높기 때문이다.

> **YES**
> ... 여자로서는 자신의 섹스 파워를 과시하고 즐길 수 있는 절호의 기회. 만일 여자가 노출을 즐긴다면, 동영상을 찍어 두었다가 나중에 감상해도 좋을 것이다.
>
> **NO**
> ... 여자는 다리 동작을 너무 진지하게 할 필요는 없다. 너무 진지하게 임하면 섹스가 아닌 운동처럼 느껴질 수도 있고, 이 체위가 싫증 나 다른 체위로 바꾸고 싶어 하는 것처럼 보일 수도 있다.

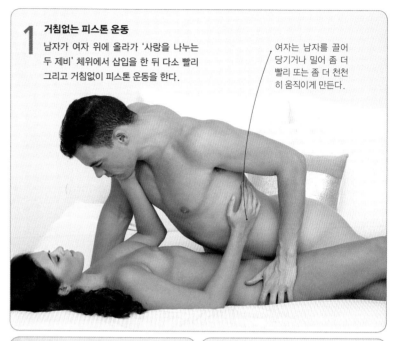

**1 거침없는 피스톤 운동**
남자가 여자 위에 올라가 '사랑을 나누는 두 제비' 체위에서 삽입을 한 뒤 다소 빨리 그리고 거침없이 피스톤 운동을 한다.

여자는 남자를 끌어당기거나 밀어 좀 더 빨리 또는 좀 더 천천히 움직이게 만든다.

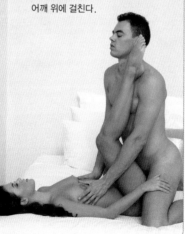

**2 오른쪽 다리 들기**
남자가 상반신을 일으켜 세워 여자 위에 무릎 꿇고 앉은 자세를 취한다. 여자가 오른쪽 다리를 들어올려 남자의 어깨 위에 걸친다.

**3 왼쪽 다리 들기**
여자가 오른쪽 다리를 바닥에 내려놓은 뒤 이번에는 왼쪽 다리를 들어올려 남자의 어깨 위에 걸친다.

"여자가 절정에 도달하려 할 즈음이면 몸을 부르르 떨면서 남자를 꼭 끌어안는다." 도교방중술

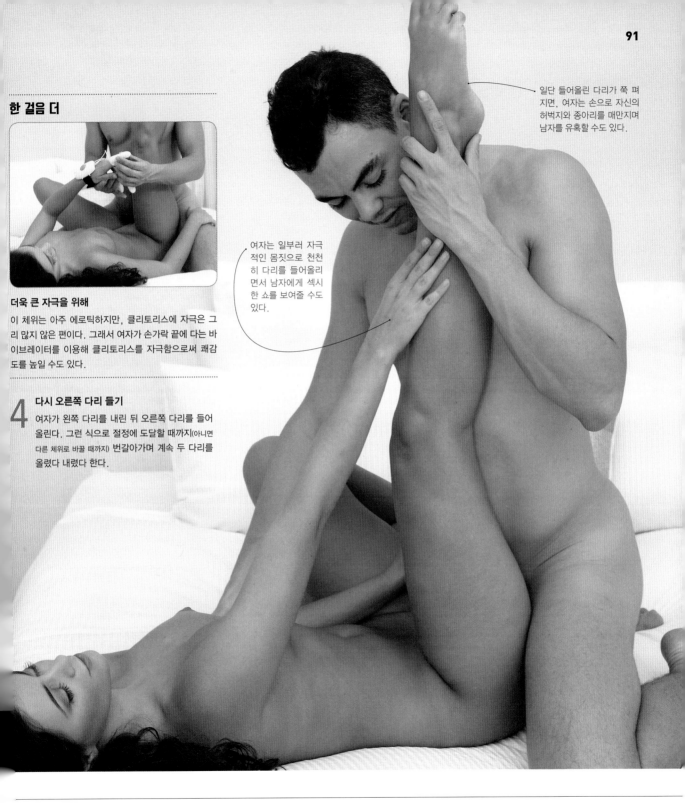

일단 들어올린 다리가 쭉 펴지면, 여자는 손으로 자신의 허벅지와 종아리를 매만지며 남자를 유혹할 수도 있다.

여자는 일부러 자극적인 몸짓으로 천천히 다리를 들어올리면서 남자에게 섹시한 쇼를 보여줄 수도 있다.

## 한 걸음 더

### 더욱 큰 자극을 위해

이 체위는 아주 에로틱하지만, 클리토리스에 자극은 그리 많지 않은 편이다. 그래서 여자가 손가락 끝에 다는 바이브레이터를 이용해 클리토리스를 자극함으로써 쾌감도를 높일 수도 있다.

### 4 다시 오른쪽 다리 들기

여자가 왼쪽 다리를 내린 뒤 오른쪽 다리를 들어올린다. 그런 식으로 절정에 도달할 때까지(아니면 다른 체위로 바꿀 때까지) 번갈아가며 계속 두 다리를 올렸다 내렸다 한다.

마음이 내킨다면 다음 체위들도 시도해보라.
- 어깨만 바닥에 댄 채 다리를 들어올리는 '타조 꼬리' 체위(194쪽 참조)
- 친밀감이 더 강한 제3 체위(206쪽 참조)

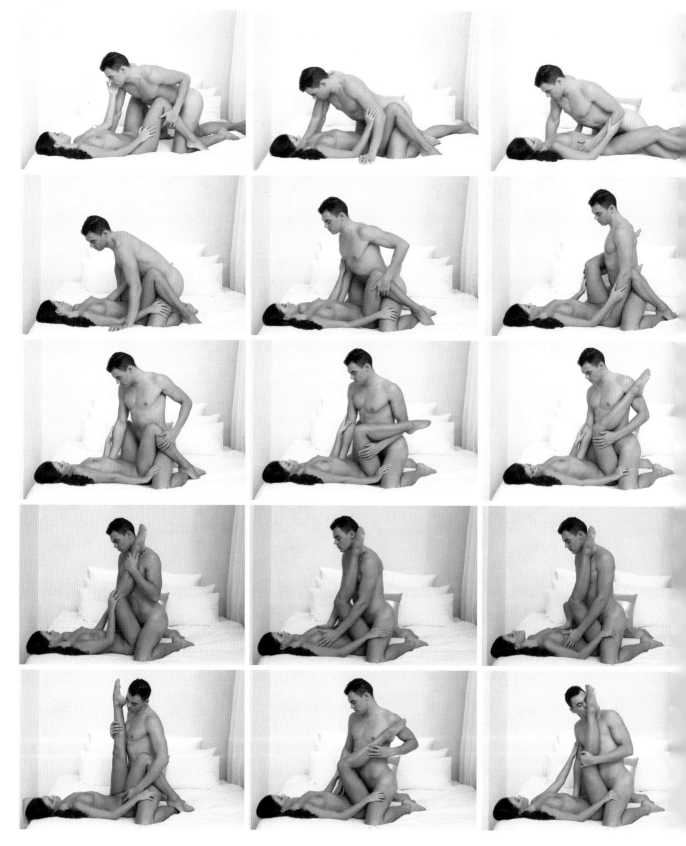

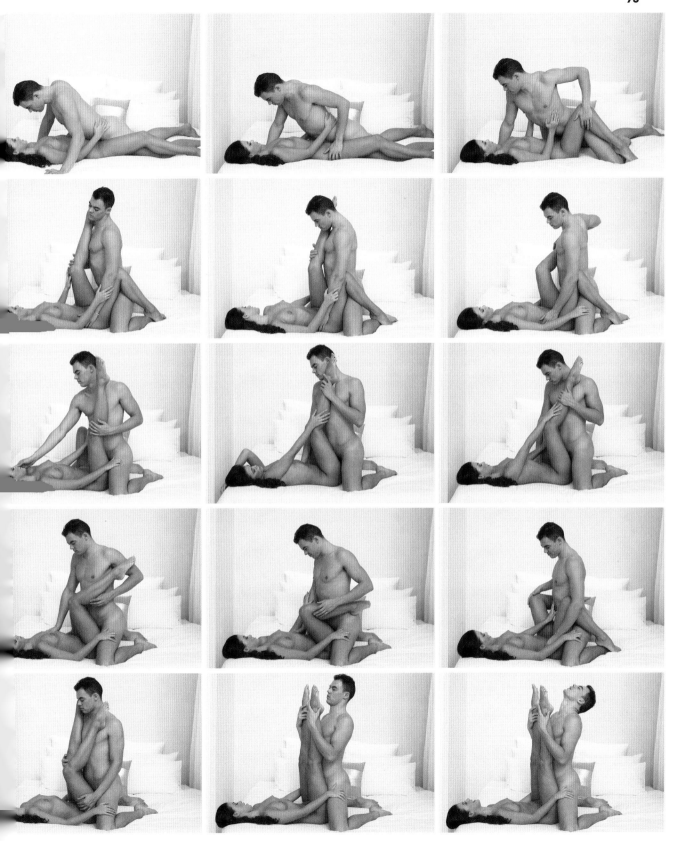

# '떠받치는' 체위

## ☆ ☆ 카마수트라 쾌감도

이 체위는 파티에서 함께 춤을 추다가 갑자기 주체 못할 만큼 몸이 달아올랐을 때 쓰면 좋다. 둘이 몰래 집주인이 쓰는 조그만 욕실이나 청소 도구 보관실로 숨은 뒤 여자가 남자를 벽에 밀어붙인다. 그리고 여자는 한쪽 다리를 들어 남자 허리에 걸치고 남자는 '떠받치는' 체위를 취한다.

## 어떤 장점이 있나?

- 두 사람의 성기 높이만 맞추면, 남자는 어느 때든 금방 스릴 넘치는 삽입을 할 수 있다. 여자가 남자보다 조금 작다면, 남자가 자세를 조금 낮추면 될 것이다.
- 설사 삽입까지는 하지 못한다 해도, 남자가 자신의 페니스로 여자의 클리토리스를 자극할 수는 있다.
- 이 체위는 아주 충동적으로 순식간에 이루어지는 것으로, 두 사람 모두 말로 표현 못할 만큼 짜릿한 쾌감을 맛볼 수 있다.
- 공공장소여서 섹스 도중 누가 온다 해도 간단히 마무리할 수 있다. 옷매무새만 고친 뒤 적당히 둘러대고 빠져나가면 그만이니까.
- 만일 집에서 이 체위를 택한다면, 특정 상황을 가정한 채 롤 플레이를 해볼 수도 있을 것이다.

> **YES**
> … 키스를 하고 애무하면서 짜릿한 쾌감에 온몸을 비틀고 싶다면 이 체위를 써라. 격정적이고 은밀한 섹스에 이용해도 좋다. 굳이 은밀한 섹스를 해야 할 필요가 없더라도, 그런 상황을 가정해놓고 해보라. 아주 외설스러운 시나리오를 정해놓고 그대로 롤 플레이를 하는 것이다.
>
> **NO**
> … 이 체위에서는 쉽게 또는 빨리 오르가슴에 도달하길 기대하지 마라. 이 체위는 서로 밀착한 채 친밀감을 맛보는 체위다.

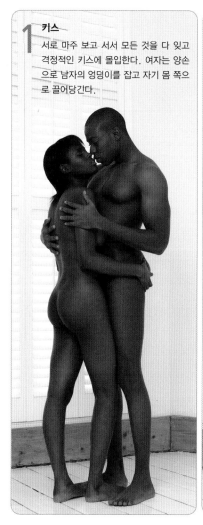

**1 키스**
서로 마주 보고 서서 모든 것을 다 잊고 격정적인 키스에 몰입한다. 여자는 양손으로 남자의 엉덩이를 잡고 자기 몸 쪽으로 끌어당긴다.

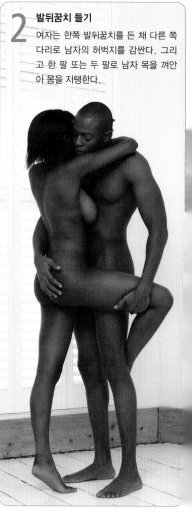

**2 발뒤꿈치 들기**
여자는 한쪽 발뒤꿈치를 든 채 다른 쪽 다리로 남자의 허벅지를 감싼다. 그리고 한 팔 또는 두 팔로 남자 목을 껴안아 몸을 지탱한다.

"여자가 어떤 체위를 취하든 또 어떤 상태에서 쾌감을 느끼든, 남자는 여자의 행동에 맞춰줄 수 있어야 한다." 카마수트라

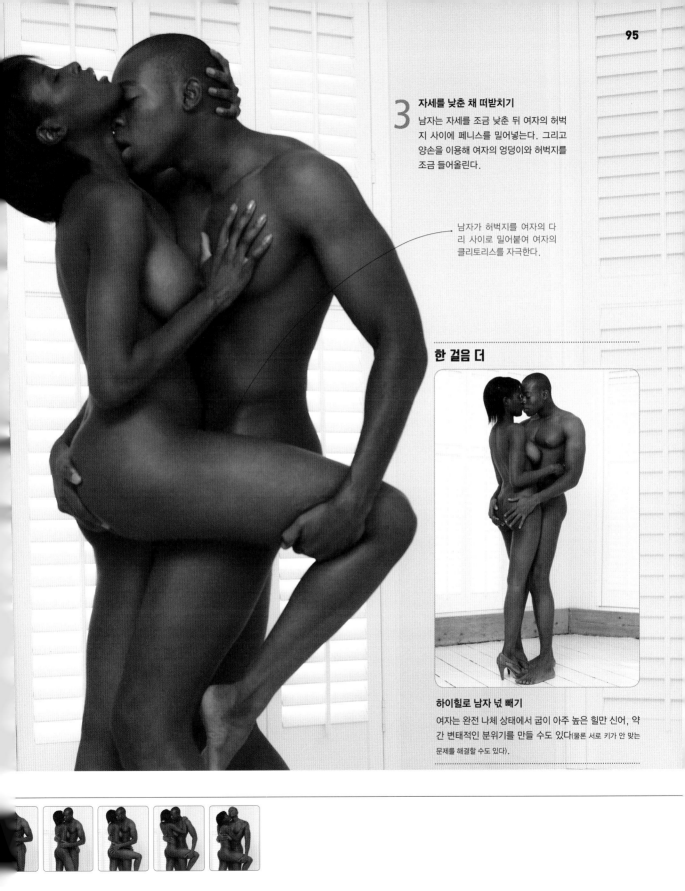

**3 자세를 낮춘 채 떠받치기**
남자는 자세를 조금 낮춘 뒤 여자의 허벅지 사이에 페니스를 밀어넣는다. 그리고 양손을 이용해 여자의 엉덩이와 허벅지를 조금 들어올린다.

남자가 허벅지를 여자의 다리 사이로 밀어붙여 여자의 클리토리스를 자극한다.

**한 걸음 더**

**하이힐로 남자 넋 빼기**
여자는 완전 나체 상태에서 굽이 아주 높은 힐만 신어, 약간 변태적인 분위기를 만들 수도 있다(물론 서로 키가 안 맞는 문제를 해결할 수도 있다).

# '쿠션 받친' 체위

☆ ☆ ☆ ☆ **카마수트라 쾌감도**

다음에 섹스를 할 때는 소파에 있는 쿠션을 가져다가 여자 엉덩이 밑에 받쳐보라. 여자의 골반 위치가 높아져 두 사람 모두 엄청난 자극과 쾌감을 느끼게 될 것이다. 이 체위를 써본 뒤에는 소파에 놓인 쿠션이 전혀 새롭게 보일 것이다.

## 어떤 장점이 있나?

- 쿠션을 하나 또는 두 개 받쳐 여자의 골반을 위로 올리면, 남자가 여자 몸 속에 들어가는 게 더 쉬워지며 삽입 각도도 더 완벽해진다.
- 여자의 두 무릎이 남자의 가슴까지 끌어올려진 상태여서 여자의 질이 수축된다. 그 결과 여자의 질이 남자의 페니스를 더 꽉 조이게 되어, 두 사람 모두 환상적인 삽입감을 맛보게 된다.
- 더 큰 자극을 원한다면 여자가 자신의 두 다리 사이로 손가락을 넣어 직접 클리토리스를 자극할 수도 있다.
- 두 사람 몸이 완전히 밀착되지는 않지만, 얼굴을 마주 보고 있어 친밀감을 충분히 느낄 수 있다.
- 이 체위에서는 로맨틱한 분위기와 아주 에로틱한 분위기를 동시에 맛볼 수 있다.

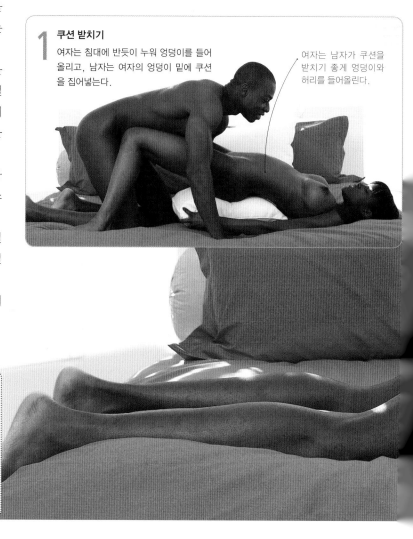

**1 쿠션 받치기**
여자는 침대에 반듯이 누워 엉덩이를 들어 올리고, 남자는 여자의 엉덩이 밑에 쿠션을 집어넣는다.

여자는 남자가 쿠션을 받치기 좋게 엉덩이와 허리를 들어올린다.

**YES**
... 잠시 시간을 내서 여자 밑에 쿠션을 넣어 높이와 각도를 맞추어라. 이때 쿠션을 여자의 허리가 아니라 엉덩이 밑에 넣어, 여자의 골반이 천장을 향해 약간 기울어지게 해야 한다.

**NO**
... 여자가 완전히 흥분되기 전까지는 삽입을 하지 마라. 〈향원〉에서도 지적하고 있듯, 잘못하면 이 체위에서 여자가 통증을 느낄 수도 있다.

"사정할 것 같을 때는 페니스를 깊이 삽입한 채 여자를 꼭 끌어안아라." 향원

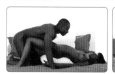

## 2 두 무릎을 남자 가슴에

여자는 두 다리를 구부린 뒤 두 무릎을 들어올려 남자 가슴에 대고, 남자는 부드럽게 여자의 질 속에 페니스를 삽입한다.

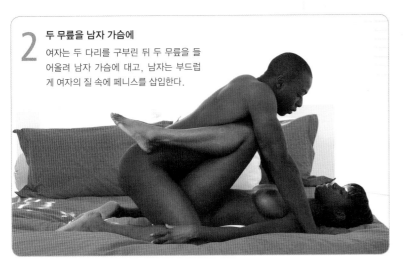

## 한 걸음 더

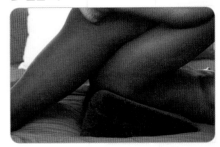

### 완벽한 각도

여자가 엉덩이 밑에 '섹스 쐐기'sex wedge를 집어넣으면, 남자가 완벽한 각도에서 삽입할 수 있다(섹스 쐐기는 섹스 용품을 파는 온라인 섹스 숍에서 구할 수 있다).

## 3 더 깊숙이

남자가 상체를 앞으로 기울인 채 양손으로 여자의 몸 양 옆을 짚고 깊숙이 페니스를 삽입한다. 그런 다음 두 사람 모두 편히 이 체위에 몰입한다.

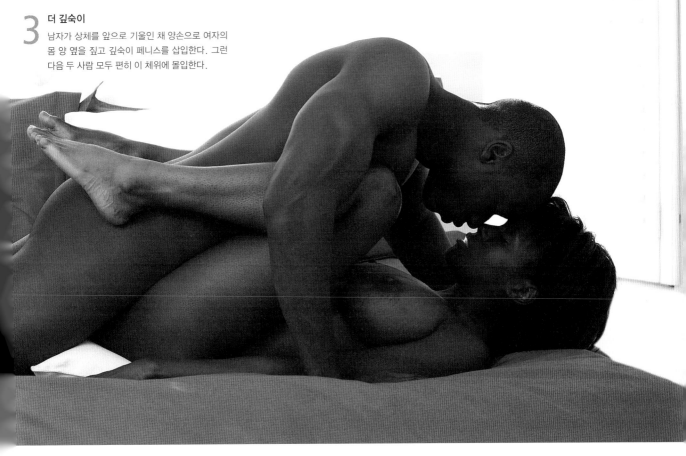

 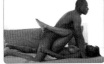 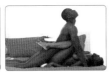 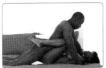 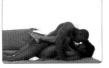

# '한 구멍을 이용하는 고양이와 쥐' 체위

☆ ☆ ☆ ☆ ☆ **카마수트라 쾌감도**

이 체위는 남녀 모두에게 영원히 사랑받는 체위다. 여자는 원하는 대로 마음껏 움직여 오르가슴에 이를 가능성이 높아 이 체위를 좋아한다. 남자는 가까이서 여자가 즐거워하는 모습을 지켜볼 수 있고, 또 위에서 여자가 다양한 동작을 취하면서 페니스에 다양한 자극이 가해져 이 체위를 좋아한다.

## 어떤 장점이 있나?

- 이 체위에서는 여자가 스스로 삽입 각도를 조절해 쾌감을 극대화할 수 있다. 페니스 끝이 질 앞쪽을 건드는 각도에서는 G 스폿이 자극받게 되고, 질 뒤쪽을 건드는 각도에서는 PS 스폿(회음 바로 아래쪽에 있는 성감대)이 자극받게 되는 것이다.
- 이 체위에서는 여자의 클리토리스와 남자의 치골(또는 복근)이 계속 마찰되어 여자가 아주 강력한 오르가슴에 이를 수 있다.
- 처음에는 잔잔한 쾌감을 맛보다 점점 뜨거운 쾌감을 맛보게 된다.
- 남자는 위에서 하체를 밀어붙인 채 흔들어대는 여자의 엉덩이를 마음껏 만지면서 성적 욕구를 채울 수 있다.

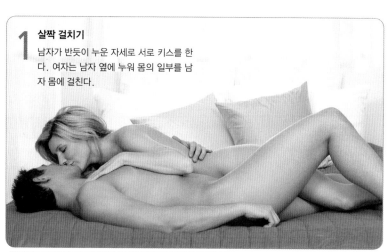

**1 살짝 걸치기**
남자가 반듯이 누운 자세로 서로 키스를 한다. 여자는 남자 옆에 누워 몸의 일부를 남자 몸에 걸친다.

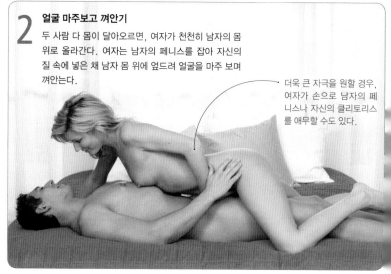

**2 얼굴 마주보고 껴안기**
두 사람 다 몸이 달아오르면, 여자가 천천히 남자의 몸 위로 올라간다. 여자는 남자의 페니스를 잡아 자신의 질 속에 넣은 채 남자 몸 위에 엎드려 얼굴을 마주 보며 껴안는다.

더욱 큰 자극을 원할 경우, 여자가 손으로 남자의 페니스나 자신의 클리토리스를 애무할 수도 있다.

---

**YES**
… 남자는 양손으로 계속 여자의 몸을 만진다. 꼭 끌어안아라. 그리고 등과 엉덩이와 허벅지를 만져주어라. 두 사람 사이에 그럴 공간이 있다면 가슴도 만져주어라.

**NO**
… 여자가 오르가슴을 느끼기 직전이라면 여자의 몸에 자극적인 애무를 하지 않는 것이 좋다. 오르가슴을 느끼기 직전에 하는 애무는 아래쪽 쾌감에 몰입하는 걸 방해할 수도 있다.

---

"남자는 여자가 위에 올라가 하는 행동들을 보고 성격이나 성적 취향 등 여자의 모든 것을 알 수 있다." 카마수트라

## 3 가슴 일으키기

여자가 머리와 가슴을 일으키면, 남자가 여자의 가슴을 볼 수 있을 뿐 아니라 여자가 좀 더 자유롭게 몸을 움직일 수 있다. 이때 여자는 자신의 허벅지를 남자의 허벅지 바깥쪽에 놓는다.

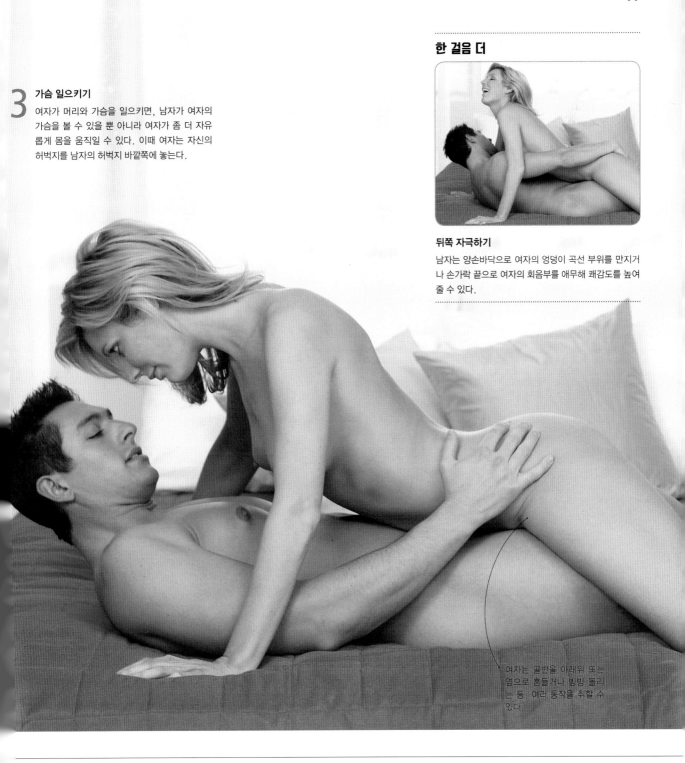

### 한 걸음 더

**뒤쪽 자극하기**

남자는 양손바닥으로 여자의 엉덩이 곡선 부위를 만지거나 손가락 끝으로 여자의 회음부를 애무해 쾌감도를 높여 줄 수 있다.

여자는 골반을 아래위 또는 옆으로 흔들거나 빙빙 돌리는 등, 여러 동작을 취할 수 있다.

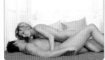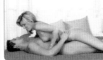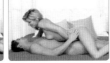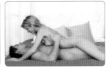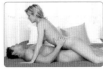

# '후배위' 체위

☆ ☆ ☆ ☆　**카마수트라 쾌감도**

뒤에서 삽입하는 이 체위는 얼굴을 맞대는 체위만큼이나 피부 접촉도 있고 친밀감도 느껴지고 관능적이지만, 얼굴을 맞대지 않기 때문에 더 에로틱하다. 그리고 뒤에서 삽입하는 체위가 늘 그렇듯, 서로 얼굴을 보지 못한다는 익명성이 주는 짜릿함이 있다.

## 어떤 장점이 있나?

- 페니스가 들락날락하면서 계속 여자의 질 벽 앞쪽을 건드리기 때문에, 남자가 움직일 때마다 G 스폿에 자극이 집중된다.
- 남자는 깊은 삽입감을 맛볼 수 있으며, 또 몸 앞부분이 여자의 몸에 닿아 따뜻하고 에로틱한 접촉감도 맛볼 수 있다.
- 여자는 침대에 엎드린 채로 전신을 감싸는 남자의 따뜻한 포옹 속에서 황홀감을 맛볼 수 있다.
- 롤 플레이를 한다면, 여자는 마치 유혹당하는 순결한 처녀인 양 침대에 가만히 엎드려 있을 수도 있다.
- 이 체위는 질에 삽입하는 질 섹스는 물론 항문에 삽입하는 애널 섹스에도 이상적이며, 양손과 무릎으로 바닥을 짚는 자세보다 더 편안하다.

**YES**
... 애널 섹스를 한다면, 남자의 페니스와 여자의 항문에 윤활유를 많이 발라야 한다. 특히 여자가 애널 섹스가 처음이라면 삽입을 아주 부드럽게 천천히 해야 한다.

**NO**
... 애널 섹스를 한 다음 씻지도 않고 곧바로 질 섹스를 해서는 안 된다. 잘못하면 바이러스로 인한 감염이 발생할 수도 있기 때문이다.

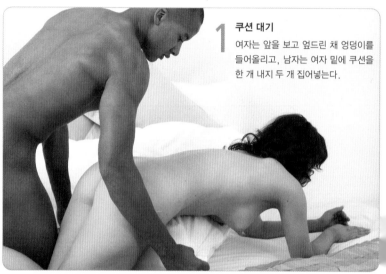

**1 쿠션 대기**
여자는 앞을 보고 엎드린 채 엉덩이를 들어올리고, 남자는 여자 밑에 쿠션을 한 개 내지 두 개 집어넣는다.

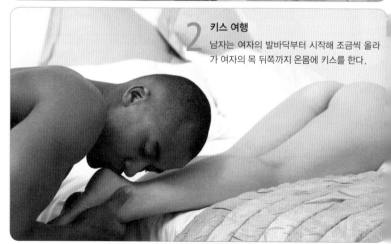

**2 키스 여행**
남자는 여자의 발바닥부터 시작해 조금씩 올라가 여자의 목 뒤쪽까지 온몸에 키스를 한다.

"남쪽 사람들은 항문에 삽입하는 체위도 구사한다." 카마수트라

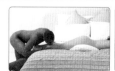

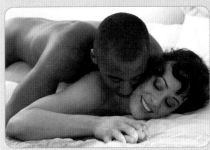

**친밀감 높이기**
남자가 최대한 에로틱한 몸짓으로 여자의 목 안쪽으로 얼굴을 밀어넣는다. 그러면 더욱 친밀감 있고 부드러운 체위가 된다.

**3 벌리고 삽입**
남자의 머리가 여자의 머리까지 올라가면, 여자가 다리를 벌려 남자를 받아들인다. 남자는 깊게 삽입을 한다.

남자는 삽입 후 잠시 동작을 멈추며, 그 상태에서 같이 삽입감을 맛본다.

여자는 엉덩이를 높이 들어올려, 남자가 더 자유롭게 움직이고 삽입도 더 깊이 할 수 있게 한다.

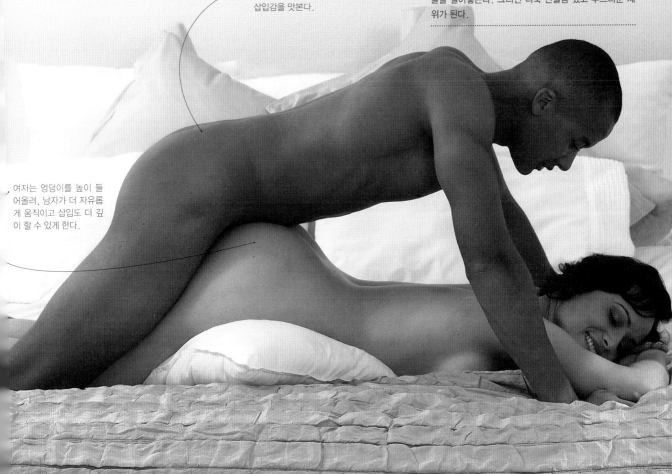

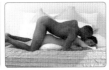
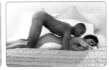
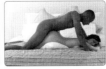
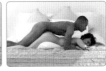
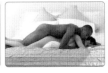

# '어두운 바다 위를 나는 거대한 새' 체위

☆ ☆ ☆  **카마수트라 쾌감도**

섹스를 할 때 주도권을 쥐는 게 대개 여자라면, 남자가 확실한 주도권을 쥐는 이 체위도 한번 시도해보라. 부드럽게 여자를 유혹하면서 의미심장한 눈빛을 보내는 남자, 그러고는 곧 남자의 거대한 새가 아주 정확한 동작으로 여자의 어두운 바다 속으로 뛰어든다.

## 어떤 장점이 있나?

- 여자가 반듯이 누워 두 다리를 쫙 벌리면, 남자는 페니스 끝으로 여자의 클리토리스를 애무하다 한 번에 깊숙이 삽입할 수 있다.
- 여자는 반듯이 누운 채 남자의 움직임에 모든 것을 맡길 수 있다.
- 두 사람이 역할을 바꾸면서 성적 긴장감이 더 올라간다. 여자는 수동적이고 무력하며, 남자는 적극적이고 활기차다.
- 남자는 여자 몸 위로 상체를 숙이되 바짝 다가가지는 않는다. 오르가슴을 앞둔 상황에서는 계속 눈을 바라보는 것만으로도 충분하다.
- 여자는 자유로운 양손을 이용해 자기 몸이나 남자의 몸을 마음껏 애무할 수 있다.

**YES**
… 최대한 편하게 이 체위를 취해 원하는 만큼 오래 같은 자세를 유지할 수 있게 하라. 예를 들어 남자는 허벅지 근육에 무리가 가지 않게 발뒤꿈치를 깔고 앉을 수도 있고, 여자는 두 다리를 남자의 어깨 위에 올려놓을 수도 있다.

**no**
… 너무 자주 자세를 바꾸지 마라. 그러면 긴장감이 떨어지면서 성적 쾌감까지 떨어지게 된다.

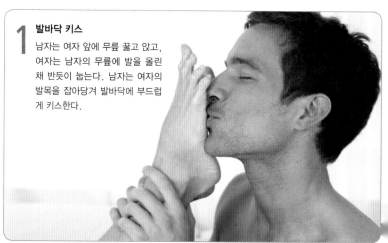

**1  발바닥 키스**
남자는 여자 앞에 무릎 꿇고 앉고, 여자는 남자의 무릎에 발을 올린 채 반듯이 눕는다. 남자는 여자의 발목을 잡아당겨 발바닥에 부드럽게 키스한다.

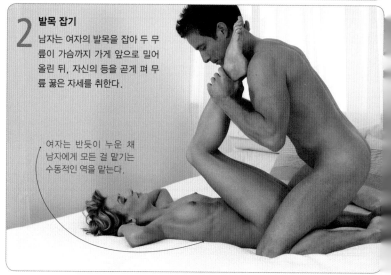

**2  발목 잡기**
남자는 여자의 발목을 잡아 두 무릎이 가슴까지 가게 앞으로 밀어 올린 뒤, 자신의 등을 곧게 펴 무릎 꿇은 자세를 취한다.

여자는 반듯이 누운 채 남자에게 모든 걸 맡기는 수동적인 역을 맡는다.

"첫 성교에서는 남자의 성적 에너지가 너무 커서 성교를 오래 지속할 수가 없다." 카마수트라

**3 양손으로 엉덩이 받치기**
남자가 양손을 여자의 다리 밑으로 넣어 여자의 엉덩이를 꽉 쥔다. 그런 다음 여자의 엉덩이를 페니스 부분까지 끌어올려 삽입을 한다.

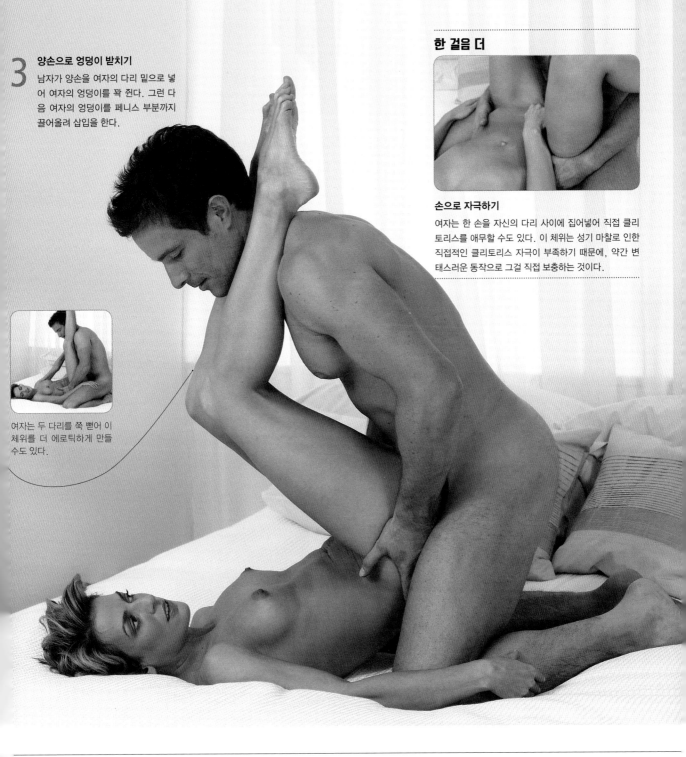

여자는 두 다리를 쭉 뻗어 이 체위를 더 에로틱하게 만들 수도 있다.

## 한 걸음 더

**손으로 자극하기**
여자는 한 손을 자신의 다리 사이에 집어넣어 직접 클리토리스를 애무할 수도 있다. 이 체위는 성기 마찰로 인한 직접적인 클리토리스 자극이 부족하기 때문에, 약간 변태스러운 동작으로 그걸 직접 보충하는 것이다.

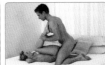
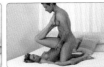
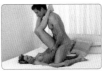

# '개구리' 체위

## ☆ 카마수트라 쾌감도

동작을 취하면서 바로 상대방의 반응을 볼 수 있는 체위다. 체격 조건이나 몸의 유연성에 따라, 남자의 페니스를 여자의 질 속에 삽입할 만큼 가까이 앉는 것 자체가 쉽지 않을 수도 있다. 제대로 삽입하는 데 성공했다면 축하한다. 두 사람은 까다로운 섹스 체위들 가운데 하나를 마스터한 것이다.

## 어떤 장점이 있나?

- 애를 쓰지 않고서는 삽입 자체가 안 되기 때문에, 두 사람은 이 체위를 제대로 해내기 위해 긴밀히 협조해야 한다. 그러다보면 쑥스러움을 극복할 수 있을 뿐 아니라 서로를 이해하는 데도 도움이 될 것이다.
- 또한 이 체위에서는 피스톤 운동이 어렵기 때문에, 이런저런 새로운 섹스 동작들을 시험해볼 좋은 기회가 될 것이다.
- 이 체위는 피부 접촉이 중시되는 따뜻한 체위이며, 두 사람은 서로에게 꼭 매달리는 것 외에는 달리 선택의 여지가 없다.
- 많은 공간이 필요하지 않는 체위이므로, 다른 체위로는 섹스 자체가 불가능한 좁은 공간(벽장이나 욕실 또는 자동차 안)에서 써먹으면 좋을 것이다.

> **YES**
> … 삽입이 되든 안 되든 상관없이, 양손으로 서로 상대의 성감대를 찾아볼 수 있는 기회로 활용해보라. 서로 다리를 벌리고 마주 앉는 이 체위야말로 서로의 몸을 감상하고 만져볼 수 있는 더없이 좋은 기회다.
>
> **NO**
> … 이 체위의 세세한 부분들을 떠올리는 데 시간을 낭비하지는 마라. 앉은 자세로 섹스를 하고 싶다는 마음이 들 경우, 이 체위 대신 간단하게 여자가 남자 위에 올라 앉아 섹스를 하면 된다.

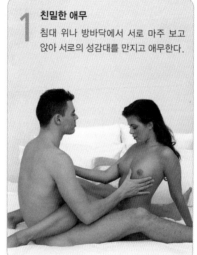

**1 친밀한 애무**
침대 위나 방바닥에서 서로 마주 보고 앉아 서로의 성감대를 만지고 애무한다.

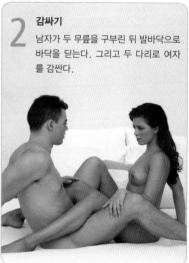

**2 감싸기**
남자가 두 무릎을 구부린 뒤 발바닥으로 바닥을 딛는다. 그리고 두 다리로 여자를 감싼다.

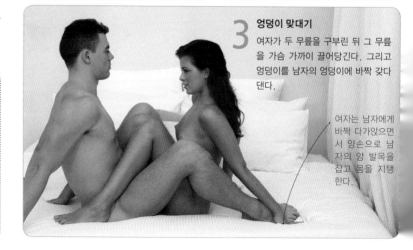

**3 엉덩이 맞대기**
여자가 두 무릎을 구부린 뒤 그 무릎을 가슴 가까이 끌어당긴다. 그리고 엉덩이를 남자의 엉덩이에 바짝 갖다 댄다.

여자는 남자에게 바짝 다가앉으면서 양손으로 남자의 양 발목을 잡고 몸을 지탱한다.

"여자 속에 숨겨진 열정을 철저히 일깨워주면, 여자는 더 격렬한 오르가슴을 맛보게 되며 그래서 훨씬 더 만족하게 된다." 아낭가랑가

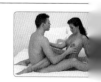

**4 조금씩 움직여 삽입하기**
두 사람이 하체를 조금씩 움직여 삽입한다. 여자
는 뒤로 몸을 젖히고 남자는 양손으로 여자의 어
깨를 잡고 잡아당겼다 밀었다 한다.

남자는 여자를 꽉 잡고, 여자
는 모든 걸 남자에게 맡기고
몸을 뒤로 젖힌 채 짜릿한 쾌
감에 몰입한다.

**한 걸음 더**

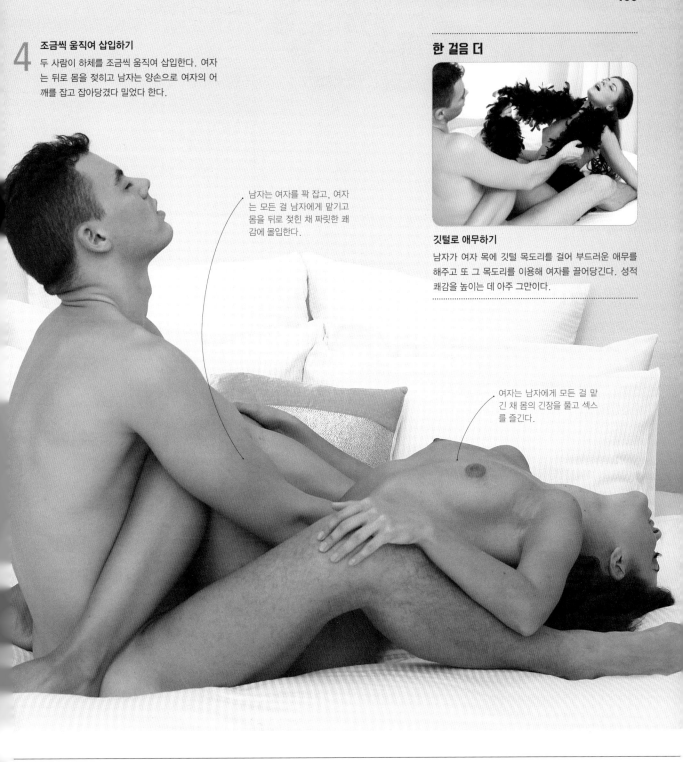

**깃털로 애무하기**
남자가 여자 목에 깃털 목도리를 걸어 부드러운 애무를
해주고 또 그 목도리를 이용해 여자를 끌어당긴다. 성적
쾌감을 높이는 데 아주 그만이다.

여자는 남자에게 모든 걸 맡
긴 채 몸의 긴장을 풀고 섹스
를 즐긴다.

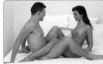
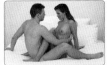
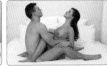
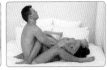

# '코끼리 교미' 체위

## ☆ ☆ ☆ ☆ 카마수트라 쾌감도

'코끼리 교미'라는 말 때문에 에로틱한 느낌이 들지 않을 수도 있겠지만, 동물 체위에서 따온 이 체위는 놀랄 만큼 섹시하며, 특히 여자의 G 스폿에 짜릿한 자극을 준다. 남자가 지배하고 여자는 순종하는 그런 분위기를 맛보고 싶을 때 쓰면 좋다.

## 어떤 장점이 있나?

- 남자가 피스톤 운동을 할 때마다 페니스가 정확히 여자의 G 스폿을 자극하게 된다. 그래서 이 체위에서는 여자가 폭발적인 오르가슴을 맛볼 가능성이 높다.
- 남자는 자신의 페니스가 여자의 질 속으로 들어갔다 나왔다 하는 걸 직접 볼 수 있어 마치 포르노를 보는 듯한 기분을 느낄 수 있다.
- 여자는 꼼짝달싹 못하고 뒤에서 공략 당한다는 사실에서 에로틱한 무력감을 즐길 수 있다.
- 피스톤 운동을 할 때 여자의 엉덩이가 쿠션 역할을 해주어 남자는 부담 없이 섹스를 즐길 수 있다.
- 서로 얼굴을 볼 수 없어 거리낄 게 별로 없기 때문에 철저히 성적 쾌락에 몰두할 수 있다.

YES
… 여자는 질벽 앞쪽 G 스폿에 가해지는 자극에 집중한다. G 스폿에 대한 자극만으로도 오르가슴에 이르거나 심한 경우 G 스폿 부위에서 사정액이 나오기도 한다.

NO
… 여자의 경우 이 체위가 조금 불편하게 느껴질 수도 있는데, 신경 쓰지 않아도 된다. G 스폿은 요도 근처에 위치해 있어, 그 부위를 자극하면 마치 소변이 마려운 듯한 느낌이 들기도 하는 것이다. 일단 그 불편한 느낌만 잘 넘기면, 그야말로 전혀 새로운 쾌락의 세계로 들어갈 수 있다. 그러나 설사 그렇게 되지 않는다고 해서 스트레스를 받을 필요까지는 없다.

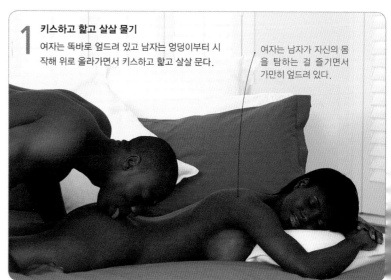

**1 키스하고 핥고 살살 물기**
여자는 똑바로 엎드려 있고 남자는 엉덩이부터 시작해 위로 올라가면서 키스하고 핥고 살살 문다.

여자는 남자가 자신의 몸을 탐하는 걸 즐기면서 가만히 엎드려 있다.

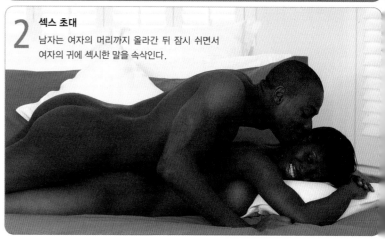

**2 섹스 초대**
남자는 여자의 머리까지 올라간 뒤 잠시 쉬면서 여자의 귀에 섹시한 말을 속삭인다.

"남자는 성교 끝 무렵에 쾌감을 느끼지만, 여자는 성교를 하는 내내 쾌감을 느낀다." 카마수트라

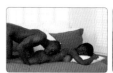

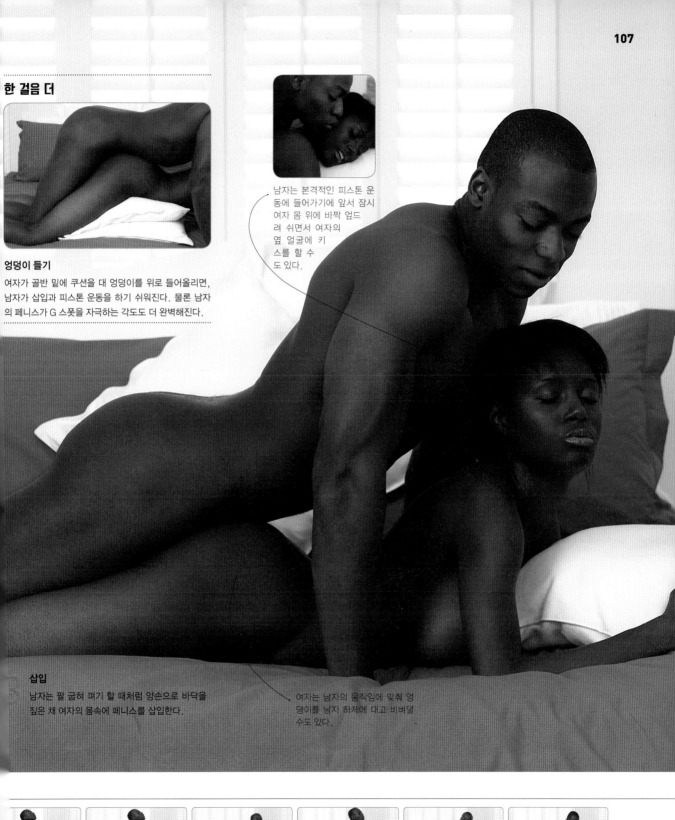

## 한 걸음 더

**엉덩이 들기**
여자가 골반 밑에 쿠션을 대 엉덩이를 위로 들어올리면, 남자가 삽입과 피스톤 운동을 하기 쉬워진다. 물론 남자의 페니스가 G 스폿을 자극하는 각도도 더 완벽해진다.

남자는 본격적인 피스톤 운동에 들어가기에 앞서 잠시 여자 몸 위에 바짝 엎드려 쉬면서 여자의 옆 얼굴에 키스를 할 수도 있다.

**삽입**
남자는 팔 굽혀 펴기 할 때처럼 양손으로 바닥을 짚은 채 여자의 몸속에 페니스를 삽입한다.

여자는 남자의 움직임에 맞춰 엉덩이를 남자 하체에 대고 비벼댈 수도 있다.

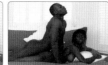
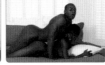
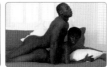
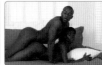
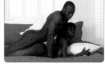

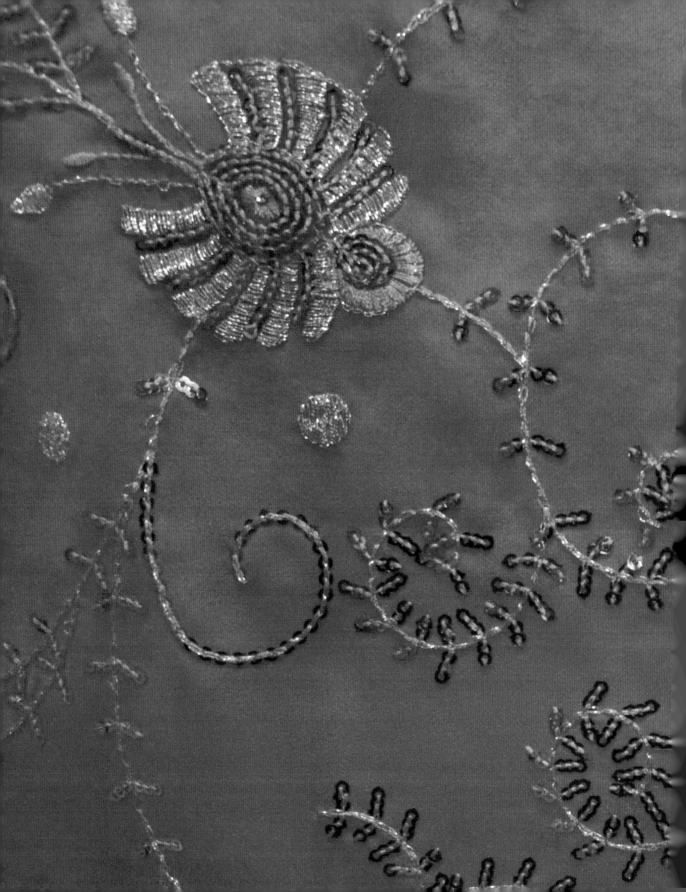

# 격정적인 모험

만일 당신 속에서 성적 욕구가 야생마처럼 날뛴다면 여기를 봐야 한다. 여기 소개하는 체위들을 통해 당신과 당신 연인은 야생마처럼 내달려 곧바로 절정에 이르게 될 것이다. 더 이상 참지 못할 만큼 뜨겁게 몸이 달아올랐을 때는 '호랑이 걸음' 체위나 '늦은 봄 당나귀' 체위를 써보라. 전희의 원칙 같은 건 다 잊어버리고, 함께 침대로 뛰어들어 그 체위들을 시도해보라.

이 장에는 점잖은 체위들도 여기저기 나와 있는데, 그 체위들 역시 아주 화끈하지만 성기와 엉덩이와 골반의 움직임이 그리 부담스럽진 않다. 복잡한 섹스 동작에 신경쓰지 않고 성적 쾌감에만 몰두하고 싶다면, '연꽃' 체위나 '하늘을 나는 갈매기' 체위를 써보라.

격정적인 모험은 늘 낯선 장소에서 하는 것이 최고다. 그러니 연인의 손을 잡고 침대를 빠져나가 최대한 멀리 가보라. 최고급 호텔에 들어갈 여유가 없다면, 가장 가까운 게스트 하우스나 모텔 또는 공원 벤치(물론 아주 인적이 드문)를 찾아가는 것도 좋다. 그것도 아니라면, 최소한 침대는 떠나 욕실에서 샤워 중에 모험을 해보라. '다채로운 섹스 즐기기'에는 격정적인 섹스 모험을 즐길 수 있는 기타 다양한 아이디어들이 나와 있다.

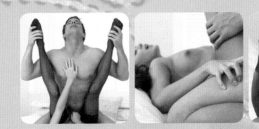

# '둘러싸는' 체위

## ☆ ☆ 카마수트라 쾌감도

이 체위에서는 한쪽은 지배하고 한쪽은 복종하는 파워 게임 같은 면이 성적 욕구를 자극한다. 여자는 바닥에 등을 대고 누운 채 남자가 밀어붙이는 대로 움직일 수밖에 없다. 이처럼 여자가 남자의 동의 없이는 손발 하나 까딱할 수 없다는 사실이 두 사람 모두에게 아주 큰 자극으로 다가오게 된다.

## 어떤 장점이 있나?

- 반듯이 누워 있는 여자의 두 무릎을 남자가 가슴까지 밀어붙이므로, 여자는 온몸이 남자에게 그대로 노출된다는 사실에서 노출증 환자가 느끼는 짜릿함을 맛보게 된다.
- 이 체위에서 여자는 어차피 꼼짝달싹할 수 없어 남자의 동작에 맞춰야 할 의무나 부담이 없다.
- 남자의 경우, 여자의 몸을 마음대로 할 수 있다는 생각만으로도 금방 성적 흥분도가 올라간다.
- 또한 이 체위에서 남자는 새로운 각도에서 여자의 자극적인 자세를 보게 된다.
- 밧줄이나 체인, 수갑 같은 도구들을 쓰지는 않지만, 이 체위에는 그런 도구들을 쓰는 변태적인 섹스를 연상시키는 면이 있다. 그러므로 혹 이 체위가 마음에 들지 않는다면, 언제든 다른 체위로 바꾸면 된다.

> **YES**
> … 이 체위에서와 같은 파워 게임이 싫지 않다면, 한 걸음 더 나아가도 좋다. 예를 들어 여자의 양 손목을 묶어 머리 위에 올린다면, 여자의 무력감이 더 커질 것이다.
>
> **NO**
> … 여자의 다리 근육이나 엉덩이 관절이 그리 유연하지 못할 경우, 이 체위는 이용하지 않는 것이 좋다. 이 체위의 목적은 연인이 몸을 눌러오는 가운데 희열을 느끼는 것이지 속으로 비명을 지르는 게 아니기 때문이다.

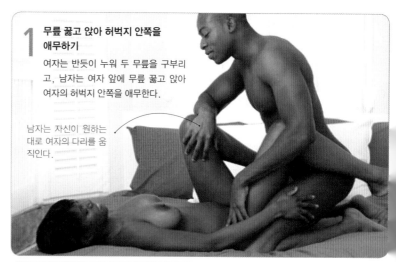

**1 무릎 꿇고 앉아 허벅지 안쪽을 애무하기**
여자는 반듯이 누워 두 무릎을 구부리고, 남자는 여자 앞에 무릎 꿇고 앉아 여자의 허벅지 안쪽을 애무한다.

남자는 자신이 원하는 대로 여자의 다리를 움직인다.

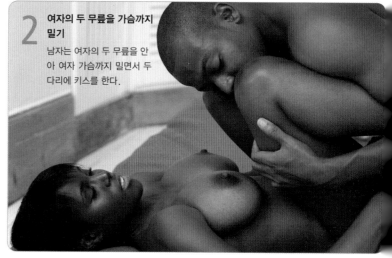

**2 여자의 두 무릎을 가슴까지 밀기**
남자는 여자의 두 무릎을 안아 여자 가슴까지 밀면서 두 다리에 키스를 한다.

"남자와 여자는 서로 뒤엉켜 레슬링을 하면서 생기 넘치는 싸움을 벌인다." 향원

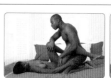

**3** **종아리 교차시키기**
남자는 여자의 두 발을 잡아 종아리가
교차되게 놓은 뒤 발가락을 애무한다.

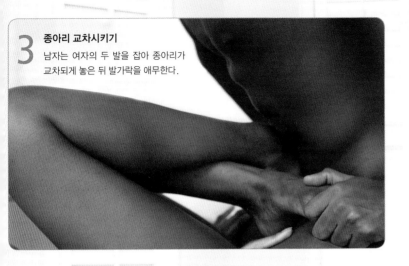

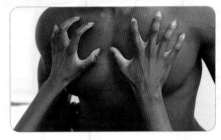

**한 걸음 더**

**속에 내재된 짐승 내보내기**
여자는 손가락으로 갈퀴질하듯 남자의 가슴을 긁어 내려
남자에게 원초적인 쾌감을 안겨준다(손톱을 세워 긁어 내린다
면 남자는 더 원초적인 쾌감을 느낄 것이다).

**4** **다리 누르기**
남자는 무릎 꿇은 자세로 여자의 질 속에 페니스
를 삽입하고, 여자의 두 다리를 교차시킨 뒤 가슴
을 향해 내리누른다.

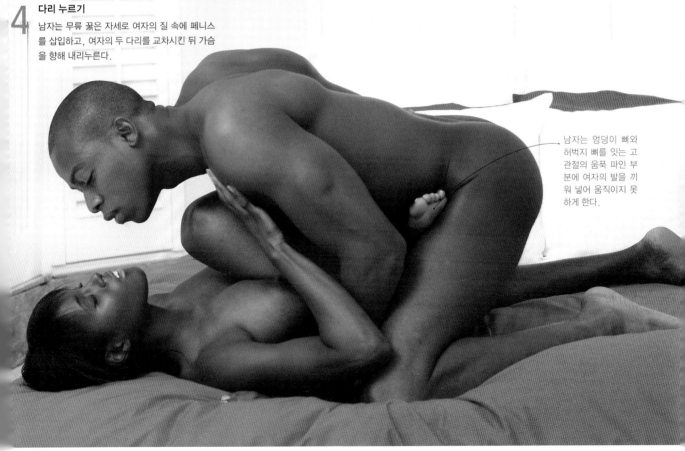

남자는 엉덩이 뼈와
허벅지 뼈를 잇는 고
관절의 움푹 파인 부
분에 여자의 발을 끼
워 넣어 움직이지 못
하게 한다.

 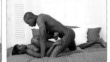 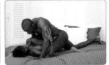 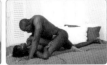 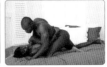 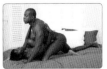

# 제4 체위

☆ ☆ ☆ ☆ **카마수트라 쾌감도**

드라마틱하면서도 만족도 높은 L자 모양의 이 체위에서는 여자의 몸 앞부분이 적나라하게 노출된다. 그래서 서로 격정적이며 뜨거운 키스를 나눌 수 있을 뿐 아니라, 남자가 유두와 배꼽, 쇄골, 그리고 클리토리스 등 여자 몸 앞부분의 모든 성감대를 애무해 여자에게 황홀감을 안겨줄 수 있다.

## 어떤 장점이 있나?

- 남자가 자신의 무릎 위에 앉은 여자의 자세를 원하는 대로 바꿀 수 있어, 페니스를 쉽게 그리고 깊게 삽입할 수 있다.
- 남자가 여자의 다리와 배, 가슴, 목, 그리고 얼굴을 그대로 볼 수 있는 환상적인 체위다.
- 이 체위는 두 사람 모두에게 아주 큰 쾌감을 주면서도 편하기 때문에 여유롭게 천천히 그러면서도 강렬한 섹스를 즐기고 싶을 때 쓰면 그만이다.
- 여자의 경우, 이 체위는 클리토리스와 G 스폿을 동시에 자극해 폭발적인 오르가슴을 맛보는 데 더없이 좋다. 남자의 페니스가 여자의 G 스폿과 질을 자극하는 상황에서 남자 또는 여자의 손가락으로 클리토리스도 자극할 수 있다. 아니면 둘 중 한 사람이 바이브레이터를 이용해 여자의 클리토리스를 자극할 수도 있다.

**YES**
… 말을 하도록 하라. 예를 들어 남자는 앞으로 어떤 섹스 동작을 취할 것인지를 19금 언어로 설명하고, 여자는 자신의 느낌을 말로 표현하거나 아니면 그냥 '음' 하는 신음소리로 대신 표현하면 될 것이다.

**no**
… 계속 "이렇게 하니까 어때?", "이건?" 이런 질문들을 하지 말도록 하라. 너무 자주 질문하고 확인하다 보면 그야말로 맥이 빠지고 김이 새게 된다.

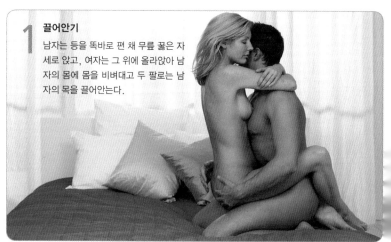

**1 끌어안기**
남자는 등을 똑바로 편 채 무릎 꿇은 자세로 앉고, 여자는 그 위에 올라앉아 남자의 몸에 몸을 비벼대고 두 팔로는 남자의 목을 끌어안는다.

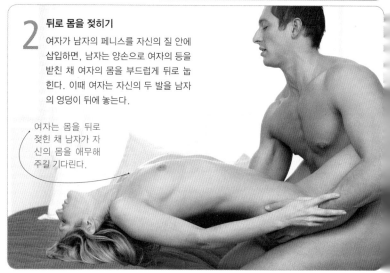

**2 뒤로 몸을 젖히기**
여자가 남자의 페니스를 자신의 질 안에 삽입하면, 남자는 양손으로 여자의 등을 받친 채 여자의 몸을 부드럽게 뒤로 눕힌다. 이때 여자는 자신의 두 발을 남자의 엉덩이 뒤에 놓는다.

여자는 몸을 뒤로 젖힌 채 남자가 자신의 몸을 애무해주길 기다린다.

"이 체위에서는 여자의 엉덩이가 들리기 때문에, 남자의 성기가 여자의 성기 바로 앞에 위치하게 된다." 향원

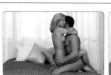

## 한 걸음 더

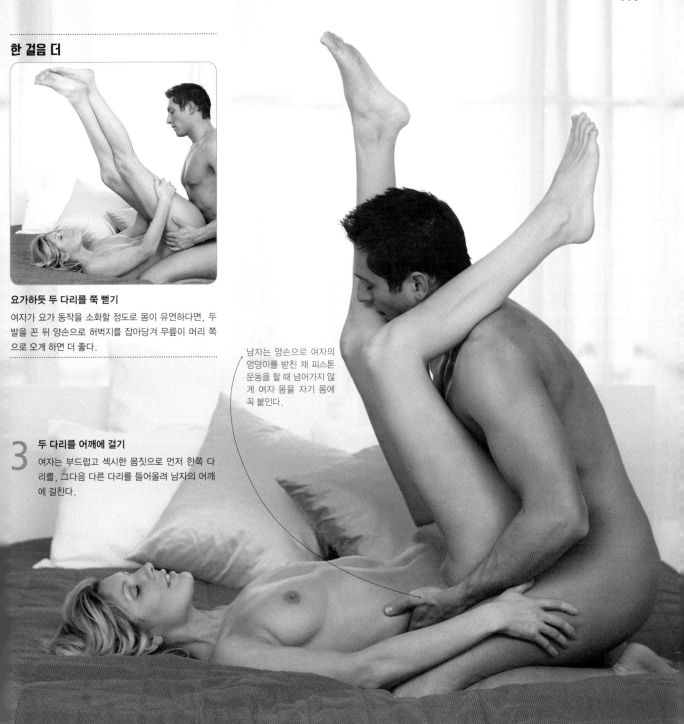

**요가하듯 두 다리를 쭉 뻗기**
여자가 요가 동작을 소화할 정도로 몸이 유연하다면, 두 발을 꼰 뒤 양손으로 허벅지를 잡아당겨 무릎이 머리 쪽으로 오게 하면 더 좋다.

남자는 양손으로 여자의 엉덩이를 받친 채 피스톤 운동을 할 때 넘어가지 않게 여자 몸을 자기 몸에 꼭 붙인다.

**3 두 다리를 어깨에 걸기**
여자는 부드럽고 섹시한 몸짓으로 먼저 한쪽 다리를, 그다음 다른 다리를 들어올려 남자의 어깨에 걸친다.

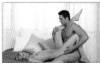
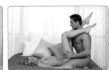
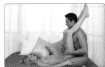
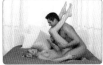
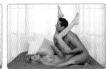

# '손을 대지 않는' 체위

☆ ☆ ☆ ☆ **카마수트라 쾌감도**

이 체위는 아주 에로틱하면서도 간결한 느낌을 준다. 여자는 반듯이 누운 상태에서 두 무릎을 가슴까지 끌어당긴 자세를 취하고, 남자는 그 위로 올라가 자신의 몸으로 여자의 몸을 꾹 누른다. 남자가 지배자의 느낌을 맛볼 수 있는 체위로, 페니스를 깊이 삽입하는 데도 더없이 좋다.

## 어떤 장점이 있나?

- 여자는 움직일 여지가 별로 없으므로, 가만히 누워 성적 쾌감에 집중하기만 하면 된다.
- 여자가 기꺼이 복종할 마음의 준비가 되어 있다거나 남자가 주도권을 잡아주길 원한다면, 남자가 자신의 몸 위에서 강력한 존재로 군림하는 것 자체가 짜릿한 성적 자극이 될 수 있다.
- 여자의 두 다리가 앞을 가로막는 장애물 역할을 하면서 자극적인 마찰감을 주며, 그 때문에 남자는 더 큰 성적 흥분을 맛보게 된다.
- 또한 남자는 주도권을 쥐고 마음대로 움직이면서 섹스를 할 수 있어 쾌감도가 더 크다.
- 여자는 오르가슴에 도달할 때 자유로운 양손으로 남자의 몸을 꽉 움켜쥘 수도 있다.

YES
... 남자는 지배하는 역할에 최대한 충실해야 한다. 여자의 몸을 원하는 방향으로 마음껏 움직여라. 그리고 명확하면서도 확고하게 지시를 해야 한다. 자신감을 갖고 대담하게 움직여라. 만일 이런 파워 게임에 큰 성적 쾌감을 느낀다면, 한 걸음 더 나아가 지배하고 복종하는 스타일의 롤 플레이 시나리오를 짜보는 것도 좋을 것이다.

NO
... 미리 서로 동의할 만한 어떤 선을 정하지 않은 상황이라면, 이런 지배·순종 스타일의 파워 게임은 시작도 하지 마라(밧줄이나 수갑처럼 상대를 구속하는 도구를 쓰는 경우는 특히 더 그렇다).

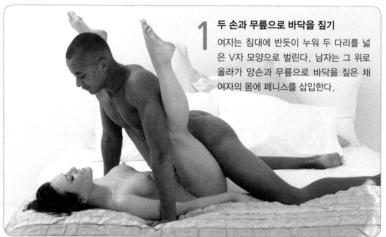

**1 두 손과 무릎으로 바닥을 짚기**
여자는 침대에 반듯이 누워 두 다리를 넓은 V자 모양으로 벌린다. 남자는 그 위로 올라가 양손과 무릎으로 바닥을 짚은 채 여자의 몸에 페니스를 삽입한다.

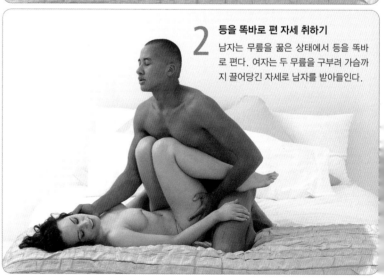

**2 등을 똑바로 편 자세 취하기**
남자는 무릎을 꿇은 상태에서 등을 똑바로 편다. 여자는 두 무릎을 구부려 가슴까지 끌어당긴 자세로 남자를 받아들인다.

"남자는 '내가 이 여자를 내 것으로 만들고 있다'는 생각에, 여자는 '이 남자가 나를 자기 것으로 만들고 있다'는 생각에 흥분한다." 카마수트라

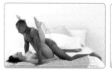

**3 내리누르기**

남자는 온몸을 내리눌러 자신의 가슴이 여자의 구부린 두 다리를 누르게 한다. 남자는 그 상태로 피스톤 운동을 하고, 여자는 남자의 육체적인 힘을 즐긴다.

**유두에 쬠쇠 채우기**

여자는 자신의 두 유두에 체인 달린 유두 쬠쇠를 살짝 채워 자극을 준다. 이는 두 사람의 섹스 모험에 변태스러운 분위기를 더해줄 것이다.

남자는 피스톤 운동을 하면서 한 손으로 여자의 머리카락을 잡고 부드럽게 잡아당겨 여자의 두피에 팽팽한 긴장감을 준다.

남자는 두 손으로 여자의 엉덩이를 잡고 조금씩 움직여 삽입하기에 좋은 완벽한 각도를 찾는다.

 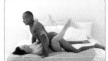 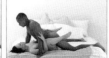 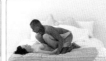 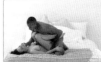 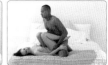

# '염소와 나무' 체위

☆ ☆ ☆ ☆  **카마수트라 쾌감도**

여자가 옷을 벗으면서 스트립쇼를 하거나 아니면 남자 무릎에 앉아 관능적인 춤을 추고 싶다면 이 체위가 아주 그만이다. 남자 앞에서 몸을 비비 틀거나 빙빙 돌리며 애를 태우다가 요염한 몸짓으로 남자의 무릎 위에 앉는 것이다. 몸이 달은 남자는 다 생략한 채 빨리 와서 무릎 위에 앉으라고 할 수도 있다.

## 어떤 장점이 있나?

- 짧은 순간에 깊은 삽입감과 만족감을 얻을 수 있는 이상적인 체위다.
- 남자는 여자가 벌거벗은 몸으로 자신의 무릎 위에 앉는다는 사실에서 짜릿한 흥분을 맛볼 수 있다.
- 조심하기만 한다면 공공장소에서 쓸 수도 있는 체위다. 여자가 스커트만 살짝 들어올린 채 남자 무릎 위에 앉으면 그만인 것이다.
- 여자가 섹스 도중 손을 이용해 오르가슴에 이를 수 있는 가장 좋은 체위 중 하나다.
- 남자는 몸이 뜨겁게 달아오르는 순간 여자의 목이나 어깨를 입으로 살살 물 수도 있다.
- 공원 같은 데서 하는 게 아니라면, 남자는 이 체위를 통해 여자가 어디를 애무하는 걸 좋아하는지 알 수 있다. 여자가 자위행위를 할 때 남자는 자기 손을 여자 손 위에 가만히 올리고 있으면 되는데, 이런 테크닉을 '손 올라타기'라고 한다.

**YES**
... 남자가 여자 몸에 삽입하고 싶을 때는 여자에게 양손으로 자신의 허벅지를 짚은 채 서 있는 자세를 취하라고 하면 된다.

**NO**
... 서 있는 자세에서는 너무 세게 피스톤 운동을 하면 안 된다. 움직임을 자제하거나 부드럽게 하고 의자를 움직여 여자가 거기에 기댈 수 있게 해주어라.

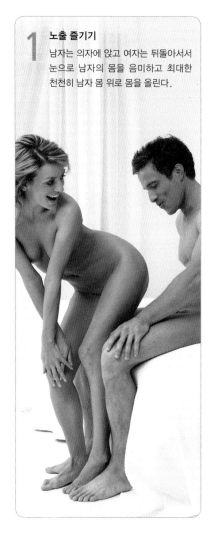

**1 노출 즐기기**
남자는 의자에 앉고 여자는 뒤돌아서서 눈으로 남자의 몸을 음미하고 최대한 천천히 남자 몸 위로 몸을 올린다.

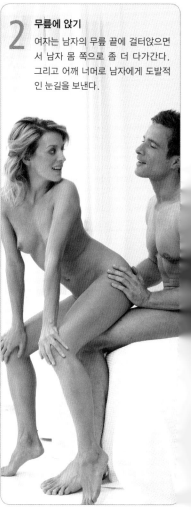

**2 무릎에 앉기**
여자는 남자의 무릎 끝에 걸터앉으면서 남자 몸 쪽으로 좀 더 다가간다. 그리고 어깨 너머로 남자에게 도발적인 눈길을 보낸다.

"열정은 변화를 요구하며, 그 변화를 통해 연인들은 서로 열정을 불러일으킬 수 있다." 카마수트라

### 3 두 다리 쭉 벌리기

여자가 두 다리를 쭉 벌리면서 남자의 페니스 위에 앉는다. 남자는 두 팔로 여자의 몸을 끌어안는다.

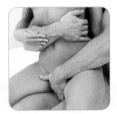

남자는 자신의 손가락으로 여자의 클리토리스를 자극해 오르가슴을 안겨줄 수도 있다.

여자는 몸을 약간 앞으로 숙여 양손으로 양 무릎을 짚은 자세로 엉덩이를 들어올렸다 내렸다 하며 피스톤 운동을 한다.

## 한 걸음 더

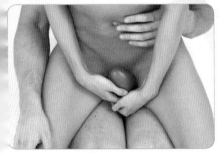

**그 밖의 즐거움**

이 자세는 여자가 자위행위를 하기에 안성맞춤이다. 남자의 무릎에 앉은 자세에서, 손에 조약돌 모양의 바이브레이터를 쥔 채 자신의 클리토리스를 자극하는 것이다.

# '연꽃' 체위와 '성취' 체위

☆ ☆ ☆ **카마수트라 쾌감도**

연인들은 이 체위를 자연스럽게 이어서 쓸 수 있다. '연꽃' 체위는 특히 탄트라 수행법 스타일의 차분한 섹스를 즐기는 데 적절하다. 차분한 분위기에서 섹스를 즐기고 싶을 때, 그리고 에로틱한 감정이 잔물결처럼 전신에 퍼지는 걸 경험하고 싶을 때 써보라.

## 어떤 장점이 있나?

- 두 체위 모두 두 사람이 서로 골반을 댄 채 살살 흔들어대는 체위다(흔들 목마에 올라탔을 때의 움직임을 상상해보라). 두 사람 모두 황홀감이 성기에서 전신으로 퍼져나가는 것을 느끼게 될 것이다.
- 남자의 입장에서는 여자의 가슴과 유두를 마음껏 즐기는 데 더없이 좋은 체위다.
- 서로 가까이 붙어 몸을 휘감고 있기 때문에 강력한 일체감을 맛볼 수도 있다.
- '성취' 체위에서 여자가 두 다리를 쭉 뻗으면 결합된 페니스와 질 사이에 미묘하면서도 짜릿한 자극을 줄 수 있다. 변화는 즐거운 것이다.

YES
… 남자의 경우, 호흡을 피스톤 운동에 맞추도록 한다. 페니스가 앞으로 나갈 때는 숨을 들이마시고 뒤로 물러날 때는 숨을 내쉬는 것이다. 이것이 탄트라 호흡법이다.

NO
… 남자의 발기 상태가 죽는다 해도 신경 쓸 것 없다. 잠시 남성 상위 체위로 바꿔 격렬히 움직이면 금방 페니스가 되살아날 것이다.

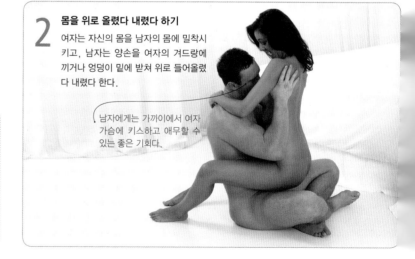

**1 앉은 자세로 껴안기**
남자가 바닥에 가부좌 자세로 앉고 여자는 남자 무릎 위에 앉아 팔다리로 남자를 껴안는다. 그렇게 성기를 삽입한 상태에서 두 사람 모두 앞뒤로 골반을 흔들어댄다. 이것이 '연꽃' 체위.

여자는 두 발로 바닥을 밀었다 놨다 하면서 엉덩이를 움직인다.

**2 몸을 위로 올렸다 내렸다 하기**
여자는 자신의 몸을 남자의 몸에 밀착시키고, 남자는 양손을 여자의 겨드랑에 끼거나 엉덩이 밑에 받쳐 위로 들어올렸다 내렸다 한다.

남자에게는 가까이에서 여자 가슴에 키스하고 애무할 수 있는 좋은 기회.

"만일 남자와 여자가 한 몸 안에 깃든 두 영혼처럼 사이좋게 산다면, 이번 생은 물론 다음 생에서도 행복할 것이다." 아낭가랑가

한 걸음 더

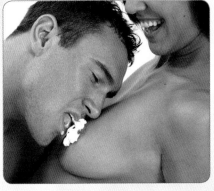

**맛있는 것을 몸에 바르기**
이 체위에서 크림(또는 냉장고 안에 있는 촉감이 부드러운 다른 식품) 같은 것을 여자 몸에 바른 뒤 남자가 핥으면 더 큰 짜릿함을 맛볼 수 있다.

**3 허벅지 고정시키기**
여자는 한쪽 다리를 들어올려 무릎이 남자의 겨드랑이 밑에 들어가게 한다. 남자는 팔에 힘을 주어 들어올려진 여자의 허벅지를 겨드랑이 밑에 고정시킨다. 여자는 한 손으로 바닥을 짚은 채 뒤로 몸을 젖힌다. 이것이 '성취' 체위다. '연꽃' 체위 때와 마찬가지로 계속 앞뒤로 골반을 흔들어 대면 된다.

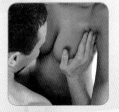

남자가 옆에서부터 두 손바닥으로 여자의 두 가슴을 잡은 채 엄지손가락으로 유두를 문지르고 튕기고 매만진다.

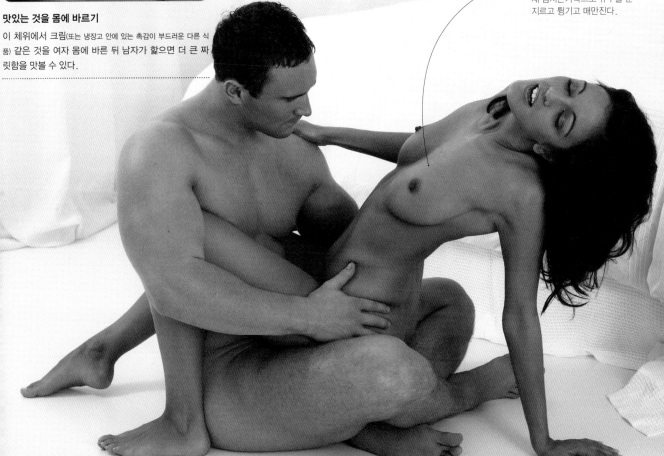

# 제6 체위

☆ ☆ ☆ ☆ ☆ **카마수트라 쾌감도**

'도기 스타일'doggy style이라는 이름으로 더 잘 알려져 있는 체위로, 연인들이 로맨틱한 분위기 같은 걸 생각하지 않고 단순하면서도 에로틱한 섹스를 하고 싶을 때 가끔 써먹는 전통적인 섹스 체위다. 그야말로 가장 원초적이면서도 동물적인 섹스 체위여서 많은 사람들이 좋아한다.

## 어떤 장점이 있나?

- 남자는 걸리적거리는 게 아무것도 없어 여자의 질 속에 페니스를 깊게 삽입할 수 있다.
- 여자가 양 팔꿈치와 무릎을 바닥에 짚은 채 엎드려 질 입구가 곧바로 뒤를 향하게 되기 때문에, 가장 쉽게 삽입을 할 수 있는 체위 중 하나다.
- 남자는 삽입을 하면서 여자의 엉덩이와 성기를 적나라하게 볼 수 있을 뿐 아니라, 자신의 페니스가 여자의 질 속으로 들어갔다 나왔다 하는 것도 지켜볼 수 있다.
- 게다가 남자는 양손이 자유로워 마음대로 여자의 허리를 애무하고 엉덩이나 항문 부위를 만질 수 있다.
- 워낙 자극적인 체위여서 왠지 더 에로틱하고 자유롭고 음탕한 분위기를 느끼게 된다.

**YES**
... 거울 앞에서 이 체위를 시도해보라. 그러면 두 사람 모두 자신들의 섹스를 보며 노출의 즐거움을 맛보게 될 것이다.

**no**
... 남자의 페니스가 클 경우, 너무 깊게 삽입하지 않도록 해야 한다. 이 체위는 천천히 쾌감도를 높이는 데 좋은 체위 중 하나다. 미리 페니스에 윤활유를 많이 발라두면 더욱 부드러운 피스톤 운동이 가능해질 것이다.

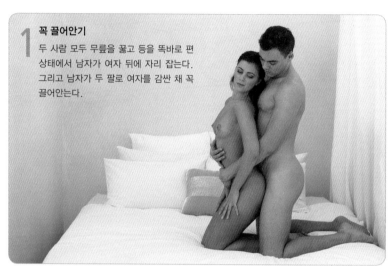

**1 꼭 끌어안기**
두 사람 모두 무릎을 꿇고 등을 똑바로 편 상태에서 남자가 여자 뒤에 자리 잡는다. 그리고 남자가 두 팔로 여자를 감싼 채 꼭 끌어안는다.

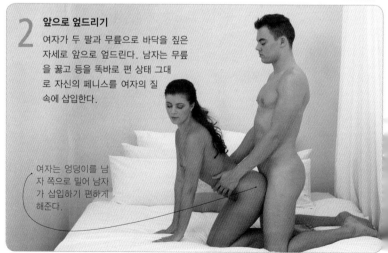

**2 앞으로 엎드리기**
여자가 두 팔과 무릎으로 바닥을 짚은 자세로 앞으로 엎드린다. 남자는 무릎을 꿇고 등을 똑바로 편 상태 그대로 자신의 페니스를 여자의 질 속에 삽입한다.

여자는 엉덩이를 남자 쪽으로 밀어 남자가 삽입하기 편하게 해준다.

"서로 믿는 사이에는 금기 사항이 없는 자유로운 성교가 가능하며, 그런 믿음이 있다면 상대가 즐거워할 일이라면 뭐든 한다." 카마수트라

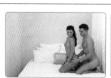

## 한 걸음 더

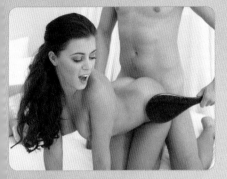

### 체벌 가하기

남자는 주걱 같은 것을 이용해 여자의 엉덩이를 찰싹 때려 여자에게 갑작스러운 성적 자극을 안겨줄 수 있다.

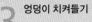

**3 엉덩이 치켜들기**

여자가 머리와 가슴을 침대 쪽으로 내린 상태에서 엉덩이를 높이 치켜든다. 그리고 양 팔꿈치로 몸을 지탱한다.

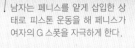

남자는 페니스를 얕게 삽입한 상태로 피스톤 운동을 해 페니스가 여자의 G 스폿을 자극하게 한다.

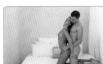
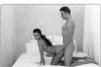
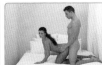
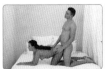
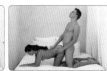

# '번갈아가며 흔드는' 체위

☆ ☆ ☆ **카마수트라 쾌감도**

'연꽃' 체위와 마찬가지로, 이 체위 역시 전형적인 탄트라식 섹스 체위다. 격렬하고 빠른 피스톤 운동은 할 수 없지만, 성적 자극이 강해 황홀한 오르가슴에 도달하게 된다. 몸과 마음과 영혼을 정화시키는 탄트라식 섹스를 즐기고 싶을 때 시도해보라.

## 어떤 장점이 있나?

- 서로 눈을 들여다보면서 호흡을 맞춰 몸을 흔들다보면, 두 사람 골반 안에서 뜨거운 섹스 에너지가 분출하는 듯한 느낌을 받을 수 있다.
- 등을 곧추세운 자세에서 섹스 에너지가 두 사람의 성기에서 온몸으로 물결치듯 퍼져나가게 된다.
- 탄트라에 따르면, 여자는 여신(샤크티)이고 남자는 신(시바)이다. 이 체위에서는 남성다움과 여성다움이 하나로 합치면서 감동적이고 황홀한 일체감을 맛보게 된다.

**YES**
… 두 사람 모두 입을 벌린 상태로 밀봉하듯 입술을 꼭 맞댄다. 남자가 숨을 내쉬면 여자가 그걸 그대로 받아 삼킨 뒤 다시 남자에게 내쉰다. 계속 그런 식으로 같은 숨을 주고받아보라. 두 사람이 하나로 합쳐지는 느낌이 들 것이다.

**no**
… 입술을 꼭 밀봉한 채 숨을 주고받는 것이 숨이 차다거나 힘들면 이 같은 탄트라식 호흡은 하지 마라. 그런 경우, 입술을 꼭 붙여 밀봉하지 말고, 그냥 서로의 입안에 숨을 불어넣는 식으로 호흡해도 좋다.

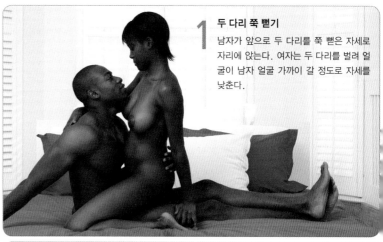

**1 두 다리 쭉 뻗기**
남자가 앞으로 두 다리를 쭉 뻗은 자세로 자리에 앉는다. 여자는 두 다리를 벌려 얼굴이 남자 얼굴 가까이 갈 정도로 자세를 낮춘다.

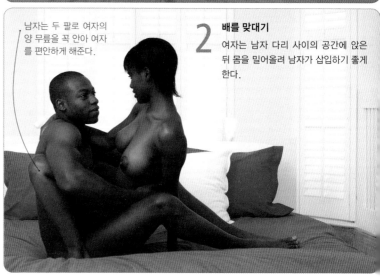

남자는 두 팔로 여자의 양 무릎을 꼭 안아 여자를 편안하게 해준다.

**2 배를 맞대기**
여자는 남자 다리 사이의 공간에 앉은 뒤 몸을 밀어올려 남자가 삽입하기 좋게 한다.

"남자는 성기가 빠지지 않게 여자를 밀었다가 다시 당기는 행동을 반복한다." 향원

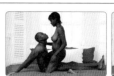

## 3 똑같이 따라 하기

남자는 양 다리를 구부린 뒤 두 발바닥이
여자 엉덩이 뒤쪽에서 맞닿게 한다.

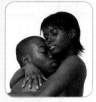

서로 두 팔로 상대를 끌어
안은 채 몸을 좌우로 흔들
어댄다.

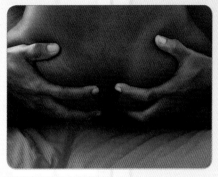

### 한 걸음 더

**엉덩이를 살살 흔들어대기**

남자는 양손으로 여자 엉덩이를 잡아 앞뒤로 살살 흔들고
가끔씩 엉덩이를 조이게 만들어 쾌감을 높인다.

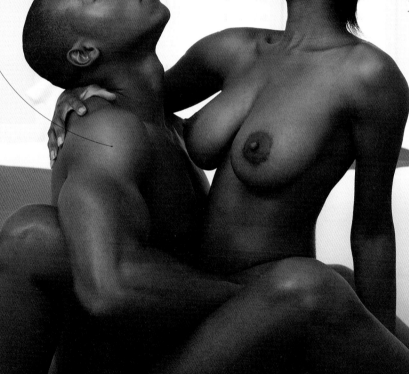

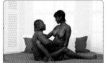
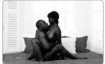
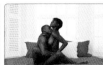
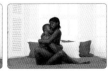

# '호랑이 걸음' 체위

도기 스타일의 체위, 즉 제6 체위의 에로틱한 변형이다. 이 체위에서 여자는 두 손 두 무릎을 바닥에 대는 자세 대신 머리를 바닥에 댄 채 엉덩이만 높이 쳐든다. 이보다 더 노출이 많은 체위도 흔치 않다. 복종하는 걸 좋아한다면, 이 체위를 즐겨보라. 남자 입장에서도 뒤에서 삽입하는 다른 체위들만큼이나 마음에 들 것이다. 아주 에로틱하면서도 삽입이 쉬운 체위다.

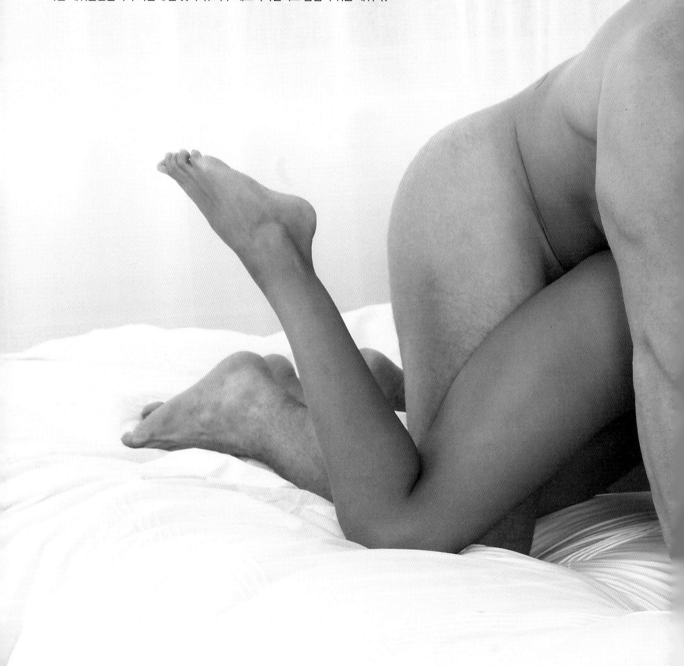

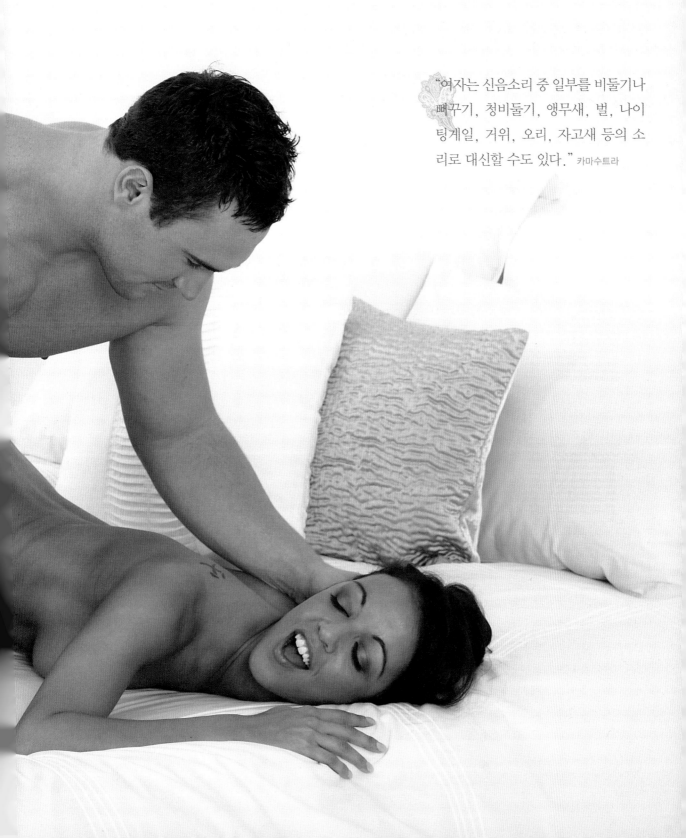

"여자는 신음소리 중 일부를 비둘기나 뻐꾸기, 청비둘기, 앵무새, 벌, 나이팅게일, 거위, 오리, 자고새 등의 소리로 대신할 수도 있다." 카마수트라

# '호랑이 걸음' 체위

☆ ☆ ☆ ☆ ☆ **카마수트라 쾌감도**

## 어떤 장점이 있나?

- 남자가 피스톤 운동을 하면서 여자의 질벽 앞부분을 누르게 되어 여자의 G 스폿에 자극이 집중된다.
- 여자의 성적 쾌감을 높이기 위해, 남자는 페니스를 여자의 질 속에 넣었다 뺐다 할 때 동시에 여자의 항문에 손가락 하나를 넣었다 뺐다 할 수도 있다.
- 여자는 다리 사이로 손이나 바이브레이터를 집어넣어 클리토리스를 자극할 수도 있다.
- 이 체위는 뒤에서 항문에 삽입하는 애널 섹스를 하고 싶을 때 삽입이 쉽다. 이 체위에서 애널 섹스를 하면 정말 믿기 어려울 만큼 에로틱하다(늘 그렇지만, 애널 섹스를 할 때는 천천히 삽입해야 하며 페니스에 윤활유를 많이 발라야 한다).
- 남자는 '와서 나를 가져' 하는 듯한 여자의 포즈만으로도 흥분을 느낄 수 있다.
- 반면에 여자는 자신의 몸을 노출한 채 남자에게 모든 걸 내맡기는 것에서 흥분을 느낄 수 있다.

**YES**
... 역할을 바꿔보라. 이 체위에서 여자가 지배하는 역할을 하고 싶다면, 몸에 부착하는 딜도(인공 페니스)를 착용한 채 남자의 항문에 그 딜도를 삽입할 수도 있다.

**no**
... 이 체위가 편하지 않다면, 너무 오래 취하지 마라. 여자가 기는 자세를 하고 남자가 뒤에서 삽입하는 다양한 체위들 중 일부로 잠시 이 체위를 취하는 게 좋다.

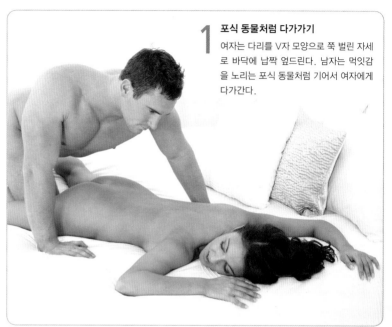

**1 포식 동물처럼 다가가기**
여자는 다리를 V자 모양으로 쭉 벌린 자세로 바닥에 납작 엎드린다. 남자는 먹잇감을 노리는 포식 동물처럼 기어서 여자에게 다가간다.

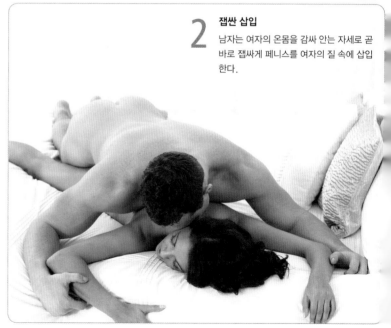

**2 잽싼 삽입**
남자는 여자의 온몸을 감싸 안는 자세로 곧바로 잽싸게 페니스를 여자의 질 속에 삽입한다.

"남자가 여자에게 어떤 일을 해주든 또는 여자한테 어떤 일을 당하든, 남자는 성적 쾌감을 높일 수 있게 최선을 다해야 한다." 카마수트라

## 3 엉덩이 밀어올리기

여자가 엉덩이를 높이 밀어올린다. 그러면 남자의 몸도 함께 올라가, 두 사람 모두 짜릿한 삽입감을 맛볼 수 있다.

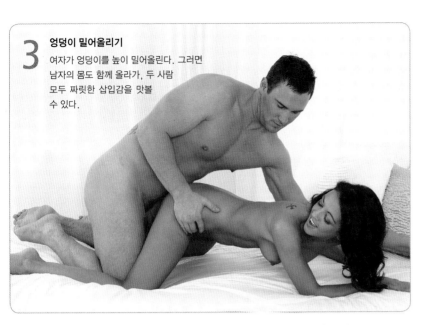

## 한 걸음 더

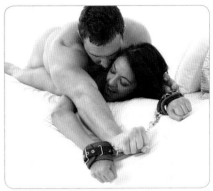

**수갑 채우기**

여자의 양손에 수갑을 채우면 무력감이 더 커지고 그만큼 성적 흥분도도 더 높아진다. 여자의 무력감을 더 키우기 위해 수갑 채운 손을 침대 기둥 같은 데 묶을 수도 있다.

## 4 여자의 몸을 끌어올리기

남자는 양손으로 여자의 허리 부위를 잡아 높이 끌어올린다. 그러면 여자의 엉덩이는 높이 치켜 올려지게 되고 머리와 가슴은 바닥에 닿게 된다.

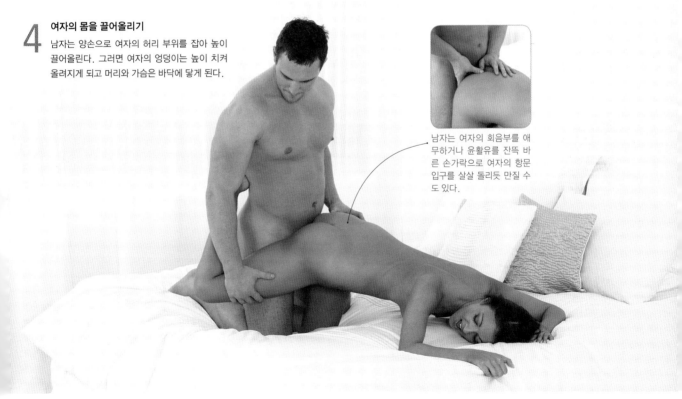

남자는 여자의 회음부를 애무하거나 윤활유를 잔뜩 바른 손가락으로 여자의 항문 입구를 살살 돌리듯 만질 수도 있다.

마음이 내킨다면 다음 체위들도 시도해보라.
- 또 다른 에로틱한 후배위 체위로는 제9 체위(138쪽 참조)가 있다.
- '늦은 봄 당나귀' 체위(178쪽 참조)는 비슷하게 에로틱하면서 더 까다롭다.

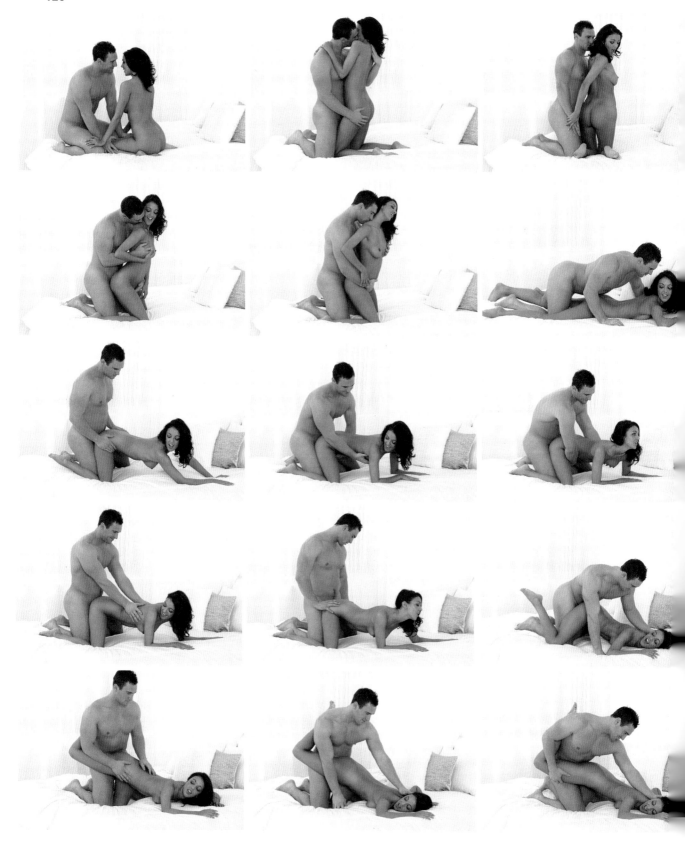

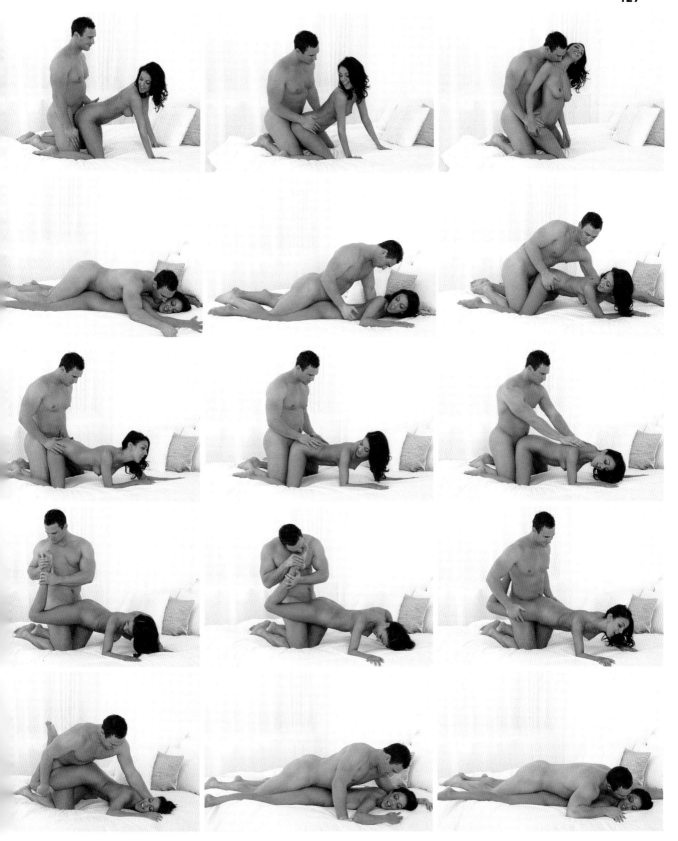

# '암말' 체위와 '그네' 체위

☆ ☆ ☆ **카마수트라 쾌감도**

'암말'은 체위 이름이면서 동시에 섹스 테크닉 이름이기도 하다. 〈카마수트라〉에 따르면, '여자가 자신의 성기로 남자의 성기를 힘 있게 조일 때' 그것을 '암말' 체위라 한다. 여자는 질로 남자의 페니스를 꽉 조여 '그네' 체위로 들어간다. 이는 가장 뜨거운 후배위 체위 중 하나로 여자가 주도권을 쥔다.

## 어떤 장점이 있나?

- 남자의 페니스가 평소와는 다른 각도로 삽입된다. 여자가 몸을 앞으로 숙여 '암말' 체위에서 '그네' 체위로 바뀌면, 발기된 남자의 페니스가 질 뒤쪽을 강하게 누르며, PS 스폿(98쪽 참조)같이 예민한 부위를 자극한다.
- '암말' 체위에서 여자가 질 근육을 움직여 조였다 풀었다 하면, 그것은 남자의 페니스에 그대로 전달되어 남자가 짜릿한 쾌감을 맛보게 된다.
- 남자는 여자의 항문, 회음부, 엉덩이 또는 등을 마음껏 만지고 애무할 수 있다.
- '그네' 체위에서는 뒤에서 보는 여자의 엉덩이 모습이 남자를 흥분시킨다. 그뿐 아니라 여자의 성기가 자신의 페니스를 섹시하게 조이는 모습도 그대로 볼 수 있다.

**YES**
… 여자의 경우, 질 주변 근육을 강하게 만들기 위해 케겔 운동을 하면 좋다. 케겔 운동이란 마치 소변을 볼 때 골반 근육을 조였다 풀었다 해서 오줌이 끊어졌다 다시 나왔다 하게 하는 것처럼, 반복적으로 골반 근육을 수축·이완하는 운동이다.

**NO**
… '그네' 체위에서는 여자가 너무 앞으로 몸을 숙이면 안 된다. 남자의 페니스는 대개 그렇게까지 휘어지지 않으므로, 여자는 하체를 천천히 움직여 페니스가 너무 휘어지지 않게 해야 한다.

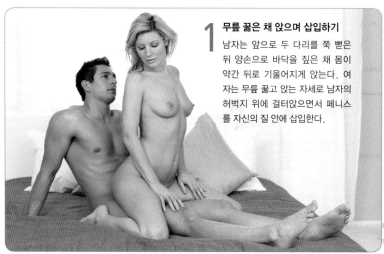

**1 무릎 꿇은 채 앉으며 삽입하기**
남자는 앞으로 두 다리를 쭉 뻗은 뒤 양손으로 바닥을 짚은 채 몸이 약간 뒤로 기울어지게 앉는다. 여자는 무릎 꿇고 앉는 자세로 남자의 허벅지 위에 걸터앉으면서 페니스를 자신의 질 안에 삽입한다.

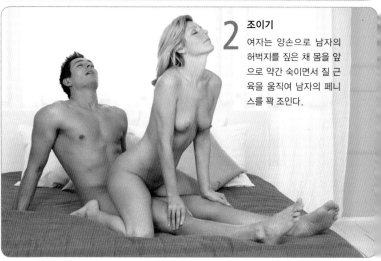

**2 조이기**
여자는 양손으로 남자의 허벅지를 짚은 채 몸을 앞으로 약간 숙이면서 질 근육을 움직여 남자의 페니스를 꽉 조인다.

"'암말' 체위는 오직 실전을 통해서만 익힐 수 있는데, 주로 안드라 지역의 여성들이 즐겨 쓴다." 카마수트라

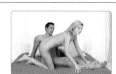

## 한 걸음 더

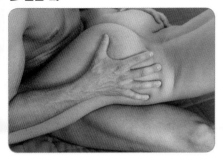

**엉덩이 마사지**

남자는 양손으로 여자의 엉덩이를 잡고 자신이 원하는 대로 움직이며, 동시에 엉덩이를 마사지해 여자에게 자극을 준다.

**3** **'그네' 체위로 바꾸기**

여자는 양손으로 천천히 감질나게 남자의 다리를 애무하면서 앞으로 나아간다. 그런 다음 양손으로 남자의 종아리 양 옆을 짚어 두 손 두 무릎으로 기는 자세를 취한다. 이것이 바로 '그네' 체위다.

여자는 자신의 질로 남자의 페니스를 조인 상태에서 엉덩이를 뒤로 빼 섹시하게 씰룩씰룩 움직인다.

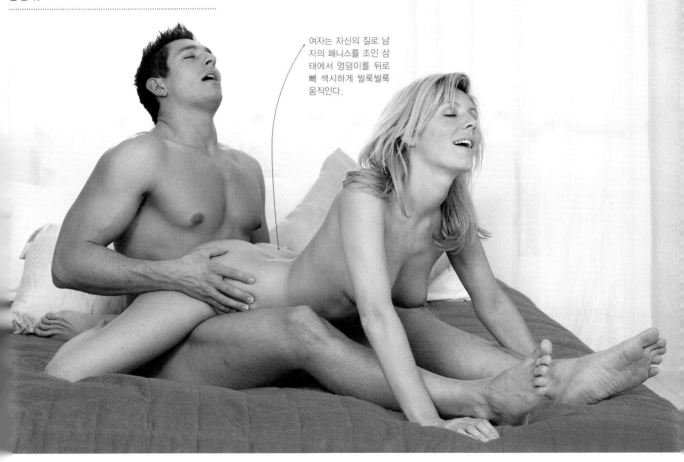

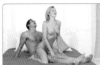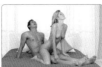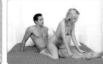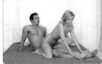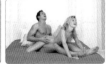

# 완벽한 결합을 위해

〈카마수트라〉에 나오는 많은 체위들은 남녀 사이에 가장 결합하기 좋은 자세를 만드는 데 초점이 맞춰져 있다. 이상한 얘기처럼 들릴지 모르지만, 세상에서 가장 좋은 결합 자세는 종마와 암코끼리, 황소와 암말, 그리고 숫토끼와 암토끼 간의 교미 자세다.

〈카마수트라〉는 남자의 페니스를 크게 작은 페니스(숫토끼), 중간 크기의 페니스(황소), 큰 페니스(종마) 세 종류로 나누고 있다. 〈카마수트라〉의 저자 바츠야야나는 여성의 질 역시 작은 질, 중간 크기의 질, 큰 질 세 종류로 나누며, 각각 암토끼의 질, 암말의 질, 암코끼리의 질이라 부른다.

**대등한 결합** 바츠야야나에 따르면, 이를테면 황소와 암말처럼 '대등한 결합'의 경우에 가장 만족스러운 섹스가 가능하다. 그런 경우에는 어떤 체위를 써도 상관없다. 그러나 대등한 결합이 아닌 경우, 더욱 만족스러운 섹스를 하기 위해서는 남녀가 함께 적합한 결합 자세를 찾기 위해 노력해야 한다고 바츠야야나는 말한다.

**낮은 결합** 남자의 페니스에 비해 여자의 질이 클 경우, '낮은 결합'을 이용한다. 그러니까 낮은 결합 자세는 토끼 남자와 암말 여자, 토끼 남자나 황소 남자와 코끼리 여자 사이에서 쓰기 좋은 결합 자세라는 것이다. 문제는 아주 낮은 결합 자세에서는 두 사람 모두 삽입 쾌감도가 낮다는 것이다. 여자는 페니스가 자신의 질에 꽉 차는 느낌을, 남자는 여자의 질이 자신의 페니스를 꽉 조이는 느낌을 받기 어렵다.

바츠야야나는 그런 경우 체위이면서 동시에 섹스 테크닉이기도 한 '암말' 체위(130쪽 참조)를 써보라고 권한다. 그러니까 여자가 평소 질 근육을 강화하는 케겔 운동을 많이 해, 자신의 질 근육을 움직여 남자의 페니스를 꽉 조이라는 것이다. 바츠야야나는 또한 섹스 도구를 써도 좋다고 권한다. 필요할 때 언제든 꺼내 쓸 수 있게 침대 옆 서랍 속에 바이브레이터나 딜도를 넣어두면 좋을 것이다.

낮은 결합의 경우, '붉은 동굴 안에서 노는 불사조' 체위(152쪽 참조)처럼 여자가 두 무릎을 가슴까지 끌어당겨 질이 수축되게 하는 체위들을 쓰면 좋다.

**높은 결합** 만일 질이 작은 여자가 페니스가 큰 남자와 섹스를 한다면, 그런 경우가 바로 '높은 결합'이다. 얼핏 보면 궁합이 잘 맞는 커플 같지만, 가끔은 남자의 페니스가 너무 커 여자가 힘들 수도 있다. 바츠야야나는 이런 경우 여자의 질을 넓힐 수 있는 세 가지 체위를 권한다. '활짝 열린' 체위(32쪽 참조), '하품하는' 체위(134쪽 참조), '인드라의 아내' 체위(208쪽 참조)가 바로 그것이다. 그러나 오늘날에는 여성 성기에 대한 해부학적 지식이 풍부해져, 그런 체위들이 오히려 역효과를 낼 수 있다는 사실을 잘 안다. 여자가 두 무릎을 잡아당겨 가슴에 대는 자세를 취하면('인드라의 아내' 체위에서처럼), 질을 위축시켜 오히려 질이 더 좁아지기 때문이다.

높은 결합에서 여자의 성적 만족도가 떨어지는 문제를 해결할 한 가지 대안은 삽입 전에 여자를 최대한 흥분시켜 질에 애액이 흘러넘치게 하는 것이다. 그러니까 여자에게 필요한 만큼 오래 전희를 해준다거나, 아니면 쿤닐링구스(여성을 상대로 한 오럴 섹스)가 됐든, 진한 키스가 됐든, 아니면 남자가 카우보이 모자에 가죽 바지를 입고 기타 치는 걸 보는 것이 됐든, 여자가 평소 가장 흥분하는 일을 해주는 것이다. 여자가 완전히 흥분하게 되면(숨을 헐떡이고 한숨을 몰아쉬면서 몸을 뒤틀 때까지 기다려야 한다), 질 안에 애액이 자연 윤활유처럼 흘러넘쳐, 아무리 큰 페니스도 쉽게 삽입할 수 있다.

**새로운 결합 각도** 높은 결합의 문제를 해결하는 또 다른 방법은 남자의 페니스 길이를 최소화해 여자 질 속에 완전히 삽입되는 일이 없게 하는 것이다. 예를 들어 '페니스 올라타기' 체위(222쪽 참조)처럼 남자의 페니스가 살짝 삽입되는 체위를 쓰면 좋을 것이다. '가로놓인 류트' 체위(58쪽 참조)나 제5 체위(62쪽 참조)처럼 서로 옆으로 나란히 눕는 체위도 좋다.

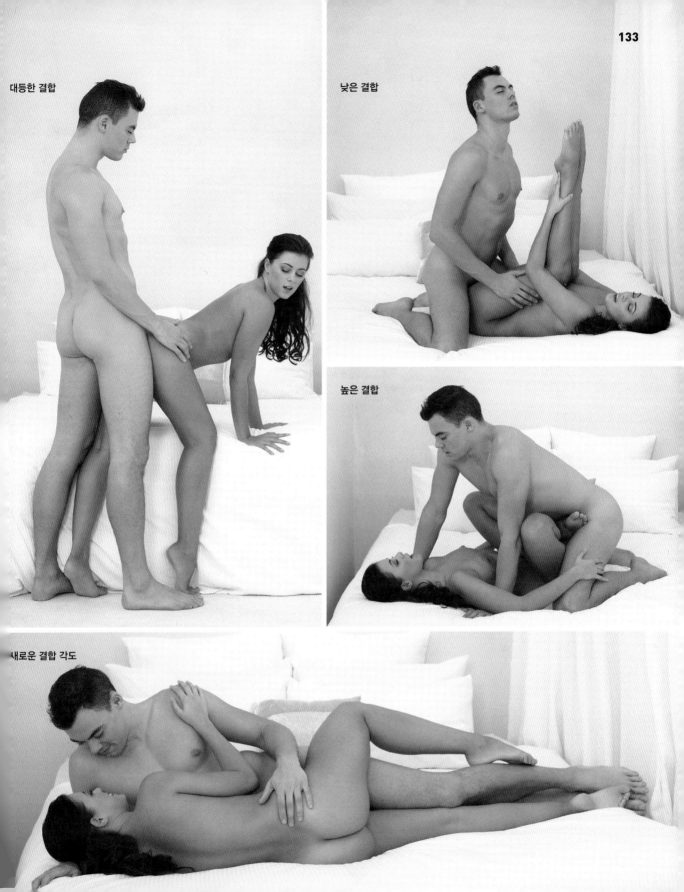

대등한 결합

낮은 결합

높은 결합

새로운 결합 각도

# '하품하는' 체위

☆☆☆ **카마수트라 쾌감도**

V자 모양 때문에 '승리의 다리' 체위라고도 부르는 이 체위는 작품 사진으로 남겨도 좋을 만큼 멋지고 화끈하다. 평소 포르노 배우처럼 섹스를 해봤으면 하는 판타지가 있었다면, 이 체위를 하면서 동영상을 찍어도 좋을 것이다(여자가 하이힐과 스타킹을 신고 이 체위를 한다면 더 자극적일 것이다). 물론 그런 것에 관심이 없다면, 그냥 드라마틱하고 섹시한 이 체위 자체를 즐겨도 좋다.

## 어떤 장점이 있나?

- 남자는 엉덩이를 빨리 움직여 피스톤 운동 속도를 높임으로써 자신을(그리고 여자를) 자극할 수도 있다.
- 이 체위에서는 여자가 강하고 유연하면서도 더없이 섹시해 보인다. 여자에게는 매끈하게 잘 빠진 다리를 마음껏 보여줄 수 있는 좋은 기회이기도 하다.
- 남자는 여자의 다리 사이에서 격렬한 피스톤 운동을 하면서 정력 좋은 종마가 된 듯한 기분을 느낄 수 있다.
- 서로 얼굴을 마주 보며 자유롭게 피스톤 운동을 할 수 있는 등, '사랑을 나누는 두 제비' 체위의 장점들을 갖고 있으면서 그보다 열 배는 더 에로틱하다.

**YES**
… 여자의 경우, 가끔씩 두 발뒤꿈치를 남자의 엉덩이에 올려 다리를 쉬게 할 수도 있다. 그리고 두 다리를 한참 들고 있어 떨릴 정도가 되면, 전형적인 '사랑을 나누는 두 제비' 체위로 바꿀 수도 있다.

**NO**
… 남자의 경우, 피스톤 운동을 너무 빠르게 해 여자가 오르가슴에 오르기도 전에 먼저 돌아오지 못할 다리를 건너는 일이 있어선 안 되겠다. 피스톤 운동을 빨리 했다 느리게 했다 하면서 흥분 상태를 적절히 억제할 필요가 있다.

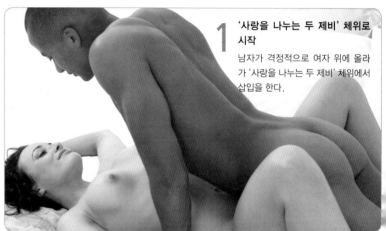

**1** '사랑을 나누는 두 제비' 체위로 시작
남자가 격정적으로 여자 위에 올라가 '사랑을 나누는 두 제비' 체위에서 삽입을 한다.

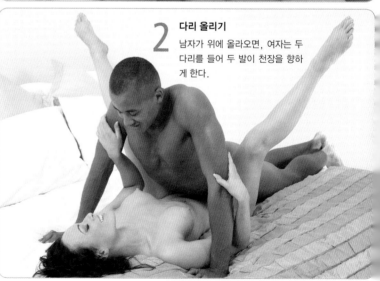

**2** 다리 올리기
남자가 위에 올라오면, 여자는 두 다리를 들어 두 발이 천장을 향하게 한다.

"남자가 성기를 쭉 잡아 뺐다가 빠른 속도로 다시 힘차게 내리꽂을 때, 그것을 '몰아치는 바람'이라 부른다." 카마수트라

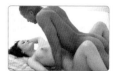

**한 걸음 더**

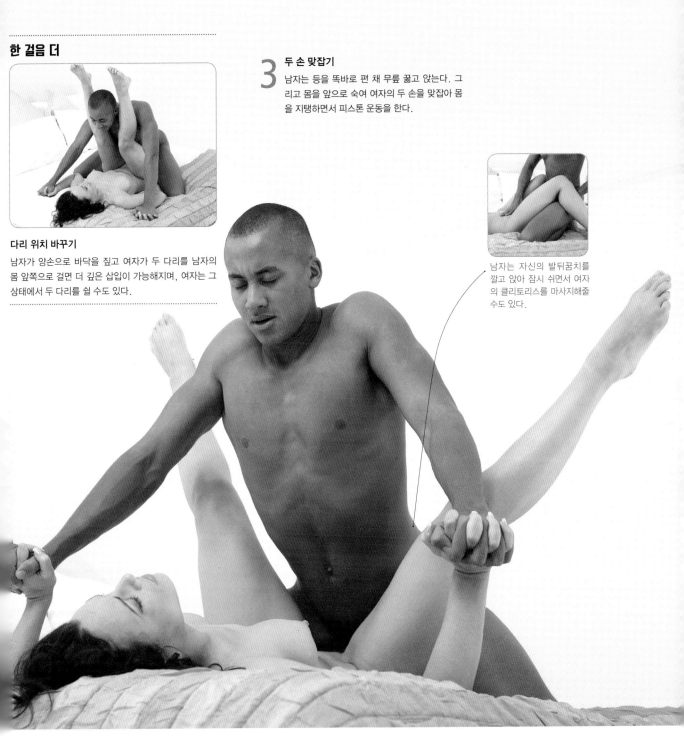

**다리 위치 바꾸기**

남자가 양손으로 바닥을 짚고 여자가 두 다리를 남자의
몸 앞쪽으로 걸면 더 깊은 삽입이 가능해지며, 여자는 그
상태에서 두 다리를 쉴 수도 있다.

**3 두 손 맞잡기**

남자는 등을 똑바로 편 채 무릎 꿇고 앉는다. 그
리고 몸을 앞으로 숙여 여자의 두 손을 맞잡아 몸
을 지탱하면서 피스톤 운동을 한다.

남자는 자신의 발뒤꿈치를
깔고 앉아 잠시 쉬면서 여자
의 클리토리스를 마사지해줄
수도 있다.

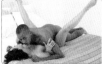
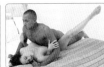
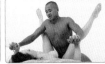
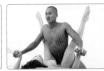

# '들어올리는' 체위

이 체위에서는 움직임이 제한되지만, 서로 얼굴을 마주 보면서도 여자의 두 다리 때문에 가까이 다가가거나 키스는 할 수 없어, 성적인 긴장감이 아주 높은 편이다. 또한 전희 단계에서 여자에게 오르가슴을 안겨줄 수 있는 체위 가운데 하나이기도 하다.

## 어떤 장점이 있나?

- 남자가 한 손에 페니스를 쥔 채 귀두 부분을 여자의 클리토리스에 대고 살살 돌리면 여자는 전희 단계에서 이미 오르가슴 가까이 오르게 된다. 그런 다음 직접 페니스를 삽입하면 그대로 오르가슴에 오르며, 또 다른 오르가슴을 향해 달려가게 된다.
- 남자는 앞을 가로막는 들어올려진 여자의 두 다리를 밀면서 에로틱한 흥분감을 맛볼 수 있다. 피스톤 운동을 할 때 들어올려진 여자의 두 다리의 탄력을 이용할 수도 있다.
- 남자는 또 이 체위에서 여자의 얼굴과 목, 그리고 가슴을 마음껏 감상할 수 있다. 양손으로 여자의 가슴을 만지기도 쉽다.
- 서로 상대방 눈을 들여다보면서 섹스를 한다면 훨씬 더 자극적일 것이다.

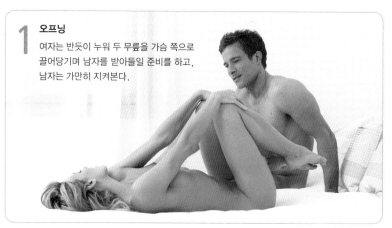

**1 오프닝**
여자는 반듯이 누워 두 무릎을 가슴 쪽으로 끌어당기며 남자를 받아들일 준비를 하고, 남자는 가만히 지켜본다.

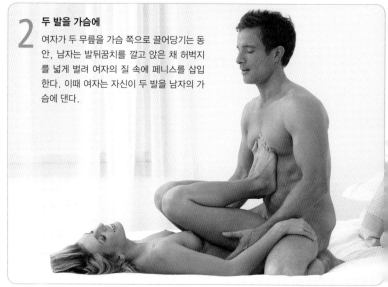

**2 두 발을 가슴에**
여자가 두 무릎을 가슴 쪽으로 끌어당기는 동안, 남자는 발뒤꿈치를 깔고 앉은 채 허벅지를 넓게 벌려 여자의 질 속에 페니스를 삽입한다. 이때 여자는 자신이 두 발을 남자의 가슴에 댄다.

**YES**
... 남자가 손으로 여자의 발목을 잡아 부드럽게 발가락을 빤다면, 짜릿한 전율이 여자의 다리 전체에 퍼져갈 것이다.

**NO**
... 남자는 삽입에 집착할 필요가 없다. 여자의 질 안에서 피스톤 운동을 한 뒤 페니스를 빼내 그걸로 여자의 클리토리스와 음순과 질 입구를 문질러보라. 여자에게 삽입 행위 그 자체보다 더 큰 자극을 주게 될 것이다.

"남자의 성기가 여자의 몸 안에서 움직이다 어느 특정 부위를 건드릴 때 여자의 두 눈이 풀린다면, 남자는 바로 그 부위를 집중적으로 건드려야 한다." 카마수트라

## 한 걸음 더

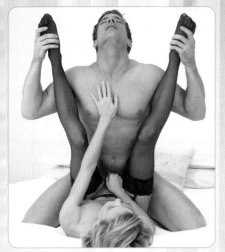

**두 다리로 관심 집중**

여자는 스타킹과 가터벨트를 착용해 남자의 관심을 두 다리로 집중시킬 수도 있다. 여자의 그런 모습에 남자는 금방 무너진다.

**3 발로 걷기**

여자는 땅바닥을 걷듯 두 발을 천천히 움직여 남자의 배에서 가슴으로 그리고 다시 더 위로 올라가 남자의 어깨 위에 두 발목을 건다.

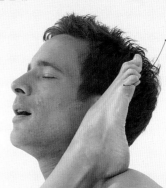

남자는 양손으로 여자의 두 발을 잡아 쥐어짜듯 하거나 아니면 피스톤 운동을 하기 좋게 옆으로 벌릴 수도 있다.

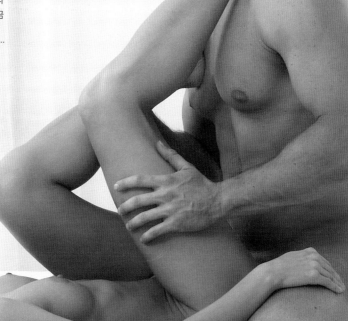

 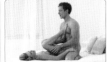 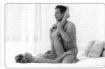 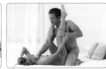 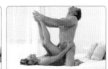 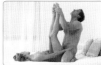

# 제9 체위

☆ ☆ ☆ ☆ ☆ **카마수트라 쾌감도**

뒤에서 삽입하는 도기 스타일 체위의 끝판왕이라 할 만한 체위다. 남자는 여자 바로 뒤에서 등을 똑바로 편 채 무릎 꿇은 자세를 취하고, 여자는 상반신 절반을 침대나 소파에 걸친 자세를 취한다. 두 사람 모두 편안하고 느긋한 마음으로 강렬한 쾌감을 맛볼 수 있는 최상의 체위다.

## 어떤 장점이 있나?

- 남자는 자유롭게 깊은 삽입을 할 수 있으며, 피스톤 운동을 할 때 여자의 G 스폿을 집중적으로 자극하게 된다.
- 여자는 아무도 볼 수 없다는 사실 때문에 오르가슴에 도달할 때 얼굴 표정에 신경쓸 필요가 없다.
- 또한 다른 도기 스타일의 체위들과는 달리 양손 또는 팔꿈치에 체중을 실을 필요가 없어, 도기 스타일 특유의 성적 자극과 환상을 모두 즐기면서도 편하게 뒤에서 삽입할 수가 있다.
- 만일 항문에 삽입하는 애널 섹스를 하고 싶다면, 이보다 더 좋은 체위도 없다. 게다가 여자의 자세가 편하기 때문에 항문 근육이 이완되어 페니스를 받아들이는 데 도움이 된다.

**YES**
... 남자의 경우, 페니스와 질 입구의 높이를 대략 비슷하게 맞춰야 한다. 만일 여자가 몸을 더 낮춰야 한다면, 여자에게 무릎을 더 벌려달라고 하면 된다. 여자는 골반을 올리거나 내려 삽입 높이와 각도를 바꿀 수 있다.

**no**
... 섹스 후에 상처가 남는 걸 원한다면 모를까, 그게 아니라면 무릎이 바닥에 마찰되어 까지지 않게 해야 한다. 바닥에 부드러운 담요나 쿠션을 깔면 될 것이다.

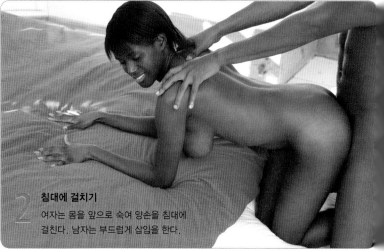

**1 몸 앞쪽을 뒤쪽에 밀착**
두 사람 모두 등을 똑바로 편 상태로 바닥에 무릎을 꿇는다. 이때 남자는 자신의 몸 앞쪽을 여자의 몸 뒤쪽에 바짝 밀착시킨다.

남자는 여자의 가슴을 움켜쥐면서 당장 하고 싶다는 의사를 표시한다.

**2 침대에 걸치기**
여자는 몸을 앞으로 숙여 양손을 침대에 걸친다. 남자는 부드럽게 삽입을 한다.

"성교를 하면서 사랑의 감정을 끌어올리려면, 성교 전에 전희를 하고 절정에 도달할 때 격정적인 포옹을 해야 한다." 향원

## 한 걸음 더

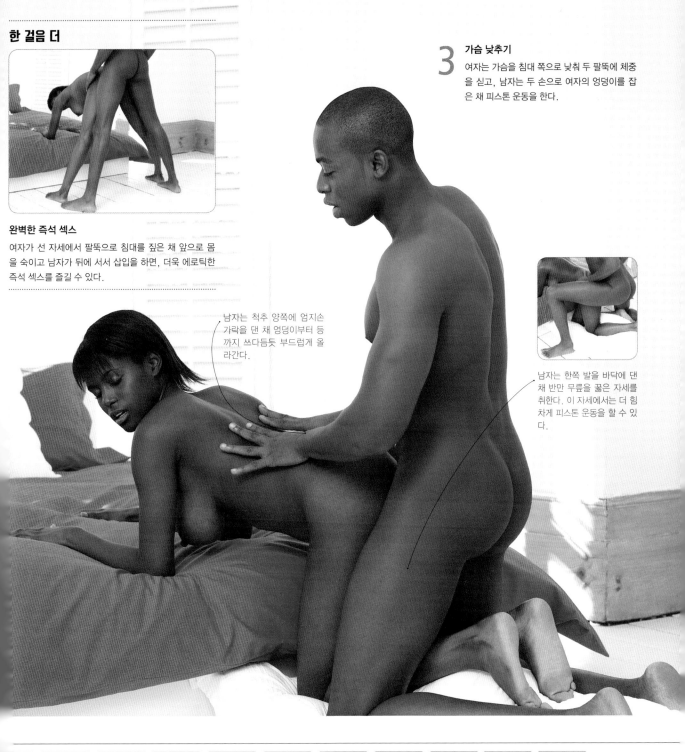

**완벽한 즉석 섹스**
여자가 선 자세에서 팔뚝으로 침대를 짚은 채 앞으로 몸을 숙이고 남자가 뒤에 서서 삽입을 하면, 더욱 에로틱한 즉석 섹스를 즐길 수 있다.

남자는 척추 양쪽에 엄지손가락을 댄 채 엉덩이부터 등까지 쓰다듬듯 부드럽게 올라간다.

### 3 가슴 낮추기
여자는 가슴을 침대 쪽으로 낮춰 두 팔뚝에 체중을 싣고, 남자는 두 손으로 여자의 엉덩이를 잡은 채 피스톤 운동을 한다.

남자는 한쪽 발을 바닥에 댄 채 반만 무릎을 꿇은 자세를 취한다. 이 자세에서는 더 힘차게 피스톤 운동을 할 수 있다.

# '하늘을 나는 갈매기' 체위

☆ ☆ ☆ ☆ ☆ **카마수트라 쾌감도**

이 체위는 남녀 모두에게 좋은 점이 많은 체위다. 두 사람은 몸이 체조선수처럼 유연하거나 운동선수처럼 좋아야 할 필요가 없으며, 남자 키만 적당하다면 삽입 각도 자체에서 폭발적인 쾌감을 맛볼 수 있다. 두 손도 자유로워 마음껏 사용할 수 있다. 이 체위에서 할 수 없는 것은 단 하나, 키스다.

## 어떤 장점이 있나?

- 정확한 삽입이 가능해, 삽입 순간 두 사람 모두 놀라운 짜릿함을 맛볼 수 있다.
- 자신의 손이나 남자의 손으로 클리토리스를 자극할 경우, 여자는 섹스 중간에 오르가슴에 이를 수도 있다.
- 이 체위에서는 마음껏 하체를 아래위로 움직이고 밀고 비비고 돌려댈 수 있어, 금방 오르가슴에 도달할 수 있다.
- 또한 얼굴을 마주 보는 남성 상위 체위의 장점은 거의 다 갖고 있는데다가, 남자가 여자의 허벅지 사이에 있어 피스톤 운동을 쉽게 또 깊게 할 수 있다.
- 남자는 여자의 옆구리, 가슴, 허벅지를 만지거나 애무할 수 있고, 여자는 스스로 자신의 유두를 비틀거나 가슴을 애무할 수 있다.

**YES**
... 여자의 경우, 남자의 페니스가 질 안에 삽입되어 있는 동안 골반을 올렸다 내렸다 하고 앞뒤로 움직여 남자의 움직임에 리듬을 맞출 수도 있다. 허벅지와 질 근육으로 남자의 몸과 페니스를 꽉꽉 조이는 것도 가능하다.

**∩O**
... 동시에 절정에 오르려 애쓸 필요는 없다. 두 사람이 동시에 오르가슴을 맛보는 일에 집착하기 쉬운데, 그렇게 되면 아주 좋지만 설사 그렇지 않더라도 상관없다. 너무 목표에 집착하는 섹스는 바람직하지 않다.

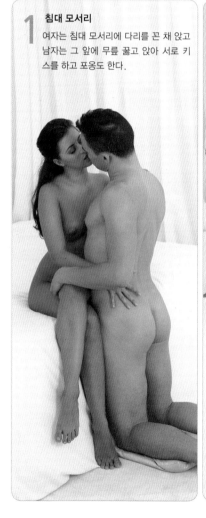

**1** 침대 모서리
여자는 침대 모서리에 다리를 꼰 채 앉고 남자는 그 앞에 무릎 꿇고 앉아 서로 키스를 하고 포옹도 한다.

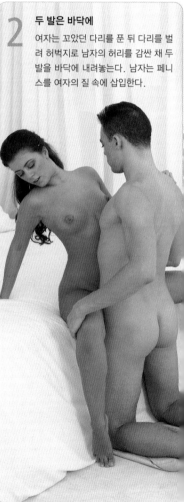

**2** 두 발은 바닥에
여자는 꼬았던 다리를 푼 뒤 다리를 벌려 허벅지로 남자의 허리를 감싼 채 두 발을 바닥에 내려놓는다. 남자는 페니스를 여자의 질 속에 삽입한다.

"애무로 여자를 흥분시키기 전까지는 여자 몸에 삽입하지 마라." 향원

**3 양 무릎은 옆으로**
여자는 양 무릎을 옆으로 벌린 채 온몸의 긴장을
푼다. 그리고 반듯이 누워 쾌락에 온몸을 맡긴다.

## 한 걸음 더

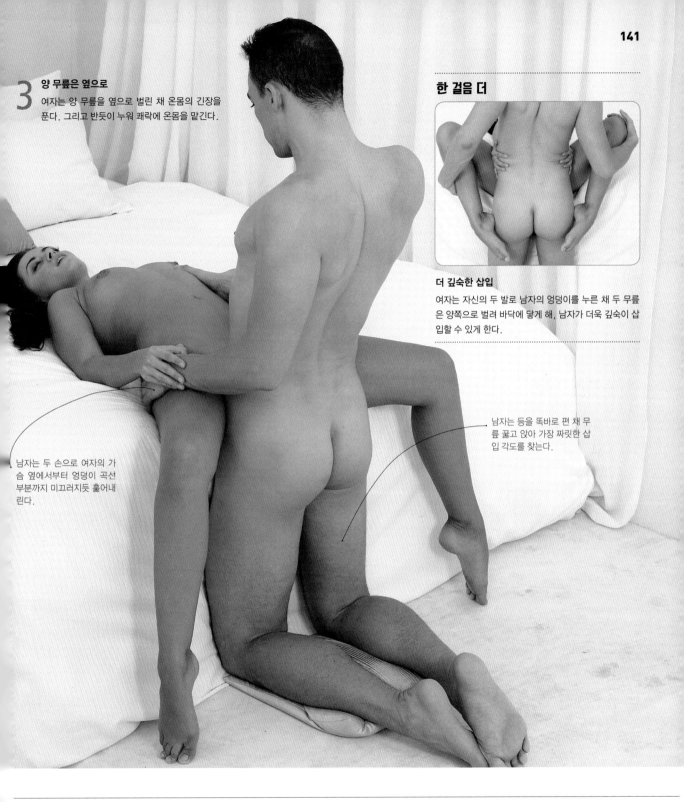

**더 깊숙한 삽입**
여자는 자신의 두 발로 남자의 엉덩이를 누른 채 두 무릎
은 양쪽으로 벌려 바닥에 닿게 해, 남자가 더욱 깊숙이 삽
입할 수 있게 한다.

남자는 두 손으로 여자의 가
슴 옆에서부터 엉덩이 곡선
부분까지 미끄러지듯 훑어내
린다.

남자는 등을 똑바로 편 채 무
릎 꿇고 앉아 가장 짜릿한 삽
입 각도를 찾는다.

142

# '높게 올린 발 쉬기' 체위와 '낮게 올린 발 쉬기' 체위

☆ ☆ ☆ ☆ **카마수트라 쾌감도**

이 두 체위는 '우타나-반드하', 즉 '반듯이 누운' 체위라 불리는 카테고리에 속한다. 〈카마수트라〉는 이 반듯이 누워 있는 체위를 여자가 두 다리를 어떻게 하느냐에 따라 아홉 가지로 나누고 있다.

## 어떤 장점이 있나?

- '높게 올린 발 쉬기' 체위에서는 남자가 부드럽게 피스톤 운동을 하면서 서로 애무를 할 수 있다.
- 여자는 성적 흥분도가 올라갈 때 도발적으로 두 다리를 쭉 뻗을 수도 있다.
- 좀 더 격렬하게 움직이고 싶다면 '낮게 올린 발 쉬기' 체위로 바꾸도록 하라. 남자가 두 손을 짚고 앞으로 몸을 기울여 더 자유롭게 움직이고 더 깊게 삽입할 수 있어 오르가슴에 오르기 쉽다.
- 오르가슴을 맛보기 위해 클리토리스 자극이 필요할 경우, 여자는 다리 사이로 손을 집어넣어 직접 클리토리스를 애무할 수도 있다.

**YES**
… 반듯이 누운 체위가 아홉 가지나 된다고 했는데, 이렇게 저렇게 여러 형태로 다양한 체위를 시도해보라. 그러면서 두 사람의 성감대를 가장 잘 자극하는 자세와 삽입 각도를 찾아보는 것이다. 제일 먼저 여자가 두 발로 남자의 가슴을 미는 체위에서 시작해볼 수도 있겠다.

**NO**
… 두 다리를 공중에 든 자세에서 오르가슴을 맛보기 어렵다고 해도 낙담하지 마라. 예를 들어 두 사람 다 완전히 침대에 누워 밀착하는 자세라든가, 특정한 자세가 아니면 오르가슴을 느끼지 못하는 여성이 많다.

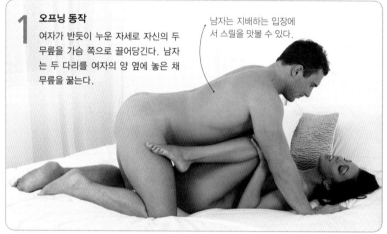

**1 오프닝 동작**
여자가 반듯이 누운 자세로 자신의 두 무릎을 가슴 쪽으로 끌어당긴다. 남자는 두 다리를 여자의 양 옆에 놓은 채 무릎을 꿇는다.

남자는 지배하는 입장에 서 스릴을 맛볼 수 있다.

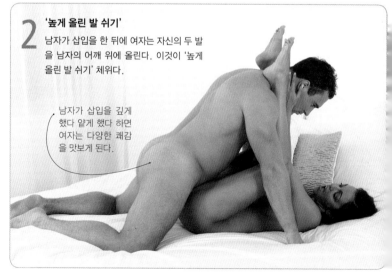

**2 '높게 올린 발 쉬기'**
남자가 삽입을 한 뒤에 여자는 자신의 두 발을 남자의 어깨 위에 올린다. 이것이 '높게 올린 발 쉬기' 체위다.

남자가 삽입을 깊게 했다 얕게 했다 하면 여자는 다양한 쾌감을 맛보게 된다.

"'우타나-반드하'는 여자가 반듯이 누운 상태로 하는 성교에 조예가 깊은 남자들이 이름 붙인 체위다." 향원

## 한 걸음 더

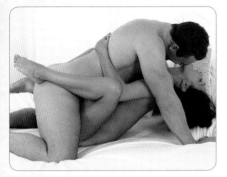

**리듬 타기**

여자가 허벅지 근육을 이용해 상체를 조금 세우면, 두 손으로 남자 허리를 꼭 안고 엉덩이를 비벼댈 수도 있고, 좀 더 적극적으로 움직일 수 있다.

**3 '낮게 올린 발 쉬기'**

여자가 남자 어깨에 올렸던 발을 미끄러지듯 천천히 남자 허리 부분으로 끌어내린다. 남자는 여자 몸 위로 몸을 숙인다. 이것이 '낮게 올린 발 쉬기' 체위다.

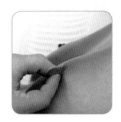

남자는 엄지손가락과 검지손가락으로 여자의 유두를 잡아 살짝살짝 비틀어 여자에게 황홀감을 안겨준다.

여자는 흥분이 고조될 때 두 발로 남자를 끌어당겨 페니스가 더 깊이 삽입되게 한다.

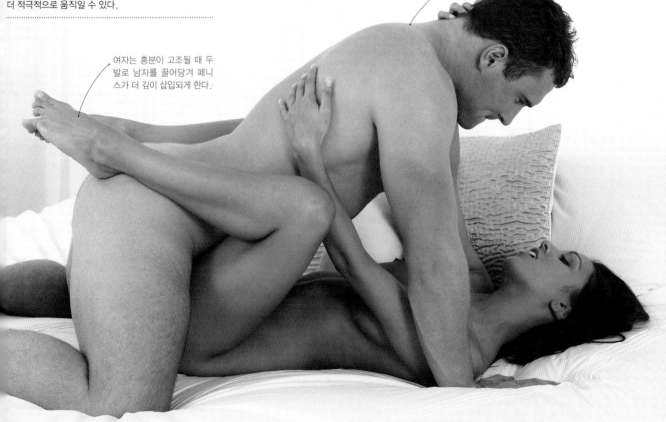

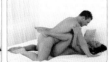
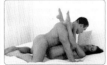
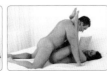
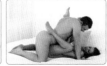
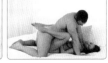

# '역할 교대' 체위

☆ ☆ ☆ ☆  **카마수트라 쾌감도**

남자가 위에 올라가는 체위에 싫증 나지 않는가? 그렇다면 그 체위를 뒤엎어보라. 그러니까 '사랑을 나누는 두 제비' 체위와는 반대로 남자가 반듯이 누워 두 다리를 벌리고, 여자가 위에 올라가 남자처럼 팔 굽혀 펴기 비슷한 자세를 취하는 체위를 써보라. 섹스 체위에서의 쿠데타라고 보면 된다.

## 어떤 장점이 있나?

- 여자가 두 다리를 붙이면 두 사람 모두 아늑한 느낌을 받을 수 있다.
- 여자가 자신의 골반을 빠른 속도로 앞뒤로 흔들면 두 사람 몸에서 불꽃이 튄다. 이는 여자가 남자의 피스톤 운동을 그대로 따라 하는 것이다.
- 여자는 엉덩이를 슬슬 돌린다든가 하면서 여성스럽게 그리고 에로틱하게 움직여 남자가 너무 빨리 사정하는 것을 막을 수 있다.
- 남자는 아무 부담 없이 가만히 누워 있기만 하면 된다.
- 남자는 또한 여자가 위에 올라앉은 섹시한 모습을 음미할 수 있을 뿐 아니라, 여자가 움직일 때마다 가슴이 자신의 가슴에 와닿는 느낌도 즐길 수 있다.

> **YES**
> … 움직임에 집중하면서 오르가슴을 향해 나아가라. 적절한 삽입 각도와 움직임을 찾아내면, 남자의 치골과 페니스 밑 부분이 계속 여자의 클리토리스를 자극해 서서히 오르가슴에 오르게 된다. 여자는 평소와는 달리 두 다리를 붙이고 있다는 사실 때문에 더 쉽게 오르가슴에 오를 수 있다.
>
> **NO**
> … 여자의 경우, 팔 굽혀 펴기 자세가 힘들다면 계속 그 자세를 유지할 필요는 없다. 그럴 때는 앞으로 몸을 숙여 남자를 꼭 끌어안은 채 깊은 일체감을 맛보도록 하라.

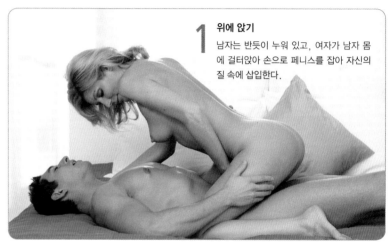

**1 위에 앉기**
남자는 반듯이 누워 있고, 여자가 남자 몸에 걸터앉아 손으로 페니스를 잡아 자신의 질 속에 삽입한다.

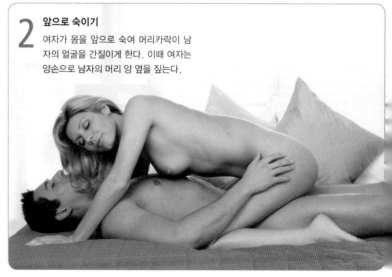

**2 앞으로 숙이기**
여자가 몸을 앞으로 숙여 머리카락이 남자의 얼굴을 간질이게 한다. 이때 여자는 양손으로 남자의 머리 양 옆을 짚는다.

"여자는 남자의 몸 위에서 평소 남자가 하던 섹스 동작들을 그대로 따라 하면 된다." 카마수트라

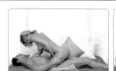

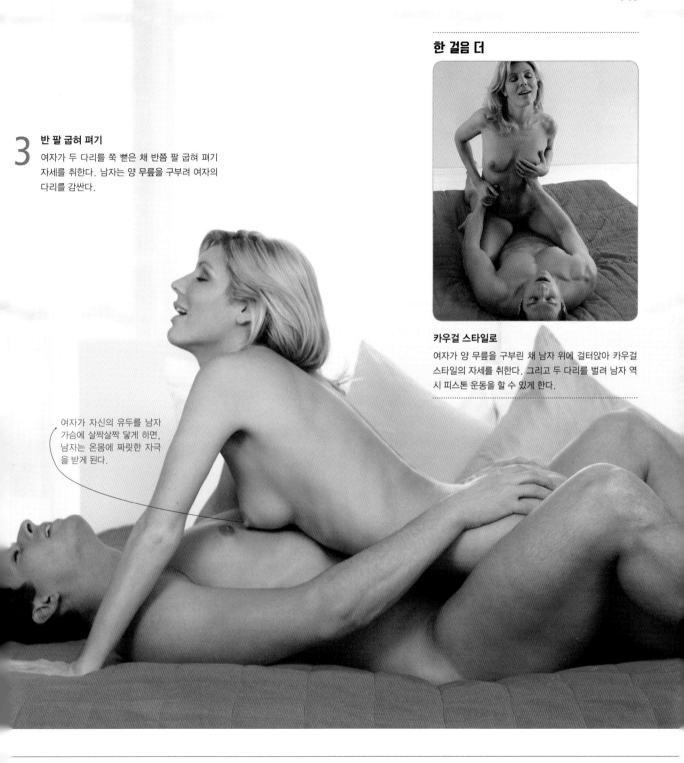

**카우걸 스타일로**

여자가 양 무릎을 구부린 채 남자 위에 걸터앉아 카우걸 스타일의 자세를 취한다. 그리고 두 다리를 벌려 남자 역시 피스톤 운동을 할 수 있게 한다.

**3 반 팔 굽혀 펴기**

여자가 두 다리를 쭉 뻗은 채 반쯤 팔 굽혀 펴기 자세를 취한다. 남자는 양 무릎을 구부려 여자의 다리를 감싼다.

여자가 자신의 유두를 남자 가슴에 살짝살짝 닿게 하면, 남자는 온몸에 짜릿한 자극을 받게 된다.

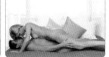
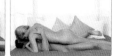
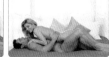
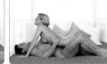

# '말뚝 때려 박기' 체위

이 체위는 그야말로 격정적인 순간의 섹스를 위해 아껴두어라. 어디서건 즉석에서 시도할 수 있는 아주 자극적이고 격렬한 체위다. 성적 흥분도를 최대한 높이고 싶다면, 집 이외의 다른 데서 시도해보라. 파티의 예비실, 사람 발길이 닿지 않는 한적한 복도, 퇴근 후의 사무실, 조용한 뒷골목, 인적 드문 숲 속(여자의 등이 까지지 않을 매끄러운 나무를 찾아서) 등, 이 체위를 시도해볼 수 있는 장소는 아주 많다.

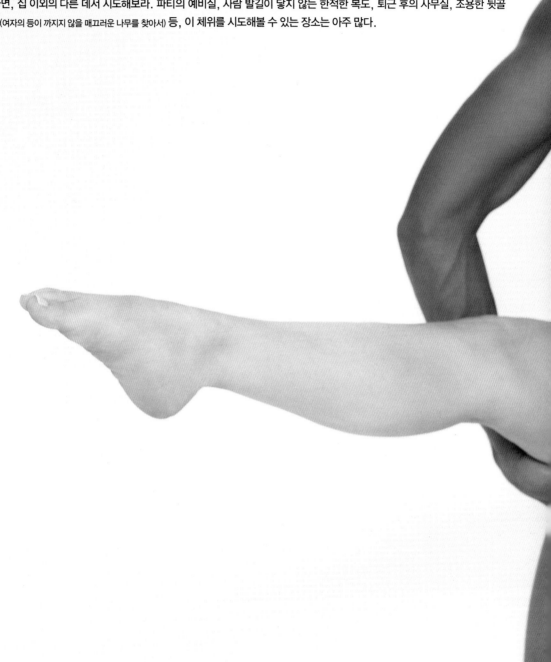

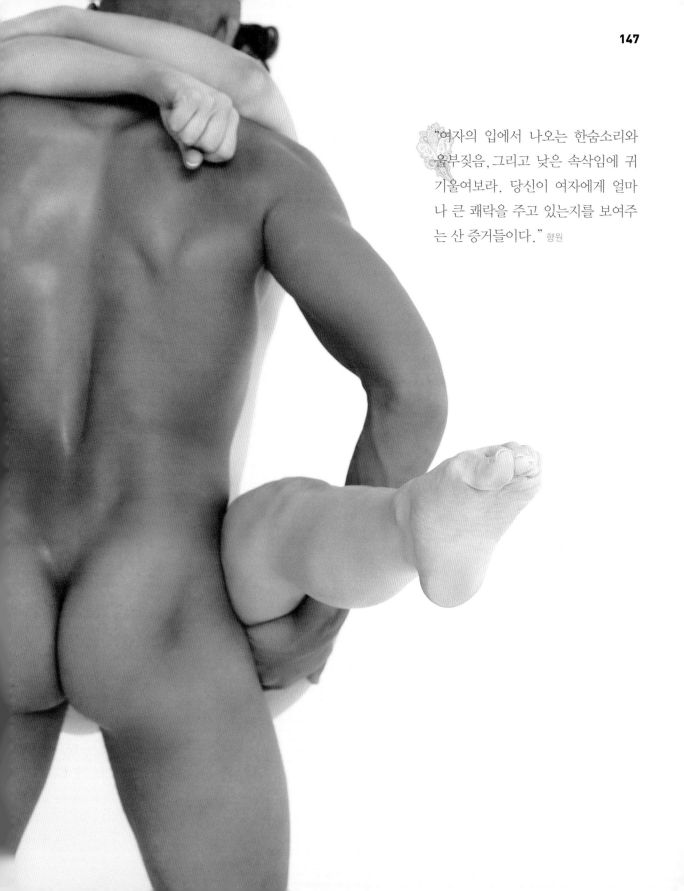

"여자의 입에서 나오는 한숨소리와 울부짖음, 그리고 낮은 속삭임에 귀 기울여보라. 당신이 여자에게 얼마 나 큰 쾌락을 주고 있는지를 보여주 는 산 증거들이다." 향원

# '말뚝 때려 박기' 체위

☆ ☆ ☆ ☆ ☆  **카마수트라 쾌감도**

### 어떤 장점이 있나?

- 남자가 말뚝을 때려 박는 동안 여자는 아주 강렬한 삽입감을 맛볼 수 있다.
- 남자가 피스톤 운동을 하는 동안 여자는 등을 벽에 기대 몸을 지탱할 수 있다.
- 침대가 가까운 데 있다면, 이 에로틱한 자세를 그대로 유지한 채 침대까지 이동할 수 있다. 일단 침대에 도착하면, 남자는 여자를 침대 위에 내려놓은 뒤 위로 올라타면 된다.
- 여자는 남자의 완력과 격정에 지배당하고 있다는 짜릿함을 맛볼 수 있다.
- 반면에 남자는 자신이 여자를 지배하고 있다는 짜릿함을 맛볼 수 있다.
- 이 체위에서 두 사람은 잠시도 참기 힘든 짜릿함을 맛볼 수 있다.
- 다른 사람 눈에 띌 가능성이 조금이라도 있는 경우라면, 그야말로 더 큰 자극과 스릴을 느낄 수 있다.

**YES**
… 이 체위를 조금 변형해 쓸 수도 있다. 남자가 등을 벽에 대고 여자는 남자를 껴안은 상태에서 두 발을 벽에 대는 것도 좋은 예다. 여자의 몸이 가볍고 남자가 힘이 좋다면, 남자는 가만히 서 있고 여자가 엉덩이를 올렸다 내렸다 하면서 섹스를 즐길 수도 있다.

**NO**
… 무리를 해 허리를 다치는 일이 있어선 안 된다. 여자가 무겁거나 남자가 너무 힘에 부친다면, 편법을 쓸 수 있다. 예를 들어 여자가 높은 탁자 같은 데 걸터앉는다면 남자가 여자의 몸을 떠받쳐야 하는 부담이 없어질 것이다.

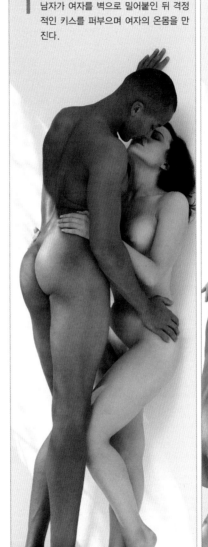

**1 벽으로 밀어붙이기**
남자가 여자를 벽으로 밀어붙인 뒤 격정적인 키스를 퍼부으며 여자의 온몸을 만진다.

**2 하강**
남자가 서서히 밑으로 내려오면서 여자의 가장 예민하고 은밀한 부위에서 잠깐 잠깐 멈춰 키스를 하고 핥고 애무한다.

"남자가 페니스를 삽입할 때 여자는 말뚝 위에 앉는 것이나 다름없다." 향원

## 한 걸음 더

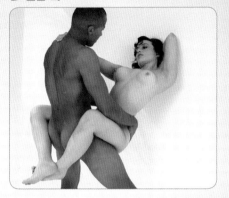

**뒤로 젖히기**

여자가 몸을 뒤로 젖혀 벽에 어깨를 기대면, 페니스의 삽입 각도도 달라지고 남자가 좀 더 자유롭게 피스톤 운동을 할 수 있다.

**3 올라타기**

남자는 쭈그린 자세로 앉고, 여자는 그 위에 올라탄다. 이때 여자는 두 다리로 남자의 허리를 감싼 뒤 자물쇠 잠그듯 두 발목을 걸어 몸을 지탱한다.

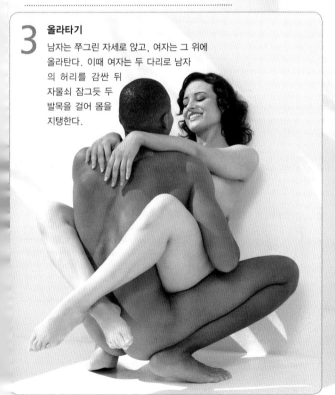

**4 세게 움켜쥐기**

남자는 여자가 두 팔과 다리로 자신을 꼭 끌어안은 상태 그대로 자리에서 일어선다. 그런 다음 여자를 벽에 밀어붙인 채 삽입을 한다.

여자는 한 손으로는 남자의 목을 끌어안고 다른 손으로는 남자의 허리를 안은 채 뜨거운 열정에 온몸을 맡긴다.

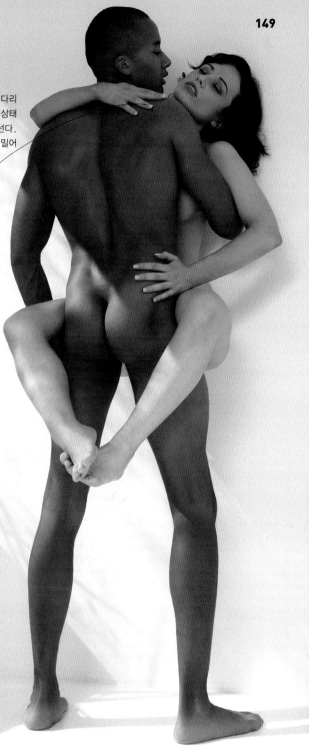

마음이 내킨다면 다음 체위들도 시도해보라.

▶ 남녀의 위치를 바꿔 남자의 등이 벽에 닿게 해 '매달리는' 체위(190쪽)를 시도해보라.
▶ 남자가 지쳐 피곤한 경우, 여자의 무게가 느껴지지 않는 '떠받치는' 체위(94쪽)를 시도해보라.

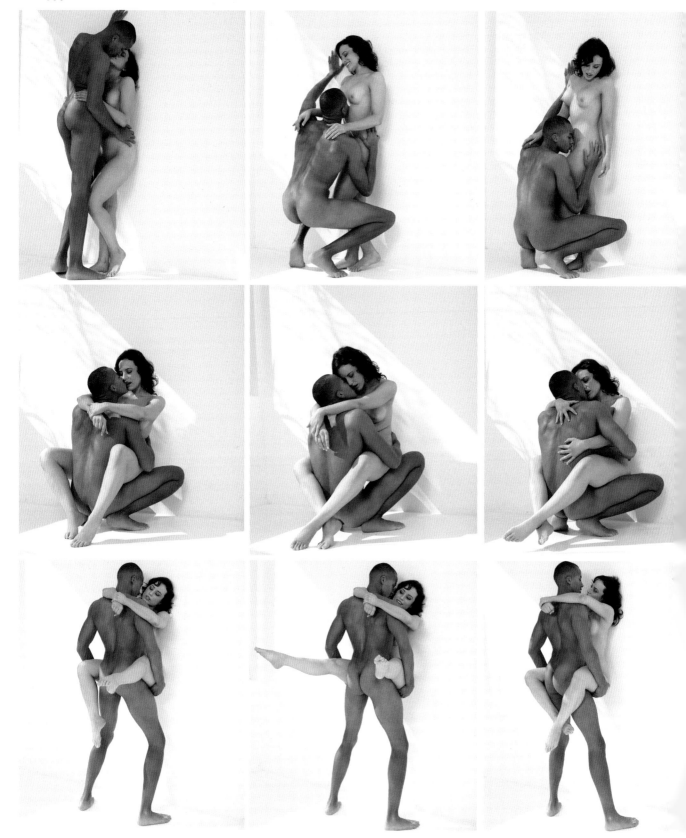

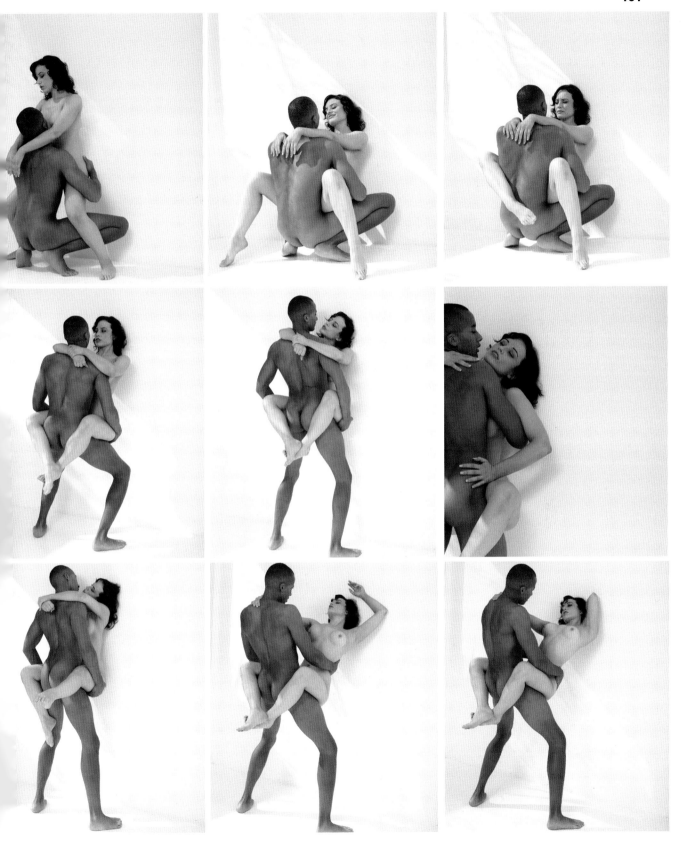

# '붉은 동굴 안에서 노는 불사조' 체위

☆ ☆ ☆ ☆ ☆ **카마수트라 쾌감도**

이 체위는 이름부터가 동양적이고 에로틱하고 이국적이다. 그리고 깊고 강렬한 삽입이 가능해 그 이름답게 아주 에로틱한 체위다. 그리고 여자가 두 무릎을 가슴 쪽으로 끌어당겨 은밀한 부위를 다 드러낸 채 어서 들어오라고 유혹하는 듯해, 남자에게는 매우 자극적이다.

## 어떤 장점이 있나?

• 이 체위에서는 여자의 질이 수축되어 삽입 시 아주 예민한 자극까지 다 느낄 수 있다. '낮은 결합'(132쪽 참조)이 이루어지는 남녀에게 좋은 체위다.
• 여자의 클리토리스가 노출되기 때문에, 손가락이나 섹스 토이로 클리토리스를 자극하기에 더없이 좋은 체위이기도 하다.
• 삽입시 장애물이 전혀 없어 남자는 깊은 삽입과 피스톤 운동을 할 수 있다.
• 여자가 두 다리를 올린 자세로 남자를 은밀하게 초대하기 때문에 여자의 무력감과 남자의 힘이 동시에 느껴지는 체위이기도 하다.
• 남자는 섹스 중에 여자의 허벅지 뒷부분을 애무해서 여자에게 황홀한 자극을 줄 수도 있다.

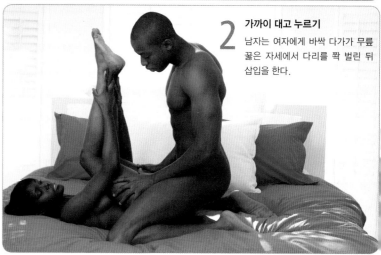

**1 노출**
여자는 반듯이 누워 천천히 두 무릎을 가슴 쪽으로 끌어당기고, 남자는 그 적나라한 모습을 감상한다.

**2 가까이 대고 누르기**
남자는 여자에게 바싹 다가가 무릎 꿇은 자세에서 다리를 쫙 벌린 뒤 삽입을 한다.

YES
... 음탕한 말을 해보라. 머릿속에 떠오르는 어떤 말이든 내뱉어보라. 남자와 여자의 성기 이름을 노골적으로 말하면 엄청나게 흥분될 것이다. 한번 시도해보라.

NO
... 전희를 소홀히 하지 마라. 이 체위에서는 삽입이 깊이 되기 때문에, 여자의 질이 최대한 젖어 있어야 한다. 여자의 질 속에 애액이 충분히 나와 있지 않을 경우, 삽입 자체가 부드럽지 못해 여자가 통증을 느낄 수도 있다.

"여자를 즐겁게 해주기 위해 혼신의 노력을 기울여보라. 반드시 그만한 보람이 있을 것이다." 향원

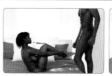

## 한 걸음 더

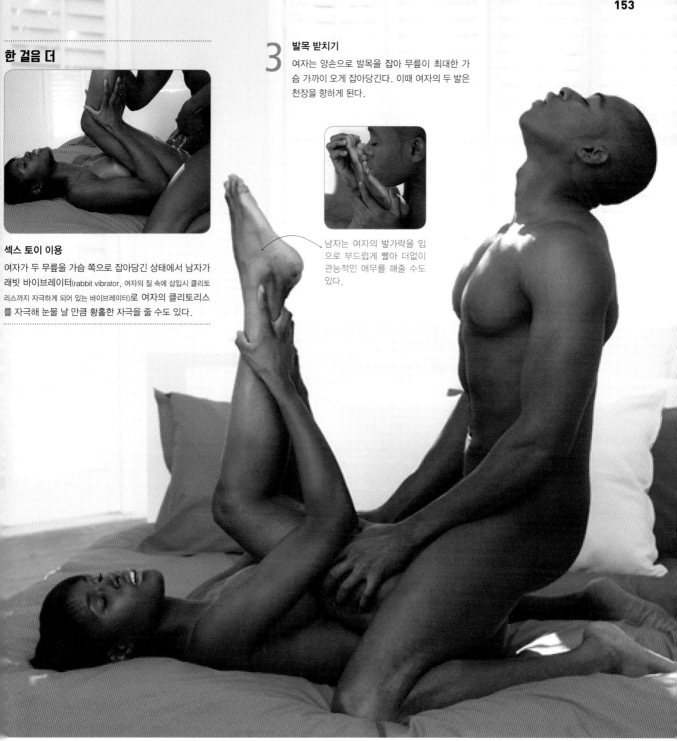

**섹스 토이 이용**

여자가 두 무릎을 가슴 쪽으로 잡아당긴 상태에서 남자가 래빗 바이브레이터(rabbit vibrator, 여자의 질 속에 삽입시 클리토리스까지 자극하게 되어 있는 바이브레이터)로 여자의 클리토리스를 자극해 눈물 날 만큼 황홀한 자극을 줄 수도 있다.

**3 발목 받치기**

여자는 양손으로 발목을 잡아 무릎이 최대한 가슴 가까이 오게 잡아당긴다. 이때 여자의 두 발은 천장을 향하게 된다.

남자는 여자의 발가락을 입으로 부드럽게 빨아 더없이 관능적인 애무를 해줄 수도 있다.

 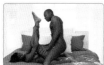 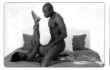 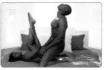 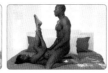

# '미는' 체위와 '반쯤 미는' 체위

☆☆☆☆☆ **카마수트라 쾌감도**

이 두 체위는 저항과 순종이 뒤섞여 있다는 점에서 에로틱하다. 서로가 서로를 밀어내는 듯한 동작은 아주 매혹적이며 에로틱한 투쟁처럼 느껴지기도 한다. 그리고 남자가 지배하는 위치에 있음에도 불구하고, 여자 역시 마음만 먹으면 언제든 두 발로 남자를 밀어낼 수 있다.

## 어떤 장점이 있나?

- '미는' 체위는 팽팽한 긴장감이 감돌면서도 간단하다. 여자는 남자를 두 발로 밀고 남자는 가슴으로 그 발을 되밀면서 피스톤 운동을 하는 것이다.
- 여자의 두 무릎이 가슴을 누를 정도로 구부러지면서 여자의 질이 짧아진다.
- 이 체위에서는 두 사람이 손으로 서로의 허벅지를 마사지할 수도 있다(아주 격렬한 섹스를 하고 있는 중이어서 마사지로는 성이 안 찬다면, 허벅지를 꼬집거나 꽉 움켜쥐거나 가볍게 찰싹찰싹 때릴 수도 있다).
- '미는' 체위에서 '반쯤 미는' 체위로 바꿀 경우, 여자의 질이 남자의 페니스를 꽉 조이게 된다. 이 체위에서 만족도가 높다면, 여자는 오른발에서 왼발로 번갈아가며 계속 발을 뻗어도 좋다.

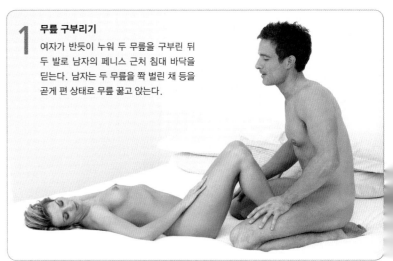

**1 무릎 구부리기**
여자가 반듯이 누워 두 무릎을 구부린 뒤 두 발로 남자의 페니스 근처 침대 바닥을 딛는다. 남자는 두 무릎을 쫙 벌린 채 등을 곧게 편 상태로 무릎 꿇고 앉는다.

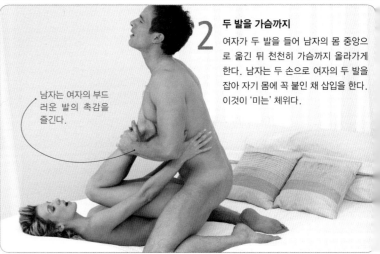

**2 두 발을 가슴까지**
여자가 두 발을 들어 남자의 몸 중앙으로 옮긴 뒤 천천히 가슴까지 올라가게 한다. 남자는 두 손으로 여자의 두 발을 잡아 자기 몸에 꼭 붙인 채 삽입을 한다. 이것이 '미는' 체위다.

남자는 여자의 부드러운 발의 촉감을 즐긴다.

**YES**
... 남자는 여자의 발이 입 가까이 있는 기회를 최대한 이용해도 좋다. 평소 섹스 도중 여자의 발가락을 빤다든가 하는 행위를 즐기는 편이 아니라 해도, 자신의 발가락이 남자의 따뜻한 입속에 들어 있는 느낌은 여자에게 아주 큰 황홀감을 안겨주니 한번쯤 시도해봐도 좋을 것이다.

**NO**
... 다리를 쭉 뻗고 있어야 한다는 게 신경 쓰여 섹스에 몰입이 되지 않는다면, 이 체위를 쓰지 마라. 허벅지 근육을 움직이는 게 편한 다른 체위와 섞어 쓰면 좋을 것이다.

"여자가 두 발로 남자를 밀 때, 그것을 '미는' 체위라 한다." 카마수트라

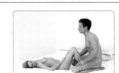

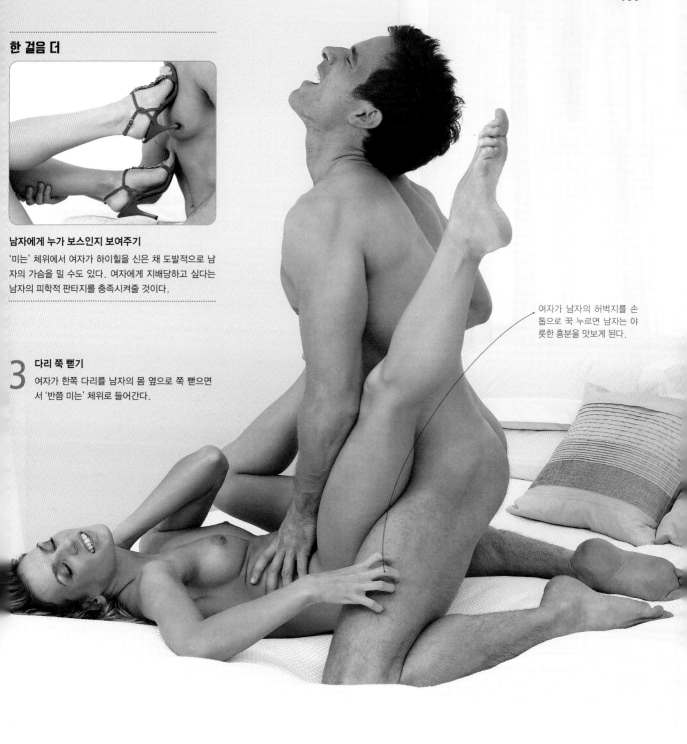

**남자에게 누가 보스인지 보여주기**
'미는' 체위에서 여자가 하이힐을 신은 채 도발적으로 남자의 가슴을 밀 수도 있다. 여자에게 지배당하고 싶다는 남자의 피학적 판타지를 충족시켜줄 것이다.

여자가 남자의 허벅지를 손톱으로 꾹 누르면 남자는 야릇한 흥분을 맛보게 된다.

**3 다리 쭉 뻗기**
여자가 한쪽 다리를 남자의 몸 옆으로 쭉 뻗으면서 '반쯤 미는' 체위로 들어간다.

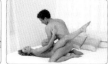
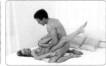
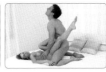
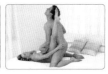

# '고상한' 체위

☆ ☆ ☆ ☆ ☆ **카마수트라 쾌감도**

등을 똑바로 편 채 무릎 꿇고 앉은 남자의 페니스 바로 앞에 여자의 질이 오게 되어, 삽입 정확도가 아주 뛰어난 체위다. 그 결과 남자의 페니스가 아주 자연스러운 피스톤 운동을 하며, 그렇게 부드러우면서도 규칙적이고 또 리드미컬하게 움직이다보면 두 사람 모두 곧장 섹스 천국에 들어가게 된다.

## 어떤 장점이 있나?

- 여자의 골반이 정확한 높이에 들어올려져 있어, 두 사람 모두 힘 들이지 않고 섹스의 즐거움을 누릴 수 있다.
- 남자의 페니스가 아주 매끄러우면서도 자연스럽게 삽입된다.
- 남자는 여자의 상태를 봐가면서 아주 격렬하게 또는 자제해가며 부드럽게 피스톤 운동을 할 수 있다.
- 여자는 아주 편안하고 안정된 자세로 다리를 벌려 남자를 받아들일 수 있다.
- 남자는 여자의 허리나 엉덩이 부분을 잡고 안정되게 골반을 흔들어댈 수 있다.
- 이 체위에서는 남자가 양손을 이용해 여자의 가슴이나 클리토리스를 애무할 수 있어, 여자가 그야말로 순식간에 오르가슴에 오를 수도 있다.

**YES**
… 두 사람 모두 누워 있거나 무릎 꿇고 앉아 있는 자세가 편해야 한다. 편하다는 것이 에로틱한 것과는 거리가 멀게 느껴질 수도 있을 것이다. 그러나 피부가 카펫에 밀려 까진다거나 쿠션이 불안하게 흔들린다거나 허리에 부담이 가서는, 제대로 섹스에 몰입하기 힘들다.

**NO**
… 푹신푹신한 침대 위에서는 이 체위를 시도하지 마라. 격렬한 피스톤 운동을 하려면 바닥이 단단하게 받쳐줘야 한다. 따라서 침대가 너무 푹신거린다면, 장소를 바닥으로 옮기는 것이 좋다.

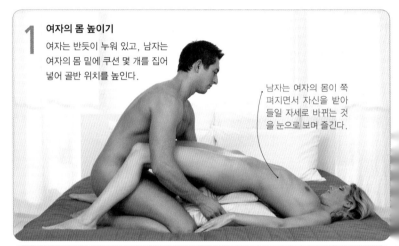

**1 여자의 몸 높이기**
여자는 반듯이 누워 있고, 남자는 여자의 몸 밑에 쿠션 몇 개를 집어넣어 골반 위치를 높인다.

남자는 여자의 몸이 쭉 펴지면서 자신을 받아들일 자세로 바뀌는 것을 눈으로 보며 즐긴다.

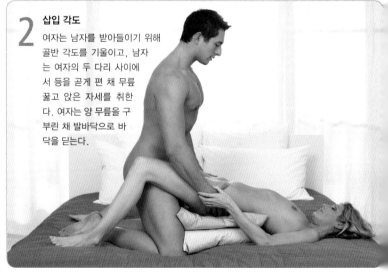

**2 삽입 각도**
여자는 남자를 받아들이기 위해 골반 각도를 기울이고, 남자는 여자의 두 다리 사이에서 등을 곧게 편 채 무릎 꿇고 앉은 자세를 취한다. 여자는 양 무릎을 구부린 채 발바닥으로 바닥을 딛는다.

---

"남편은 아내의 엉덩이 밑에 베개나 패드 같은 걸 깔아 엉덩이 부분을 높이기도 하는데……
이는 아주 '고상한' 체위로 두 사람 모두 아주 큰 쾌감을 맛보게 된다." 아낭가랑가

## 한 걸음 더

**짜릿한 터치**

남자는 여자 가슴 일대의 민감한 부분들을 애무한다. 격렬한 피스톤 운동으로 클리토리스를 자극하며 이런 애무까지 곁들이면 여자는 그야말로 미칠 지경이 된다.

**3 깊은 삽입**

남자는 페니스를 여자의 질 깊숙이 삽입하면서 상체를 앞으로 숙이며, 그런 다음 두 사람은 피스톤 운동에 돌입한다.

서서히 몸이 달아오를 때, 남자가 여자 입술 사이로 손가락을 밀어넣고 여자가 그 손가락을 빨 수도 있다.

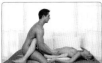
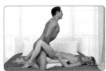
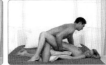
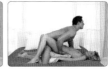

# 제10 체위

☆ ☆ ☆ ☆ ☆ **카마수트라 쾌감도**

질풍노도 같은 섹스를 하고 싶다거나 수면 아래 부글거리는 뜨거운 성적 욕구가 있다면 이 체위를 써보라. 함께 침대에 몸을 던져 서로 격하게 부딪치면서 모든 성적 욕구를 해소하는 데 아주 그만인 체위다.

## 어떤 장점이 있나?

- 아무 제약 없이 마음껏 피스톤 운동을 할 수 있는 강렬한 체위로, 두 사람 모두 자유롭게 섹스에 임할 수 있다.
- 긴장을 푸는 데 아주 좋은 체위다. 좌절감을 느끼고 있거나 감정이 아주 예민할 때 격렬한 섹스는 스트레스 해소에 아주 그만이다.
- 침대 머리맡 나무판이 몸을 받쳐주고 충격도 흡수해주어, 두 사람은 원하는 대로 마음껏 움직일 수 있다.
- 이 체위에서는 두 사람이 함께 창의적인 피스톤 운동 방법을 찾아볼 수도 있다.
- 절정에 이른 뒤에는 남자가 여자 몸 옆으로 내려가 서로 포옹을 한 채, 온몸에 있는 열정과 에너지를 활활 태웠다는 만족감을 나눌 수 있다.

> **YES**
> ... 섹스를 내면에 잠재된 어둡고 강렬한 감정들을 표현하는 방법으로 활용하라. 파트너에게 불같이 화를 내면서 비판을 퍼부으라는 뜻이 아니다. 격렬한 움직임을 통해 서로의 몸을 내 것으로 만들고 신음소리든 야한 말이든 많은 소리를 내라는 것이다.
>
> **NO**
> ... 이 체위가 너무 격렬해 부담스럽다면 굳이 시도할 필요는 없다. 그럴 때는 두 번째 장(30~107쪽)에 나와 있는 로맨틱하면서도 은밀한 섹스 체위들을 쓰도록 하라.

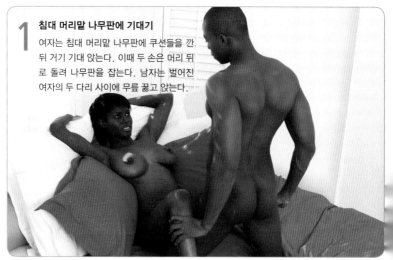

**1 침대 머리맡 나무판에 기대기**
여자는 침대 머리맡 나무판에 쿠션들을 깐 뒤 거기 기대 앉는다. 이때 두 손은 머리 뒤로 돌려 나무판을 잡는다. 남자는 벌어진 여자의 두 다리 사이에 무릎 꿇고 앉는다.

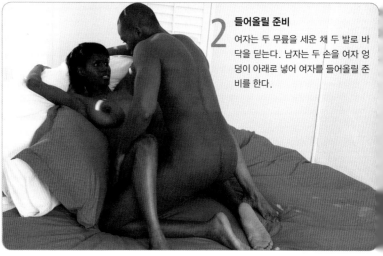

**2 들어올릴 준비**
여자는 두 무릎을 세운 채 두 발로 바닥을 딛는다. 남자는 두 손을 여자 엉덩이 아래로 넣어 여자를 들어올릴 준비를 한다.

> "숫양 두 마리가 뿔을 들이받으며 싸우듯, 또는 두 레슬러가 서로 뒤엉켜 싸우듯 그렇게 격한 섹스를 할 때 만족감을 느끼는 연인들도 있다." 카마수트라

**3 두 손 맞잡기**
남자는 무릎을 꿇은 자세로 여자를 끌어올
린 뒤 페니스를 삽입한다. 그런 다음 여자
쪽으로 몸을 숙이면서 여자의 머리 위쪽에
있는 두 손을 맞잡는다.

**한 걸음 더**

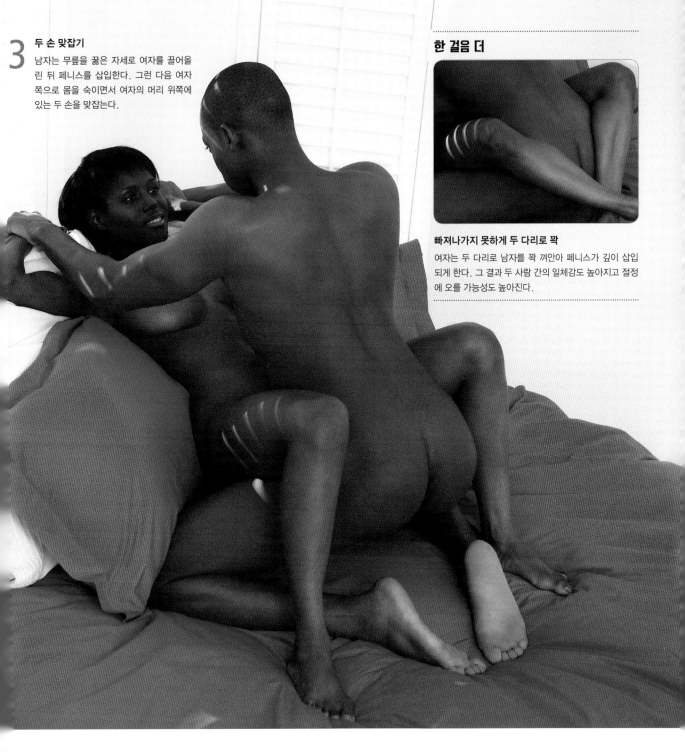

**빠져나가지 못하게 두 다리로 꽉**
여자는 두 다리로 남자를 꽉 껴안아 페니스가 깊이 삽입
되게 한다. 그 결과 두 사람 간의 일체감도 높아지고 절정
에 오를 가능성도 높아진다.

# '쫙 벌린' 체위

☆☆☆☆☆ **카마수트라 쾌감도**

'쫙 벌린'이란 말이 에로틱하지 않을 수도 있겠지만, 여자가 두 다리를 활짝 벌리고 유혹하는 자세로 엉덩이를 높이 밀어올리는 이 자세에서 두 사람은 깊은 삽입감과 충만감 넘치는 섹스를 맛볼 수 있다. 또한 이 체위에서 여자는 팽팽하고 섹시한 느낌을, 남자는 여자를 지배한다는 느낌을 맛볼 수 있다.

## 어떤 장점이 있나?

- 남자는 여자의 허리 부분을 잡아 가까이 잡아당길 수 있다. 또한 여자의 두 허벅지가 꽉 조이는 느낌을 맛볼 수 있다.
- 여자는 몸이 뜨겁게 달아오를 때 손을 뻗어 남자의 얼굴을 만지거나 머리카락을 잡을 수도 있다.
- 여자는 바닥을 디딘 두 발을 버팀대 삼아 엉덩이를 움직여 남자의 피스톤 운동에 도움을 줄 수도 있다.
- 남자는 그대로 여자 속에 빠져 들어가는 듯한 짜릿함을 맛볼 수 있다.
- 여자는 등을 활처럼 휘어 가슴 부위를 위로 밀어올릴 수도 있다. 그러면 여자의 몸이 아주 섹시하고 매력적으로 보이게 되어, 남자의 눈을 즐겁게 해줄 수 있다.

**YES**
… 여자는 섹스 중에 윗몸을 일으켜 남자의 무릎 위에 똑바로 앉은 자세로 남자를 포옹할 수도 있다. 이때 남자의 입술에 뜨거운 키스를 퍼부으며 엉덩이를 움직여 페니스의 발기 상태가 유지되도록 한다.

**NO**
… 이 체위에서 별 다섯 개의 만족도를 느끼지 못한다 해서 신경 쓸 필요는 없다. 여자의 두 다리가 벌어져 질이 넓어진 상태이기 때문에, 여자는 질 안에 페니스가 꽉 차는 느낌이 덜하고 남자는 여자의 질이 페니스를 꽉 조여주는 느낌이 덜할 수밖에 없다.

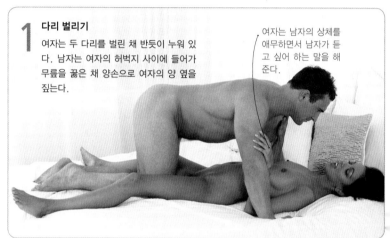

**1 다리 벌리기**
여자는 두 다리를 벌린 채 반듯이 누워 있다. 남자는 여자의 허벅지 사이에 들어가 무릎을 꿇은 채 양손으로 여자의 양 옆을 짚는다.

여자는 남자의 상체를 애무하면서 남자가 듣고 싶어 하는 말을 해준다.

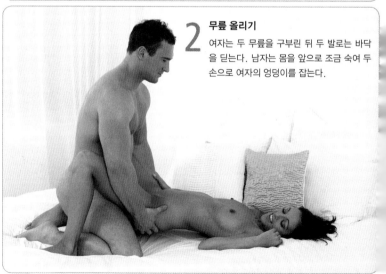

**2 무릎 올리기**
여자는 두 무릎을 구부린 뒤 두 발로는 바닥을 딛는다. 남자는 몸을 앞으로 조금 숙여 두 손으로 여자의 엉덩이를 잡는다.

"여자들은 자신이 속한 계급과 개인적 기질에 따라 섹스 취향이 크게 다르다." 아낭가랑가

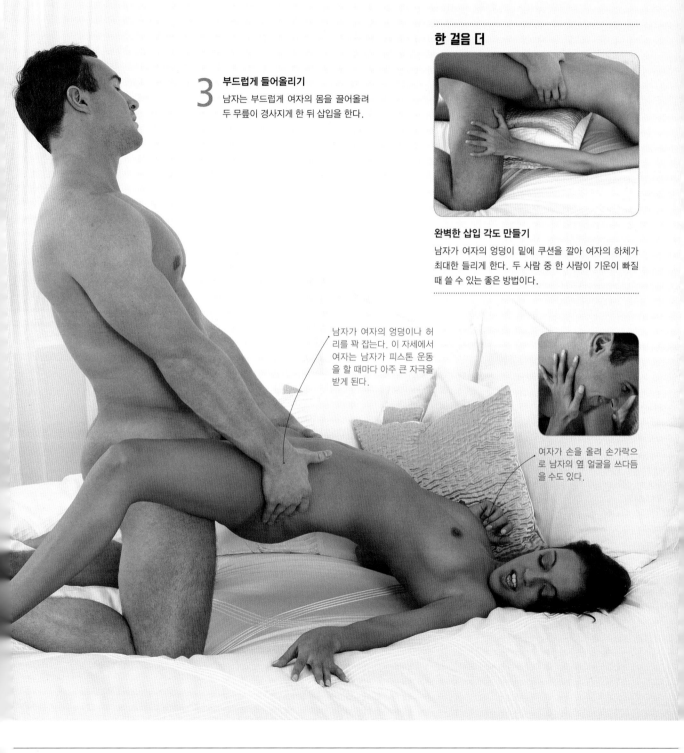

**3** 부드럽게 들어올리기
남자는 부드럽게 여자의 몸을 끌어올려
두 무릎이 경사지게 한 뒤 삽입을 한다.

**완벽한 삽입 각도 만들기**
남자가 여자의 엉덩이 밑에 쿠션을 깔아 여자의 하체가
최대한 들리게 한다. 두 사람 중 한 사람이 기운이 빠질
때 쓸 수 있는 좋은 방법이다.

남자가 여자의 엉덩이나 허
리를 꽉 잡는다. 이 자세에서
여자는 남자가 피스톤 운동
을 할 때마다 아주 큰 자극을
받게 된다.

여자가 손을 올려 손가락으
로 남자의 옆 얼굴을 쓰다듬
을 수도 있다.

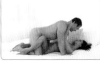
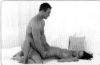
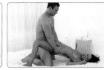
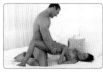

# '오르가슴에 이르는 역할 전환' 체위

☆ ☆ ☆ ☆ ☆ **카마수트라 쾌감도**

남자가 더 이상 힘을 쓰기 힘든 상황에서는 여자가 위로 올라가는 체위가 권장된다. 그럴 때는 남자가 완전히 곤죽처럼 늘어질 때까지 기다릴 필요 없이 여자가 곧바로 이 체위를 쓰면 된다. 언제든 원할 때 여자가 남자 위로 올라가면 되는 것이다.

## 어떤 장점이 있나?

- 여자는 원하는 대로 섹스를 끌어갈 수 있다. 페니스가 삽입된 상태에서 자신의 클리토리스를 만지며 자위행위를 할 수도 있고, 쪼그려 앉아 엉덩이를 올렸다 내렸다 하거나 빙빙 돌릴 수도 있고, 움직이지 않고 가만히 앉아 삽입감을 음미할 수도 있다.
- 남자는 가만히 누워 여자에게 모든 걸 맡긴 채 희열을 맛보면 된다.
- 여자가 허벅지 힘이 좋다면, 남자의 페니스 끝부분만 삽입된 상태에서 살짝살짝 피스톤 운동을 하다가 페니스 전체가 삽입되게 내려앉는 식으로 움직일 수도 있다.
- 남자는 여자가 위에서 온몸을 비틀며 엉덩이를 휘젓는 에로틱한 모습을 그대로 지켜볼 수 있고, 여자는 남자 대신 섹스를 주도한다는 짜릿한 기쁨을 느낄 수 있다.

**YES**
… 남자는 여자가 섹스를 주도하는 동안 편히 누워 있으면 된다. 여자가 대신 피스톤 운동을 하고 있으므로, 남자는 그저 수동적인 역할에 충실하면 된다.

**NO**
… 여자가 페니스 끝부분만 삽입된 상태에서 살짝살짝 피스톤 운동을 하려면 허벅지 근육을 상당히 많이 써야 한다. 필요할 때 남자가 도움의 손길을 내밀어야 한다는 걸 잊지 마라. 여자의 엉덩이를 두 손으로 떠받쳐주는 식으로 도와줄 수도 있을 것이다.

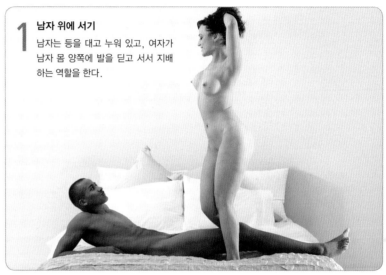

**1 남자 위에 서기**
남자는 등을 대고 누워 있고, 여자가 남자 몸 양쪽에 발을 딛고 서서 지배하는 역할을 한다.

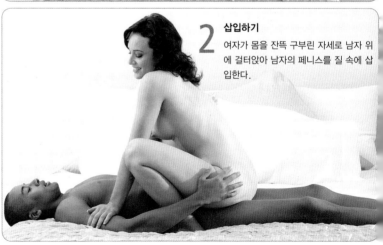

**2 삽입하기**
여자가 몸을 잔뜩 구부린 자세로 남자 위에 걸터앉아 남자의 페니스를 질 속에 삽입한다.

"여자가 허리를 돌리면 남자를 즐겁게 해줄 수 있을 뿐 아니라 자신도 큰 만족감을 맛볼 수 있다." 아낭가랑가

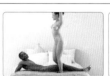

## 한 걸음 더

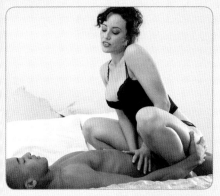

**애간장 녹이는 촉감**
여자가 평상복을 벗어 던진 뒤 아주 섹시한 옷으로 갈아
입으면 한층 더 에로틱한 밤을 보낼 수 있을 것이다.

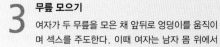

**3 무릎 모으기**
여자가 두 무릎을 모은 채 앞뒤로 엉덩이를 움직이
며 섹스를 주도한다. 이때 여자는 남자 몸 위에서
앞으로 숙이거나 뒤로 젖힌 상태에서 양손으로 바
닥을 짚어 몸의 균형을 유지한다.

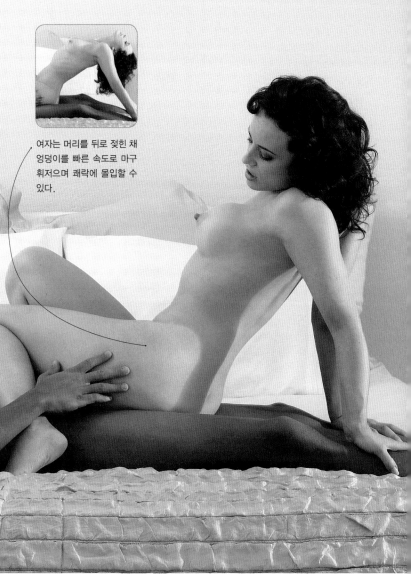

여자는 머리를 뒤로 젖힌 채
엉덩이를 빠른 속도로 마구
휘저으며 쾌락에 몰입할 수
있다.

 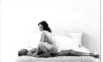 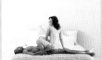 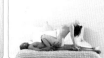 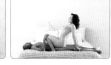 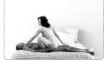

# '180도 몸 돌리기' 체위

이 체위는 〈카마수트라〉 명예의 전당에 올릴 만한 대표적인 체위다. 이 체위를 적어도 한 번은 제대로 써보지 않고서는(또는 시도하지 않고서는), 〈카마수트라〉 전문가라고 자처할 수 없다. 이 체위는 일반적인 남성 상위 체위에서 시작된다. 여기까지는 별 어려움이 없다. 그런데 도중에 남자가 180도 몸을 돌려 남자의 입이 여자의 발가락 있는 쪽으로 가게 해야 한다. 제대로 하려면, 남자가 몸을 돌릴 때 페니스가 여자의 질에서 빠지지 않고 그대로 삽입되어 있어야 한다.

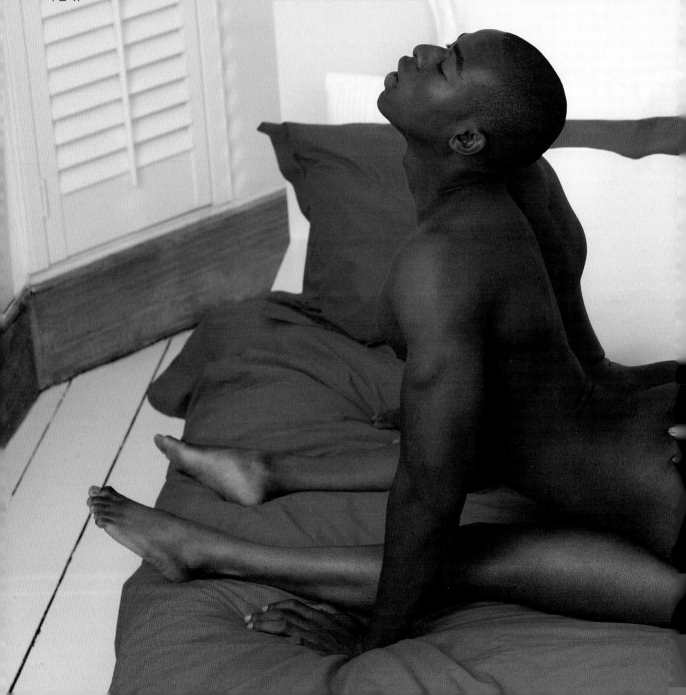

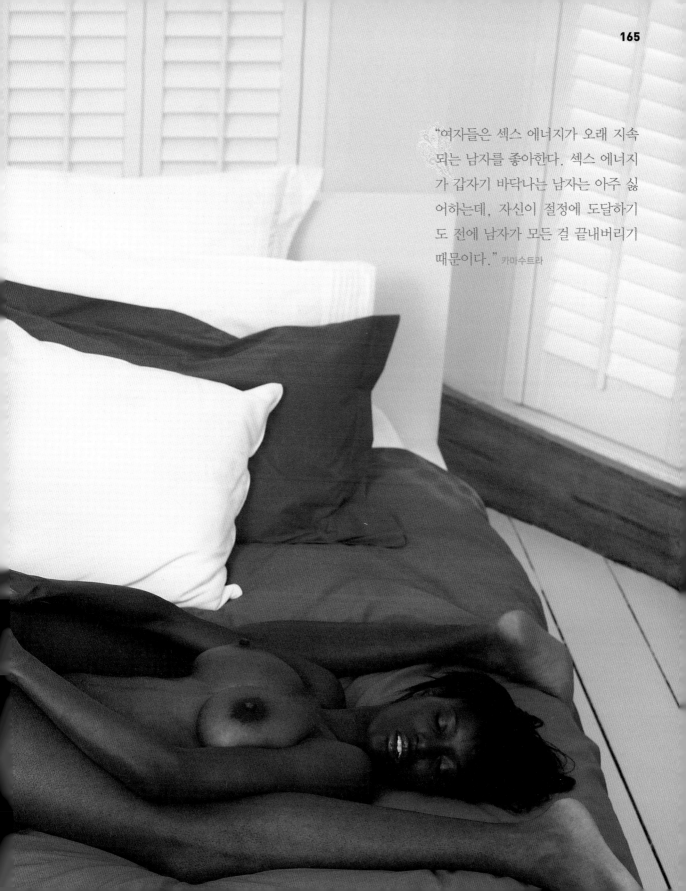

"여자들은 섹스 에너지가 오래 지속되는 남자를 좋아한다. 섹스 에너지가 갑자기 바닥나는 남자는 아주 싫어하는데, 자신이 절정에 도달하기도 전에 남자가 모든 걸 끝내버리기 때문이다." 카마수트라

# '180도 몸 돌리기' 체위

☆☆☆☆ **카마수트라 쾌감도**

## 어떤 장점이 있나?

- 후에 자랑삼아 얘기할 만한 전혀 새로운 체위 중 하나다.
- 이 체위를 성공하려면 남자의 페니스가 계속 발기되어 있어야 하는데, 여자는 어떤 동작이 아니라 외설스러운 말로 그 일에 일조할 수 있다.
- 이 체위에서 두 사람은 전혀 새로운 삽입 각도와 그 짜릿한 자극을 발견할 수 있다.
- 이 체위에서는 남자의 페니스와 귀두가 여자의 질벽 옆쪽을 자극하게 된다(대부분의 전통적인 섹스에서는 질벽의 앞쪽이나 뒤쪽을 자극한다).
- 180도를 완전히 도는 데 성공할 경우, 남자는 여자에게 그 비슷한 체위를 시도해보자고 말할 자격이 생긴다.

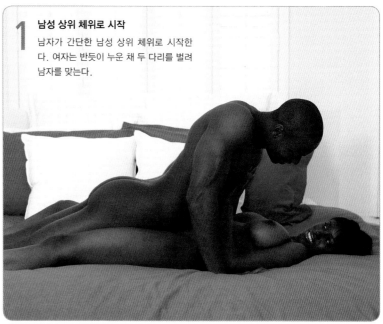

**1 남성 상위 체위로 시작**
남자가 간단한 남성 상위 체위로 시작한다. 여자는 반듯이 누운 채 두 다리를 벌려 남자를 맞는다.

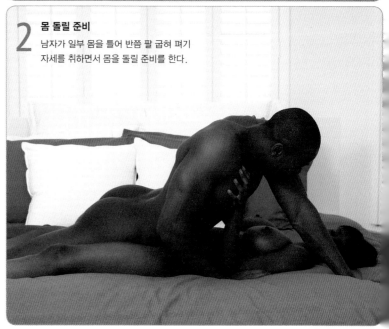

**2 몸 돌릴 준비**
남자가 일부 몸을 틀어 반쯤 팔 굽혀 펴기 자세를 취하면서 몸을 돌릴 준비를 한다.

**YES**
… 남자가 이 체위 여행에 나서기 전에 먼저 갖춰야 할 것이 두 가지 있다. 하나는 부드럽게 몸을 돌릴 수 있도록 해줄 윤활유이고 다른 하나는 지속적으로 발기 상태를 유지(전희 단계에서 여자가 입으로 오럴 섹스를 많이 해주면 도움이 된다)하는 것이다. 여자는 남자 밑에서 질 근육으로 페니스를 꽉꽉 조여주고 야한 말을 하는 걸로 지원사격을 해줄 수 있다.

**NO**
… 침대 밖으로 떨어지는 일이 있어선 안 될 것이다. 침대가 킹 사이즈가 아닐 경우 가장 안전한 방법은 바닥으로 내려가는 것이다. 바닥에 부드러운 담요와 쿠션을 깔고, 몸 돌리기 동작에 들어가기에 앞서 '사랑을 나누는 두 제비' 체위에서 서로 오랜 시간 애무를 하도록 하라.

"남자가 자신의 뒷부분이 여자 얼굴 쪽으로 가게 몸을 돌리고 여자가 남자의 뒷부분을 애무할 때, 이를 '180도 돌리기' 체위라 한다. 반복된 연습을 통해서만 제대로 할 수 있는 체위다." 카마수트라

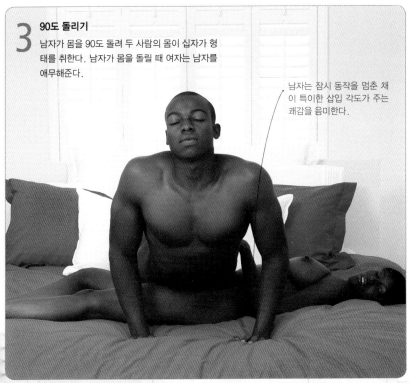

**3  90도 돌리기**

남자가 몸을 90도 돌려 두 사람의 몸이 십자가 형태를 취한다. 남자가 몸을 돌릴 때 여자는 남자를 애무해준다.

남자는 잠시 동작을 멈춘 채 이 특이한 삽입 각도가 주는 쾌감을 음미한다.

**한 걸음 더**

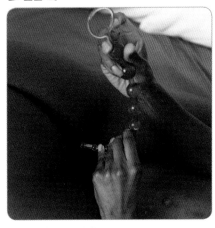

**남자를 위한 애널 서비스**

남자가 완전히 180도 몸을 돌리는 걸 끝낼 경우, 여자가 남자의 애널을 자극하는 서비스를 해줄 수도 있다. 손가락을 사용해도 좋고 아니면 실험 삼아 조그만 구슬이 목걸이처럼 달린 애널 구슬 같은 걸 사용할 수도 있다.

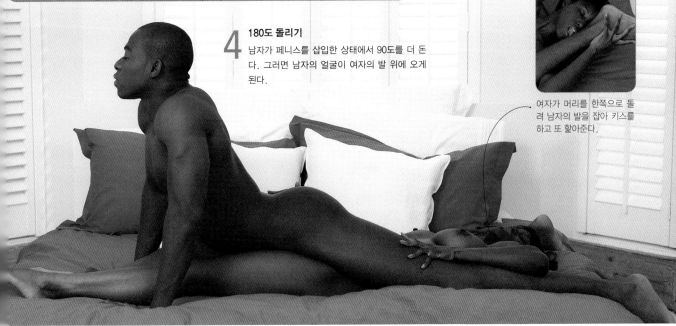

**4  180도 돌리기**

남자가 페니스를 삽입한 상태에서 90도를 더 돈다. 그러면 남자의 얼굴이 여자의 발 위에 오게 된다.

여자가 머리를 한쪽으로 돌려 남자의 발을 잡아 키스를 하고 또 핥아준다.

**마음이 내킨다면 다음 체위들도 시도해보라.**

- 여자가 위에 올라가 주도권을 쥐는 '위에서 도는' 체위(230쪽 참조)
- 〈카마수트라〉 전문가가 되기 위해 도전해봐야 하는 또 다른 체위인 '연꽃 모양' 체위(196쪽 참조)

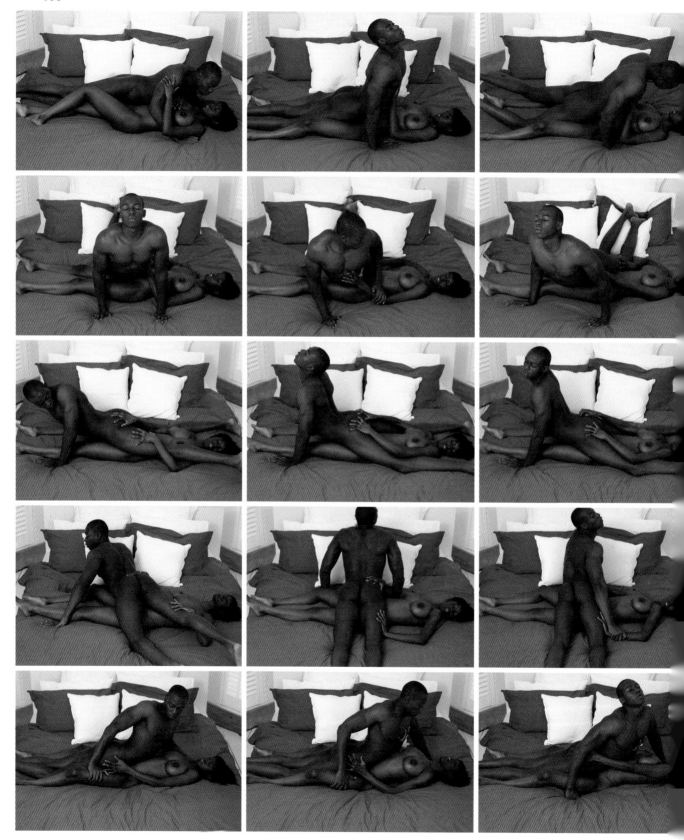

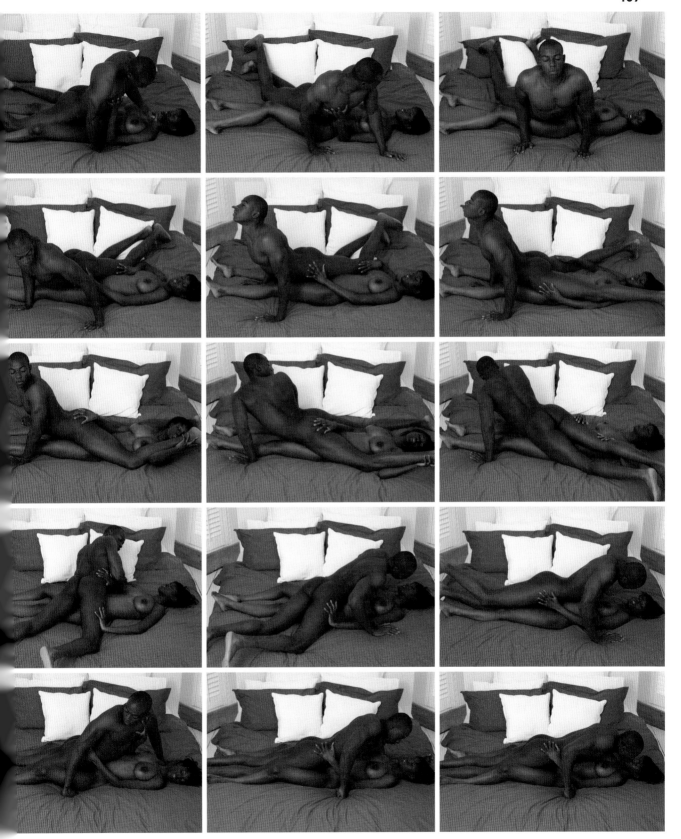

# '두 발 들어올리기' 체위

☆ ☆ ☆ **카마수트라 쾌감도**

이 체위는 여자가 발을 들어올리고 싶어 할 때 쓰면 이상적이다. 여자의 몸이 유연하다면, 별로 어렵지 않게 편히 소화할 수 있는 체위다. 그리고 약간 가학적인 섹스를 해보고 싶을 경우, 단 두어 가지 섹스 액세서리만으로도 점잖은 분위기에서 타락한 분위기로 바꿀 수 있다.

## 어떤 장점이 있나?

- 남자가 깊숙이 삽입을 한 뒤 조금씩만 넣었다 뺐다를 반복하면 두 사람 모두 극도의 흥분 상태에 들어가게 된다.
- 여자가 '잘못'을 했다면, 남자가 여자의 두 발을 꼼짝 못하게 해 '벌'을 줄 수도 있다.
- 남자는 여자의 종아리를 들고 키스를 하거나 물 수도 있다.
- 남자는 여자의 두 다리를 감상하다가 얼굴을 마주 보며 뜨거운 키스를 할 수도 있다.
- 여자가 두 다리를 붙이면 두 사람 모두 뻑뻑한 삽입감을 맛볼 수 있다. 그러니까 여자는 질에 페니스가 꽉 차는 느낌을, 그리고 남자는 여자의 질이 페니스를 꽉 조이는 느낌을 맛볼 수 있는 것이다. 여자가 질 근육을 움직여 리드미컬하게 남자의 페니스를 조이면 그런 느낌이 더 커질 것이다

> **YES**
> … 남자는 두 손으로 천천히 여자의 허벅지부터 가슴 사이를 오가며 애무하면서 그 부드러운 느낌을 음미할 수도 있다. 여자의 몸에 마사지 오일을 바른다면 그 느낌이 훨씬 더 부드러워질 것이다.
>
> **no**
> … 여자의 클리토리스를 자극하는 걸 소홀히 하지 마라. 이 체위에서는 여자의 클리토리스가 잘 노출되지 않아 간접적인 자극만 받게 된다. 이 경우 여자가 두 다리를 남자의 양 어깨에 따로 올려 남자가 좀 더 쉽게 클리토리스를 만질 수 있게 해주는 것이 한 가지 해결책이다.

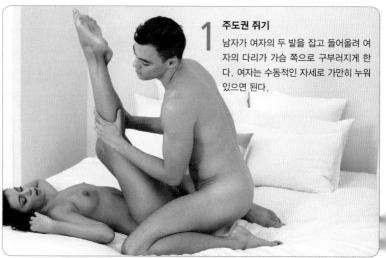

**1 주도권 쥐기**
남자가 여자의 두 발을 잡고 들어올려 여자의 다리가 가슴 쪽으로 구부러지게 한다. 여자는 수동적인 자세로 가만히 누워 있으면 된다.

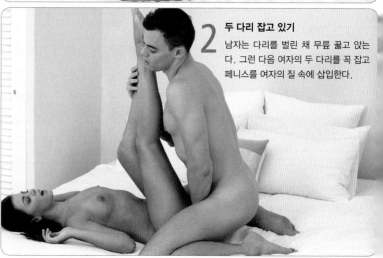

**2 두 다리 잡고 있기**
남자는 다리를 벌린 채 무릎 꿇고 앉는다. 그런 다음 여자의 두 다리를 꼭 잡고 페니스를 여자의 질 속에 삽입한다.

"여성은 과일과 같아서, 손으로 문질러주어야만 향기가 난다." 향원

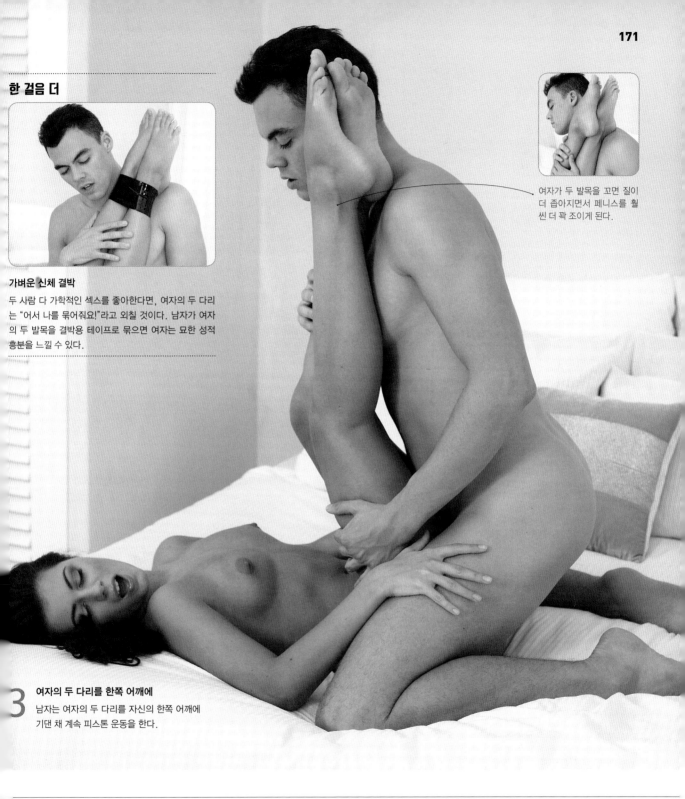

한 걸음 더

**가벼운 신체 결박**
두 사람 다 가학적인 섹스를 좋아한다면, 여자의 두 다리
는 "어서 나를 묶어줘요!"라고 외칠 것이다. 남자가 여자
의 두 발목을 결박용 테이프로 묶으면 여자는 묘한 성적
흥분을 느낄 수 있다.

여자가 두 발목을 꼬면 질이
더 좁아지면서 페니스를 훨
씬 더 꽉 조이게 된다.

**3** **여자의 두 다리를 한쪽 어깨에**
남자는 여자의 두 다리를 자신의 한쪽 어깨에
기댄 채 계속 피스톤 운동을 한다.

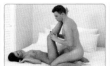
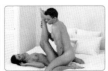
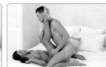
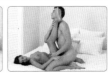

# '유혹하는 자' 체위

☆ ☆ ☆  **카마수트라 쾌감도**

이 에로틱한 체위에서는 남자가 순진한 파트너의 처녀성을 유린하는 바람둥이 역을 맡게 된다. 자신의 역할에 최대한 충실하도록 하라. 물론 여자는 순진한 처녀 역할을 맡는다. 남자가 달콤한 포도주와 초콜릿으로 여자를 유혹해 침대로 데려가 자기 성욕을 채우는 것이다.

## 어떤 장점이 있나?

- 남자는 최대한 오래 얼굴을 마주 보며 뜨거운 눈빛을 교환하면서 두 손이나 페니스를 이용해 여자를 오르가슴으로 이끌 수 있다.
- 여자는 남자 입에 자신의 손가락을 넣어 남자를 더 달아오르게 만들 수도 있다.
- 남자의 경우, 깊은 삽입을 원한다면 여자의 두 다리를 들어 자신의 어깨 위로 올리기만 하면 된다.
- 남자는 자신의 몸은 움직이지 않은 채 두 손으로 여자의 몸을 잡아 천천히 밀었다 당겼다 하면서 피스톤 운동을 할 수도 있다. 그리고 좀 더 오래 즐기고 싶다면 여자의 클리토리스를 애무하는 걸 중단해야 한다.
- 남자는 빠르게 움직일 수도 있지만, 너무 빨리 움직이지 않아야 원하는 순간까지 사정을 미룬 채 섹스를 즐길 수 있다.

**YES**
… 여자가 두 다리로 남자의 몸을 바짝 끌어당기면, 남자는 최대한 깊이 삽입하고 있다는 느낌을 받게 된다. 그리고 엉덩이를 움찔움찔거리고 마구 흔들어댄다면 남자는 더 큰 쾌감을 느끼게 될 것이다

**NO**
… 시간에 쫓기는 일이 있거나 당장 섹스를 하고 싶어 미칠 지경일 때는 이 체위를 쓰지 않는 게 좋다. 이 체위는 아주 화끈하고 에로틱하지만, 가장 빨리 절정에 도달할 수 있는 체위는 아니기 때문이다.

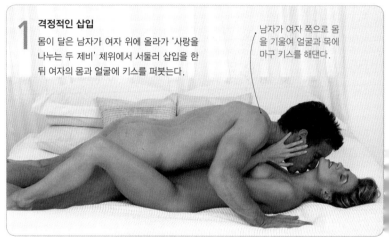

**1 격정적인 삽입**
몸이 단 남자가 여자 위에 올라가 '사랑을 나누는 두 제비' 체위에서 서둘러 삽입을 한 뒤 여자의 몸과 얼굴에 키스를 퍼붓는다.

남자가 여자 쪽으로 몸을 기울여 얼굴과 목에 마구 키스를 해댄다.

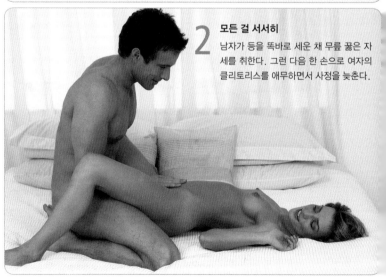

**2 모든 걸 서서히**
남자가 등을 똑바로 세운 채 무릎 꿇은 자세를 취한다. 그런 다음 한 손으로 여자의 클리토리스를 애무하면서 사정을 늦춘다.

"여자는 등을 대고 누워 있고 남자는 여자의 다리 사이에 앉는다. 남자가 여자의 허벅지를 들어올린 뒤 넓게 벌리고 여자는 두 다리로 남자의 허리를 감싼다." 향원

## 한 걸음 더

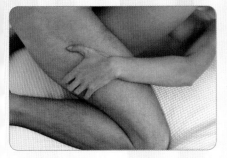

**허벅지 조이기**

여자는 허벅지로 남자를 꽉 조인 상태에서 두 손으로 자신의 흥분 상태를 남자에게 전한다. 그러면서 남자의 피스톤 운동에 맞춰 온몸을 움직인다.

**3 마지막 절정을 향해**

남자가 절정을 향해 달려가는 동안, 여자는 두 허벅지로 남자를 감싼 뒤 등 뒤에서 두 발목을 꼰다.

남자는 피스톤 운동을 하면서 동시에 엉덩이를 좌우로 움직여 여자 질 속의 모든 성감대를 자극한다.

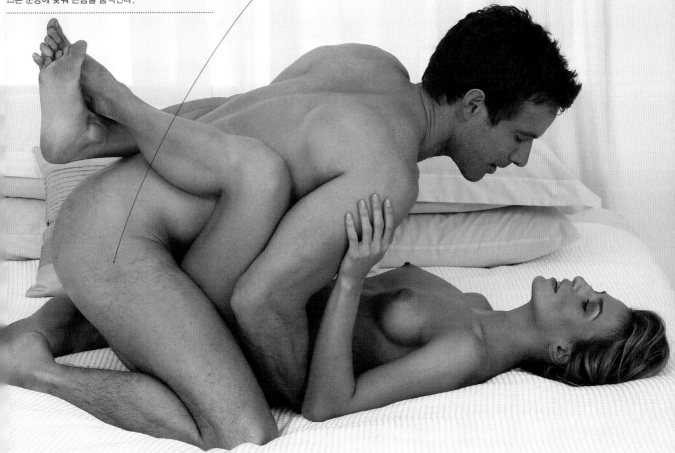

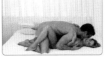
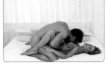
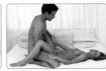
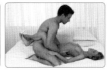
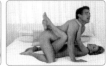

# 다양한 섹스 즐기기

고대 성전들은 연인이 있는 사람들이 낯선 사람의 품에 뛰어드는 건 '다양한 쾌락'을 즐기고 싶어 하기 때문이라고 말한다. 그러니 두 사람의 관계가 너무 익숙하고 단조로워질 때까지 가만히 있지 말고, 어떻게든 새로운 섹스를 해볼 수 있는 기회를 만들어 늘 불꽃 튀는 성적 긴장감이 감돌도록 하라.

매일매일 서로를 보면서도 밤에는 실제 상대방 얼굴도 못 본 채 함께 잠드는 연인들도 있다. 그러나 다양한 섹스를 시도하다 보면, 파트너의 얼굴을 보지 않을 수 없을 뿐 아니라 두 사람이 서로 판타지나 페티시즘(이상 성욕)도 갖게 되고 또 서로를 갖고 싶어 군침을 흘리게 된다.

**보여주기** 팬티도 입지 않은 채 몸을 앞으로 숙인다든지 개 목걸이만 한 채 벌거벗은 몸으로 식사 서빙을 한다든지 하는 건 노출증 환자들이 하는 행동이다. 당신이 자신을 노출증 환자로 보지 않는다 해도, 다음 팁들은 당신에게 유용할 것이다.

- 당신의 장점을 극대화하라. 만일 다리가 멋지다면, 스타킹과 가터벨트로 그 멋진 다리를 최대한 강조하는 것이다.
- 스트립쇼를 해보라. 자신이 좋아하는 음악을 틀어놓고 한다면 자신감도 더 커질 것이다.
- 랩 댄스(무릎에 앉아 추는 선정적인 춤)를 추어 파트너의 애간장을 녹여보라.
- 평소 성적인 자신감을 발산하고 연인을 향해 틈나는 대로 짓궂은 미소를 날리도록 하라.

**액세서리 이용** 섹스 토이를 부정적으로 생각하고 있다면, 그 생각을 바꿔보라. 때론 목걸이 모양의 애널 구슬이나 G 스폿을 자극하는 딜도 같은 섹스 토이가 정신 잃을 정도로 짜릿한 오르가슴을 안겨준다(애널 섹스에 쓰는 섹스 토이는 안으로 쑥 들어가버리는 일이 없게 끝 부분이 처리되어 있어야 한다). 〈카마수트라〉에서도 액세서리를 이용한 섹스를 어느 정도 권장하고 있다. 남자의 경우, 페니스 링(여성의 질을 자극하기 위해 페니스에 끼는 링)을 끼거나 아니면 아예 페니스 주변에 작은 구멍을 내 그 안에 실리콘 같은 물질을 집어넣을 수도 있다.

섹스 토이를 즐기는 비결은 함께 사용하고, 맛있는 음식에 양념을 추가하듯 두 사람의 섹스 생활에 추가하는 것이다. 섹스 토이는 신중하게 구입하고 아주 드물게 사용해야 한다. 섹스 토이는 섹스를 좌지우지하기보다는 섹스에 도움을 주기 위해 있는 것이라는 점을 명심하자.

**바이브레이터 이용** 섹스 토이 특히 바이브레이터를 사용하는 것은 과학적인 방법으로 정확히 클리토리스나 G 스폿 등을 자극해줄 수 있고, 지치지도 않으며, 또 그 어떤 것보다 강렬한 쾌감을 줄 수 있기 때문일 것이다. 그 이유가 무엇이든, 바이브레이터를 사용하게 되면 섹스를 하다가 연신 "오, 세상에!"를 연발하게 될 것이다. 바이브레이터를 처음 사용하는 사람이라면 꼭 필요한 기능만 있는 단순한 바이브레이터를 사는 것이 좋다. 그걸 이용해 여자의 성감대는 물론 남자의 성감대도 자극할 수 있다.

**침실 외 다른 곳에서의 섹스** 가장 기억에 남는 섹스들을 돌이켜보면, 공원 벤치, 달빛 비치는 해변, 구내식당, 주차장, 아니면 산, 아마 거의 다 침실 밖에서 가졌던 섹스들일 것이다. 당신 자신의 생활방식으로는 침실 외 장소나 이국적인 장소에서 섹스를 한다는 건 쉽지 않을 수도 있겠지만, 당신의 섹스 생활에 '침실에서의 섹스 금지' 원칙을 추가하는 정도는 가능할 것이다. 창의적으로 생각해보라.

**정신적 일탈** 가끔은 섹스 중에 성격을 바꿔보는 것도 좋다. 그럴 때는 롤 플레이를 하는 게 아주 그만이다. 거칠게 남자를 지배하는 여성이 되어본다거나, 겁먹은 강아지처럼 순종하는 남자가 되어보는 것이다. 평소의 자기 모습을 벗어던지는 것이기 때문에, 파트너에게 평소와는 전혀 다른 방식으로 말할 수 있으며 무엇보다 평소에 해보지 못한 전혀 다른 스타일의 섹스를 해볼 수 있다. 롤 플레이를 한다고 해서 복잡한 시나리오를 짠다거나 할 필요는 전혀 없다. 그냥 평소에 입지 않던 의상을 입는 것만으로도 족하다.

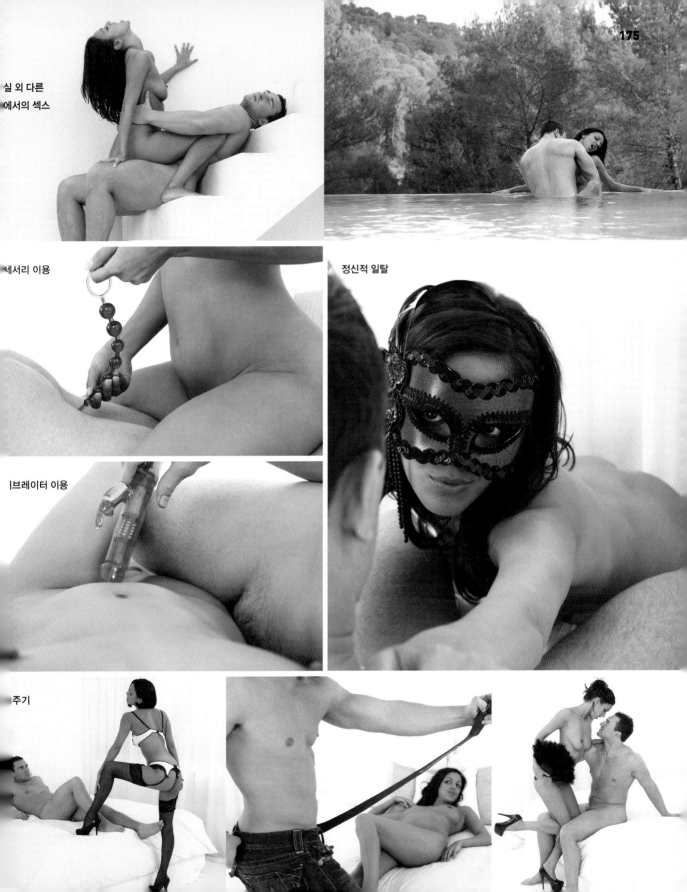

실 외 다른
에서의 섹스

네서리 이용

정신적 일탈

l브레이터 이용

주기

# '양말 신기' 체위

☆ ☆ ☆ ☆ **카마수트라 쾌감도**

이 여성 상위 체위에서는 여자의 클리토리스가 관심의 초점이다. 남자는 삽입하기에 앞서 한 손으로 페니스를 잡아 마치 바이브레이터로 자극하듯 여자의 클리토리스 주변을 자극한다. 그러다가 여자가 흥분해 몸을 비틀어대고 질이 젖어오면 페니스를 삽입해 질 안쪽을 자극한다.

## 어떤 장점이 있나?

- 만일 여자가 섹스만으로 오르가슴에 잘 오르지 못한다면, 추가 자극을 줄 수 있는 아주 이상적인 체위다. 남자가 한 손으로 페니스를 잡아 귀두를 앞뒤로 흔들어 여자의 클리토리스를 자극하는 것이다.
- 이 체위에서 남자는 오로지 여자를 즐겁게 해주는 일에만 몰두한다. 그리고 페니스를 섹스 토이처럼 이용해, 여자가 오르가슴에 오르려면 정확히 어느 정도의 속도로 어느 정도 압박을 가하면서 어떤 리듬으로 피스톤 운동을 해야 하는지를 알아낸다.
- 여자가 폭발 직전 상태에 도달하면서 남자 역시 여자와 함께 더없이 짜릿한 쾌락을 맛보게 된다. 특히 여자의 그 흥분 상태가 그대로 전해져 남자 또한 흥분하게 된다.

**YES**
… 남자는 여자의 반응을 봐가면서 움직여야 한다. 여자의 몸짓을 지켜보고 신음소리에 귀 기울여 여자가 얼마나 오르가슴에 가까이 와 있는지를 짐작해보라. 만일 여자가 원하는 게 무언지 확신이 안 선다면, 직접 물어보도록 하라. "더 세게?", "좀 더?" 등, 질문은 최대한 간단히 하는 게 좋다.

**NO**
… NASA처럼 치밀하게 하려고는 하지 마라. 여자가 부담감을 느끼게 된다. 여자를 너무 뚫어져라 지켜보는 것도 금물, 여자가 무대 공포증 같은 걸 느끼게 된다. 그냥 모든 걸 가볍게, 여자의 반응을 봐가며 하라.

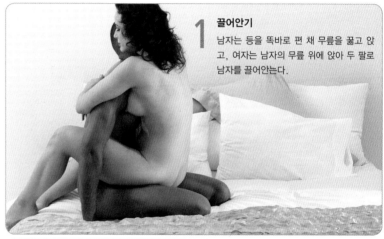

**1 끌어안기**
남자는 등을 똑바로 편 채 무릎을 꿇고 앉고, 여자는 남자의 무릎 위에 앉아 두 팔로 남자를 끌어안는다.

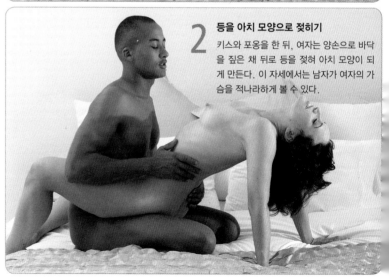

**2 등을 아치 모양으로 젖히기**
키스와 포옹을 한 뒤, 여자는 양손으로 바닥을 짚은 채 뒤로 등을 젖혀 아치 모양이 되게 만든다. 이 자세에서는 남자가 여자의 가슴을 적나라하게 볼 수 있다.

"페니스를 여자의 성기 사이에 넣고…… 그것으로 여자의 성기를 문질러주어라…… 여자에게 쾌락을 미리 맛보게 해주면, 완벽한 삽입을 할 수 있게 될 것이다." 향원

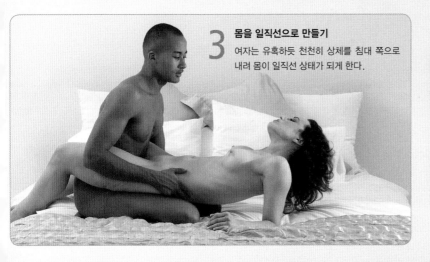

### 3 몸을 일직선으로 만들기
여자는 유혹하듯 천천히 상체를 침대 쪽으로 내려 몸이 일직선 상태가 되게 한다.

### 한 걸음 더

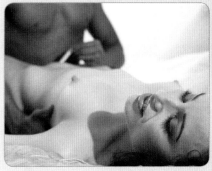

**강력한 바이브레이션**
만일 여자가 진동에 약하다면, 이 체위에서는 바이브레이터를 쓰는 것이 아주 좋다. 남자가 피스톤 운동을 하는 사이에, 두 사람 중 하나가 바이브레이터로 여자의 클리토리스를 자극하면 된다.

### 4 몸을 팽팽하게 쭉 펴기
여자는 두 팔을 머리 위로 뻗어 몸이 팽팽하게 쭉 펴지게 한다. 남자는 삽입하기에 앞서 한 손으로 페니스를 잡아 귀두로 살살 문지르고 때리고 하면서 여자의 클리토리스를 자극한다.

남자는 삽입을 한 뒤 손바닥의 볼록한 부분으로 여자의 클리토리스 부위를 리드미컬하게 문지르며 계속 자극을 준다.

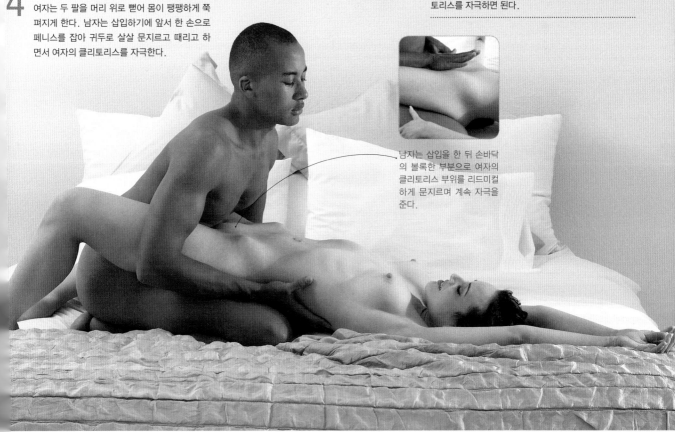

 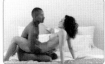 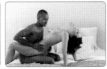 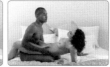 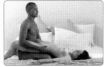 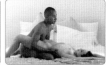

# '늦은 봄 당나귀' 체위

☆ ☆ ☆ ☆ ☆  **카마수트라 쾌감도**

당신의 섹스 생활이 너무 질서정연하고 깨끗하다고 생각된다면, 이 외설스러운 '늦은 봄 당나귀' 체위로 모든 걸 한번 헝클어뜨려보라. 워낙 원초적이고 동물적이고 외설스러운 체위라 깔끔한 매너나 로맨틱한 분위기, 정중함 이런 것들과는 거리가 멀다. 당신에게도 가끔은 그런 게 필요한지도 모른다.

## 어떤 장점이 있나?

- 아주 단순하고 원초적인 체위로, 남녀 모두 간단히 몸을 숙인 뒤 뒤에서 삽입하는 이 체위를 좋아하게 될 것이다.
- 여자는 앞으로 머리를 숙여 피가 머리로 몰리는 가운데, 뒤에서 삽입해오는 남자의 움직임에 강렬한 쾌락을 맛보게 된다.
- G 스폿이 예민한 여자의 경우, 남자의 페니스가 질벽 앞쪽을 계속 자극해 온몸이 떨릴 정도로 강렬한 G 스폿 오르가슴을 맛볼 수도 있다.
- 적절한 타이밍을 잡아 여자의 엉덩이를 찰싹찰싹 때리면, 여자는 순간순간 짜릿한 쾌감을 느낄 것이다.
- 여자는 남자가 가만히 서 있는 상태에서 두 다리를 격렬하게 흔드는 등 새로운 섹스 동작을 시도해볼 수도 있다. 짜릿한 쾌감이 온몸에 퍼져나갈 것이다.

**YES**
… 섹스 도중에 잠깐씩 쉬도록 하라. 리드미컬한 피스톤 운동이 계속되다보면 무감각해지기 쉽다. 그럴 때는 몸을 움직이지 말고 가만히 가쁜 숨을 고르면서 잠깐 쉬는 것이 좋다.

**no**
… 정중하게 부탁하는 말이나 고맙다는 말은 하지 마라. 이 체위의 콘셉트는 원초적이고 동물적인 모습을 보이는 데 있으므로, 부드러운 행동, 달콤한 말, 상대를 배려하는 세심한 말, 친밀감이 느껴지는 행동은 하지 말아야 한다.

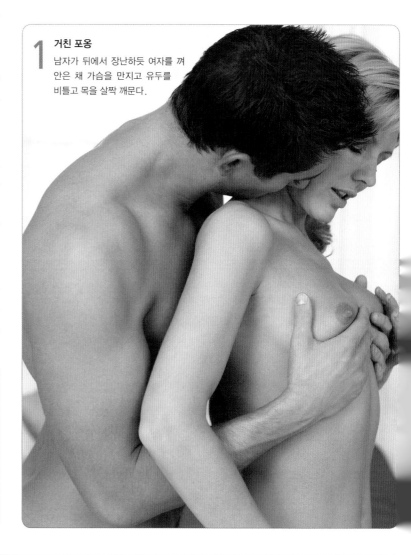

**1 거친 포옹**
남자가 뒤에서 장난하듯 여자를 껴안은 채 가슴을 만지고 유두를 비틀고 목을 살짝 깨문다.

"남자의 성기가 몸 안에 들어와 움직일 때, 여자는 가장 격렬히 남자를 사랑하게 된다." 향원

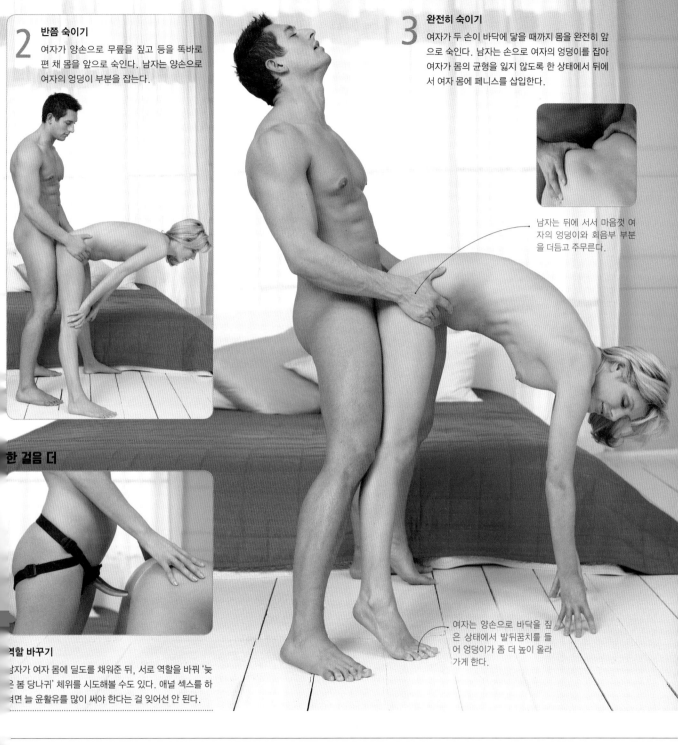

## 2 반쯤 숙이기

여자가 양손으로 무릎을 짚고 등을 똑바로 편 채 몸을 앞으로 숙인다. 남자는 양손으로 여자의 엉덩이 부분을 잡는다.

## 3 완전히 숙이기

여자가 두 손이 바닥에 닿을 때까지 몸을 완전히 앞으로 숙인다. 남자는 손으로 여자의 엉덩이를 잡아 여자가 몸의 균형을 잃지 않도록 한 상태에서 뒤에서 여자 몸에 페니스를 삽입한다.

남자는 뒤에 서서 마음껏 여자의 엉덩이와 회음부 부분을 더듬고 주무른다.

여자는 양손으로 바닥을 짚은 상태에서 발뒤꿈치를 들어 엉덩이가 좀 더 높이 올라가게 한다.

## 한 걸음 더

## 역할 바꾸기

여자가 여자 몸에 딜도를 채워준 뒤, 서로 역할을 바꿔 '늦은 봄 당나귀' 체위를 시도해볼 수도 있다. 애널 섹스를 하려면 늘 윤활유를 많이 써야 한다는 걸 잊어선 안 된다.

# '서로 뒤쪽을 보는' 체위

일명 '당신 것을 보여주면 내 것도 보여주는' 체위로, 서로 상대의 은밀한 부위를 감상할 수 있는 색다른 체위이기도 하다. 여자가 등을 돌린 자세로 남자 위에 올라앉아 있어, 남자는 고개만 들면 여자 엉덩이의 갈라진 틈을 볼 수 있다. 반면에 여자는 몸을 앞으로 숙일 경우 남자의 엉덩이와 고환은 물론 남자의 페니스가 자신의 질 속으로 들락날락하는 에로틱한 장면도 볼 수 있다.

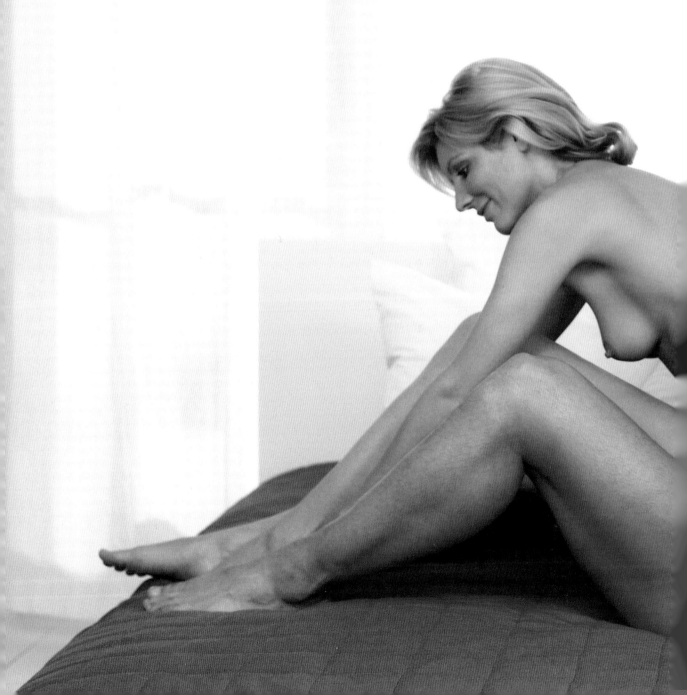

"남자가 두 다리로 여자의 몸을 꼭 잡고 여자는 앞으로 몸을 숙여 손으로 바닥을 짚는다. 이런 식으로 몸을 지탱한 상황에서 여자는 남자의 엉덩이를 볼 수 있고, 남자는 여자의 엉덩이를 볼 수 있다. 여자는 이 체위에서 편하게 움직일 수 있다." 향원

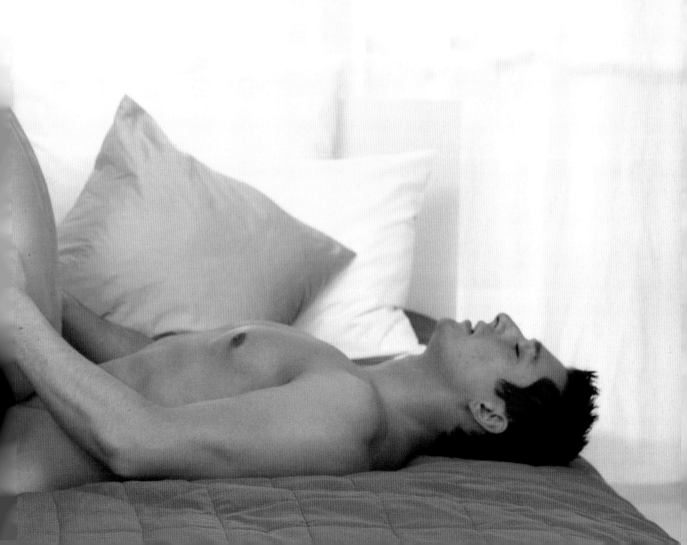

# '서로 뒤쪽을 보는' 체위

☆ ☆ ☆ ☆ **카마수트라 쾌감도**

## 어떤 장점이 있나?

- 여자가 만일 클로즈업된 포르노를 보는 걸 좋아한다면, 그런 장면을 볼 수 있는 가장 좋은 자리를 잡은 셈이다.
- 만일 두 사람 모두 클로즈업된 포르노를 보는 걸 좋아한다면, 여자가 앉은 자리에서 동영상을 촬영할 수도 있다. 나중에 그 동영상을 함께 돌려본다면, 두 사람 모두 곧 엄청 몸이 달아오르게 될 것이다.
- 남자는 자기 배 위에서 오르락내리락하는 여자의 엉덩이를 보는 것만으로도 엄청나게 흥분될 것이다.
- 여자가 남자 몸 위에 앉으면서 엉덩이가 퍼지게 되어 여자의 회음부와 남자의 복부가 뜨겁게 마찰된다.
- 남자 대신 여자가 피스톤 운동을 주도하면서 남자의 페니스 끝부분이 바로 여자의 G 스폿을 자극하게 된다.
- 이 체위에서는 두 사람이 각자 자신만의 세계에 있기 때문에, 마음껏 난잡하고 야한 생각을 할 수도 있다.

> **YES**
> … 편하게 페니스를 삽입하라. 여자가 몸을 앞으로 숙이면 숙일수록 남자의 페니스가 발 쪽으로 휘어지게 되며, 그래서 두 사람 모두 색다른 삽입감을 맛보게 된다.
>
> **NO**
> … 서로 너무 자신만의 세계에 빠져들지 않도록 하라. 신음소리나 칭찬 등을 통해 계속 교감을 주고받을 수도 있겠다.

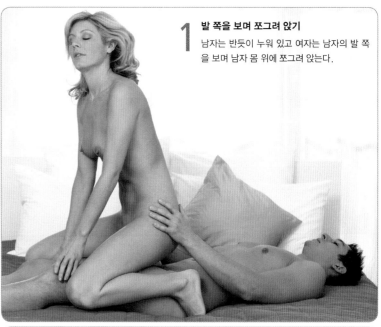

**1 발 쪽을 보며 쪼그려 앉기**
남자는 반듯이 누워 있고 여자는 남자의 발 쪽을 보며 남자 몸 위에 쪼그려 앉는다.

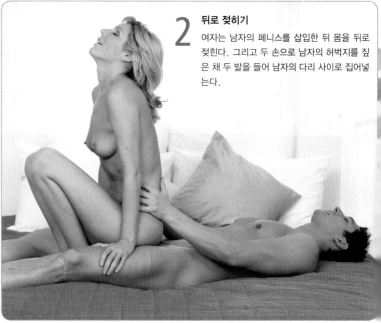

**2 뒤로 젖히기**
여자는 남자의 페니스를 삽입한 뒤 몸을 뒤로 젖힌다. 그리고 두 손으로 남자의 허벅지를 짚은 채 두 발을 들어 남자의 다리 사이로 집어넣는다.

*"여자에게 줄 수 있는 모든 즐거움을 찾도록 하고, 그 밖에 다른 일은 다 잊어라."* 향원

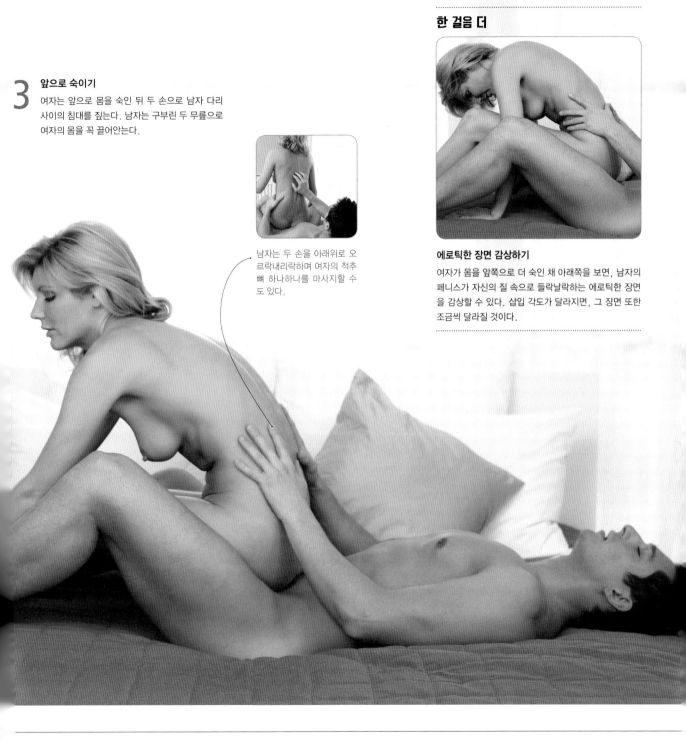

**한 걸음 더**

3 **앞으로 숙이기**
여자는 앞으로 몸을 숙인 뒤 두 손으로 남자 다리 사이의 침대를 짚는다. 남자는 구부린 두 무릎으로 여자의 몸을 꼭 끌어안는다.

남자는 두 손을 아래위로 오르락내리락하며 여자의 척추 뼈 하나하나를 마사지할 수도 있다.

**에로틱한 장면 감상하기**
여자가 몸을 앞쪽으로 더 숙인 채 아래쪽을 보면, 남자의 페니스가 자신의 질 속으로 들락날락하는 에로틱한 장면을 감상할 수 있다. 삽입 각도가 달라지면, 그 장면 또한 조금씩 달라질 것이다.

마음이 내킨다면 다음 체위들도 시도해보라.
• 좀 더 가까이서 감상하고 싶다면 '암말' 체위(130쪽 참조)를 시도할 것.
• '위에서 도는' 체위(230쪽 참조)의 일부로 이 체위를 써보라.

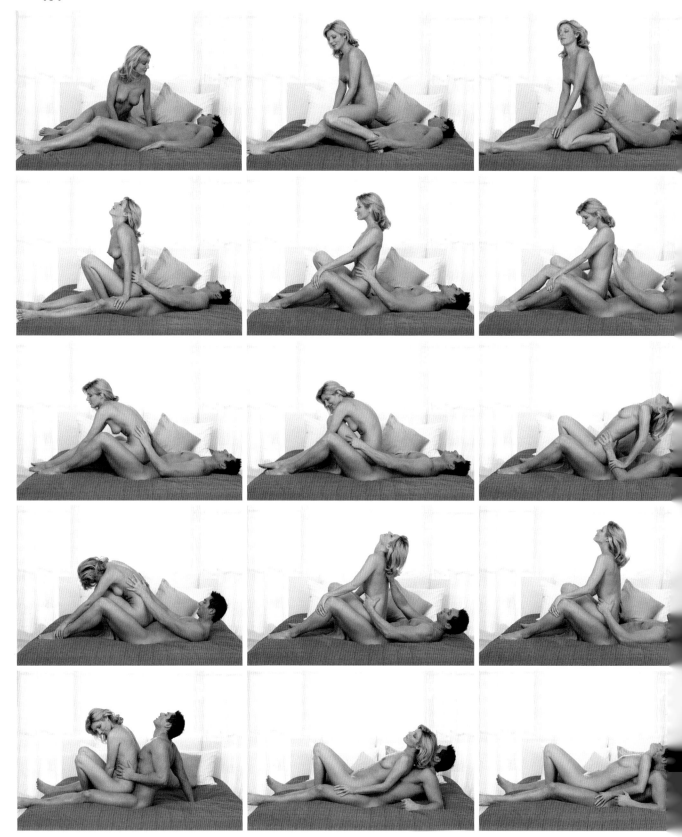

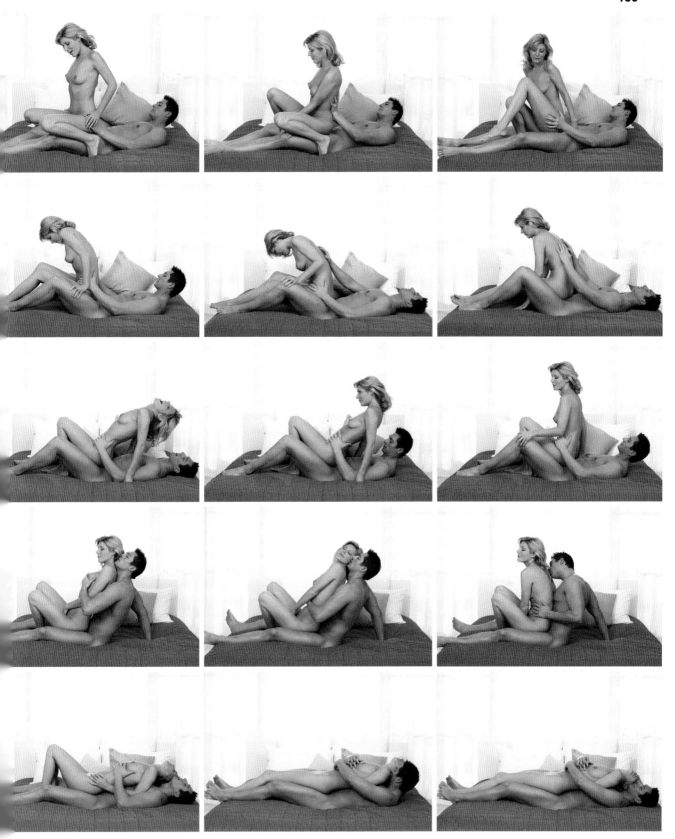

# '용트림' 체위와 '질주하는 말' 체위

☆☆☆☆ **카마수트라 쾌감도**

이 두 체위의 매력은 팔다리가 정확히 결합되면서도 에로틱한 분위기를 만들어준다는 데 있다. 이 체위로 서서히 타오르던 불길이 모든 걸 집어삼킬 듯 맹렬히 타오르게 만들어, 두 사람이 함께 절정을 향해 전력 질주해보라.

## 어떤 장점이 있나?

• 여자는 남자가 잠시도 더 못 기다리겠다는 듯 허겁지겁 내리누르는 몸짓에서 스릴을 느낄 수 있다.

• 남자는 여자가 두 다리를 벌린 채 발뒤꿈치로 잡아당기면서 보내오는 '당장 당신을 원해'라는 몸짓에 큰 흥분을 느끼게 된다.

• 두 사람 모두 눈을 감은 채 깊은 육체적·정신적 결합에서 오는 환희를 맛볼 수도 있다.

• '용트림' 체위에서 '질주하는 말' 체위로 옮겨가는 과정에서 지배와 복종의 심리가 동반된다. 먼저 여자는 남자가 두 손으로 자신의 발과 목을 제압하게 내버려둠으로써 신뢰와 복종을 보여준다. 남자는 두 손으로 완전히 여자를 지배하면서 강력한 힘을 느끼게 된다.

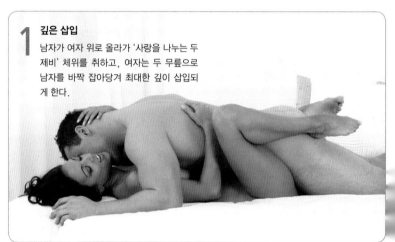

**1 깊은 삽입**
남자가 여자 위로 올라가 '사랑을 나누는 두 제비' 체위를 취하고, 여자는 두 무릎으로 남자를 바짝 잡아당겨 최대한 깊이 삽입되게 한다.

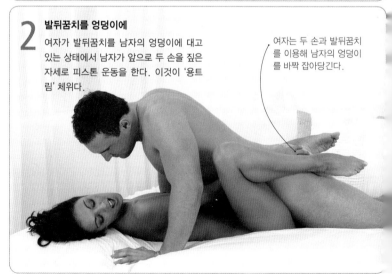

**2 발뒤꿈치를 엉덩이에**
여자가 발뒤꿈치를 남자의 엉덩이에 대고 있는 상태에서 남자가 앞으로 두 손을 짚은 자세로 피스톤 운동을 한다. 이것이 '용트림' 체위다.

여자는 두 손과 발뒤꿈치를 이용해 남자의 엉덩이를 바짝 잡아당긴다.

**YES**
… 남자는 '질주하는 말' 체위에서 여자의 목과 발목을 꽉 움켜쥐어야 한다. 중요한 것은 두 사람 모두 자신의 역할에 충실해야 한다는 것이다. 남자는 지배자가 되고 여자는 그에 복종해야 하는 것이다.

**NO**
… 여자의 목 앞쪽을 잡아선 절대 안 된다. 혹 숨이 막혀올 때 황홀하다는 얘기를 들었더라도, 여자의 기도를 막을 가능성이 조금이라도 있는 행동은 아주 위험하므로 절대 하지 말아야 한다.

"여자가 절정에 오르는 길은 여덟 개의 계단으로 이루어져 있지만, 내려오는 길에는 계단이 없다." 도교 방중술

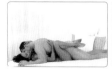

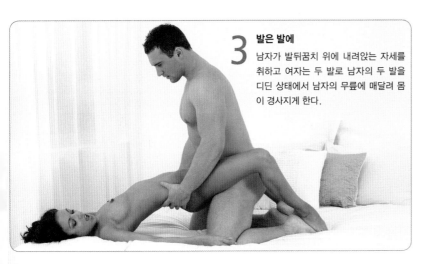

**3 발은 발에**
남자가 발뒤꿈치 위에 내려앉는 자세를
취하고 여자는 두 발로 남자의 두 발을
디딘 상태에서 남자의 무릎에 매달려 몸
이 경사지게 한다.

**한 걸음 더**

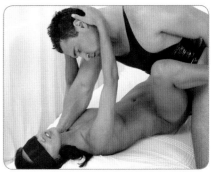

**소도구를 이용해 변태스러운 분위기 연출**
약간 변태적인 분위기를 더하기 위해 남자가 고무나 비닐
또는 라텍스로 된 검은색 옷을 입을 수도 있다. 여자는 눈
을 가려 철저한 애욕의 포로가 되어볼 수도 있다.

**4 발목과 목 뒤쪽 쥐기**
남자는 한 손으로는 여자의 발목을 꽉 움켜쥐고 다
른 한 손으로는 여자의 목 뒤쪽을 꽉 잡는다. 그러
고는 전력 질주하는 말처럼 빠른 속도로 피스톤 운
동을 한다.

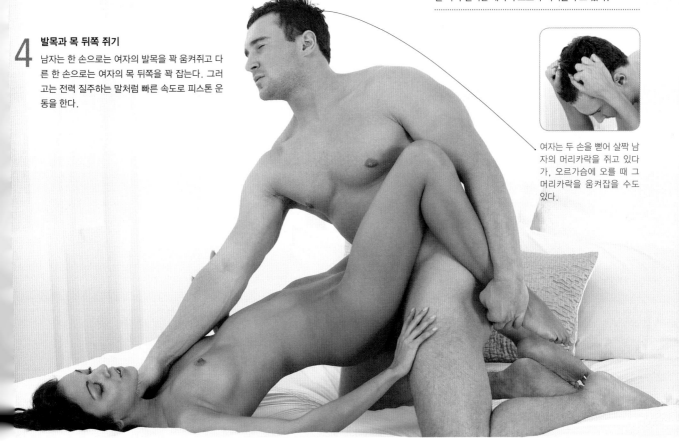

 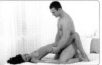 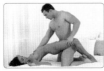 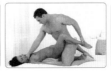 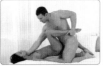 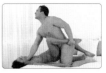

여자는 두 손을 뻗어 살짝 남
자의 머리카락을 쥐고 있다
가, 오르가슴에 오를 때 그
머리카락을 움켜잡을 수도
있다.

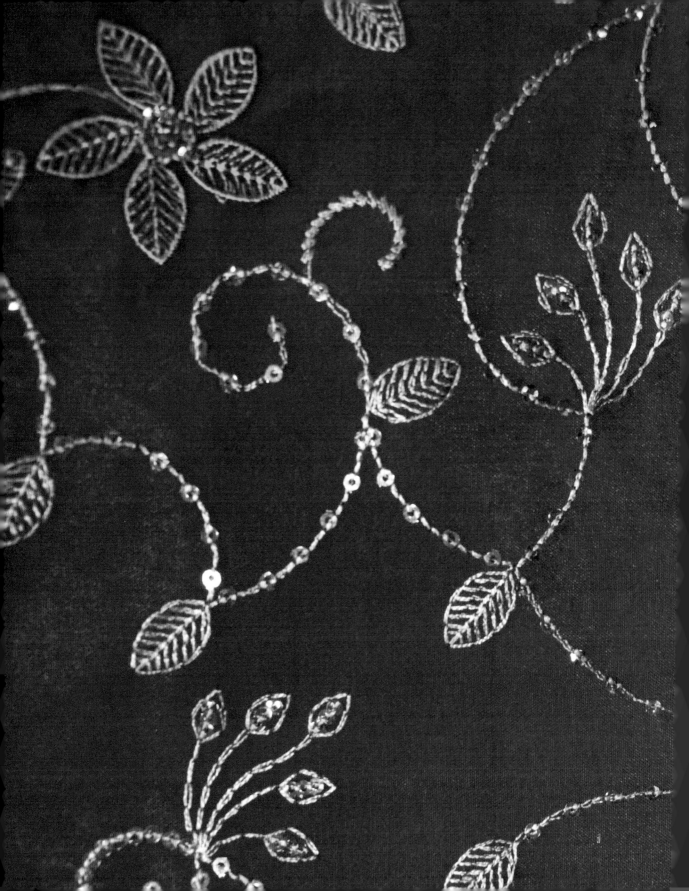

# 에로틱한 기술

이 장에서 소개하는 체위들은 모두 활활 타오르듯 뜨겁고 아주 어려우며 또 상당히 야하다. 여러분은 여기서 고대 세계의 유명한 섹스 체위는 물론 뜨거운 욕정을 식히는 데 가장 좋은 섹스 체위도 만나게 될 것이다. 두 사람의 섹스를 지켜보는 데서 자극을 느낀다면, 지금이야말로 삼각 대와 카메라를 준비할 때다.

여기서 소개하는 체위를 시도하려면 두 사람은 평소 섹스와 관련해 갖고 있던 보수적인 생각들은 버리고 융통성을 발휘해야 한다. 그리고 남자가 이두박근(팔 위쪽 앞면 근육)을 키운 뒤에 시도하는 게 좋은 체위도 있다. '매달리는' 체위 같은 체위는 남자가 헬스 클럽 같은 데를 조금 다닌 뒤에, 그리고 '타조 꼬리' 체위 같은 체위는 여자가 요가 학원 같은 데를 조금 다닌 뒤에 시도하는 게 좋다. 그게 아니라면 다른 대체 방법을 찾아내야 할 것이다. 예를 들어 여자의 두 손이나 등 또는 엉덩이를 탁자 위 같은 데 살짝 올린다든가 하는 방법을 쓰는 것이다.

드디어 '매달린 활' 체위, '페니스 올라타기' 체위, '못 박기' 체위, '위에서 도는' 체위까지 도전했다면, 두 사람은 이제 잠시 편히 누워 쉴 자격이 있다. 남은 에너지를 끌어모아 최선을 다해 후희(전희의 반대, 섹스 후의 애무나 키스 등)로 피날레를 장식하도록 하라.

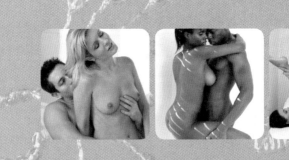

# '매달리는' 체위

## ☆ ☆ 카마수트라 쾌감도

낯선 사람과의 격렬한 하룻밤 섹스에 적합한 체위다. 남녀 모두에게 잘 알려진 가장 뜨겁고 어려우면서도 현란한 체위로, 남녀가 좋아할 만한 요소를 두루 갖추고 있다. 이 체위로 섹스를 하고 나면 숨을 헐떡이며 온몸이 젖은 채 100퍼센트 만족감을 맛보게 될 것이다.

## 어떤 장점이 있나?

- 그야말로 에너지가 넘쳐흐르는 체위로, 여자는 섹스 여왕이 된 듯한 기분을, 남자는 섹스 신이 된 듯한 기분을 맛보게 된다. 그리고 다시 청년기로 돌아간 듯한 기분을 느낄 수도 있다.

- 침대는 필요 없으며 좁은 공간과 빈 벽만 있으면 된다.

- 여자는 힘센 남자가 자신을 번쩍 들어 안아주는 판타지에 빠질 수 있다. 그리고 남자는 여자의 판타지대로 함으로써 자신이 아주 강한 남자라는 느낌을 맛볼 수 있다.

- 처음 하는 섹스에서 이 체위를 쓴다면, 곧 두 사람 간의 서먹함을 깰 수 있을 뿐 아니라 더없이 친밀한 느낌을 갖게 될 것이다. 그리고 이제 다음엔 어떤 체위를 시도해 또 다른 한계를 넘어설지를 생각하면 된다.

> **YES**
> … 이 체위에서는 섹스 도중에 여자가 남자에게 곧바로 오럴 섹스를 해줄 수도 있다. 여자가 스르르 몸을 내려 남자 앞에 쪼그려 앉은 뒤 남자 페니스를 부드럽게 입에 물면 되는 것이다. 그러다가 언제든 다시 남자 몸 위에 올라가 '매달리는' 체위를 취할 수 있다.
>
> **no**
> … 이 체위에서는 깊은 삽입을 기대해서는 안 된다. 페니스를 삽입한 채 전후좌우로 살살 흔드는 데 만족하도록 하라(물론 여자 체구가 아주 작고 남자가 아놀드 슈왈제네거 같은 사람이라면 깊은 삽입도 가능할 것이다).

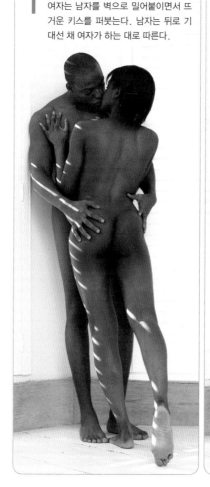

**1 밀어붙이며 키스하기**
여자는 남자를 벽으로 밀어붙이면서 뜨거운 키스를 퍼붓는다. 남자는 뒤로 기대선 채 여자가 하는 대로 따른다.

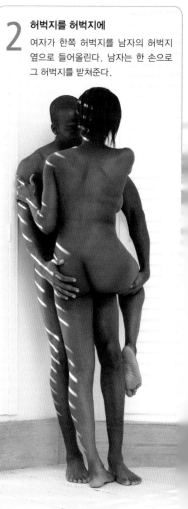

**2 허벅지를 허벅지에**
여자가 한쪽 허벅지를 남자의 허벅지 옆으로 들어올린다. 남자는 한 손으로 그 허벅지를 받쳐준다.

"여자가 남자의 두 손에 걸터앉아 두 무릎으로 남자의 골반을 끌어안는다." 카마수트라

## 한 걸음 더

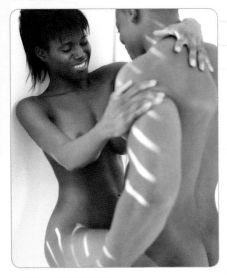

**이번엔 여자를 벽 쪽으로**

남자가 두 손으로 여자의 몸을 안은 채 몸을 돌리면, 반대로 여자의 몸이 벽에 기대게 된다. 그런 뒤 이번에는 남자가 피스톤 운동을 한다.

**3  허벅지 위에 걸터앉기**

남자가 몸을 조금 숙여 손으로 여자의 다른 다리를 잡아 들어올린다. 그리고 그렇게 선 자세로 여자의 몸에 페니스를 삽입한다. 이때 남자는 두 무릎을 살짝 구부린 자세로 등을 벽에 기댄 채 서 있고, 여자는 남자의 허벅지 위에 걸터앉는다.

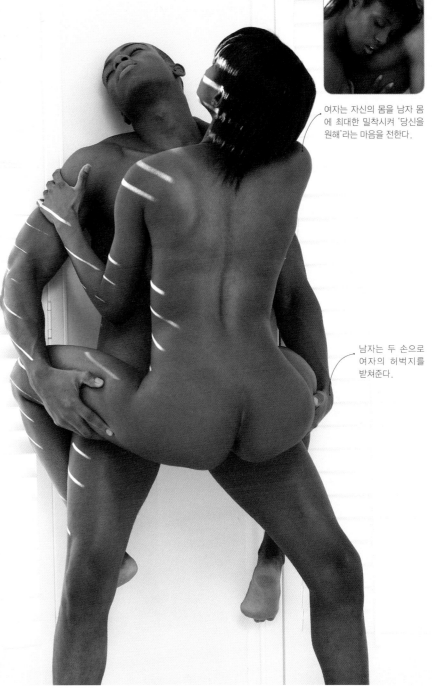

여자는 자신의 몸을 남자 몸에 최대한 밀착시켜 '당신을 원해'라는 마음을 전한다.

남자는 두 손으로 여자의 허벅지를 받쳐준다.

# '대등한' 체위와 '뱀 덫' 체위

☆ ☆ ☆ ☆　**카마수트라 쾌감도**

이 두 체위는 얼핏 보기에는 쉽고 친밀해 보이지만, 보기와는 다르니 속지 마라. 두 사람의 무릎 부위에 불같은 쾌락이 뱀처럼 똬리 틀 것이니, 두 사람 몸에 마사지 오일을 바르고 두 마리의 뱀처럼 몸을 비틀어보라.

## 어떤 장점이 있나?

- 여자의 가슴이 바로 앞에 있어, 남자는 눈으로는 실컷 즐기고 입으로는 유두를 잘근잘근 물 수도 있다.
- 평상시처럼 빠르고 힘찬 피스톤 운동은 거의 불가능하므로, 서로 살살 하체를 움직이면서 즐겨야 한다.
- 모든 건 여자가 남자의 무릎에 앉는 순간 가볍게 시작되며, '대등한' 체위에서 '뱀 덫' 체위로 옮겨가면서 점점 농도가 짙어지고, 두 사람의 다리가 뱀처럼 단단히 꼬이면서 '절대 당신을 놔주지 않을 거야'라는 친밀한 분위기가 조성된다.
- '뱀 덫' 체위 특유의 몸싸움하는 듯한 분위기를 즐겨보라. 뱀처럼 얽혀 서로 몸을 비틀다 보면 두 사람 간에 감돌던 성적 긴장감도 사라지게 될 것이다.

> **YES**
> … 사전에 많은 양의 마사지 오일을 서로의 몸에 바른다. 몸이 미끄러울수록 두 사람이 서로 뱀처럼 얽혀 비비 꼬는 게 더 쉬워질 것이다.
>
> **no**
> … 페니스를 삽입한 뒤 피스톤 운동에서 빨리, 쉽게 만족감을 얻지 못한다 하더라도 중도에 포기하지는 마라. 서로의 몸 위로 올라가는 체위로 바꾸고 싶다는 유혹도 떨쳐버려라. 최대한 오래 서로 기대감에 애타게 만들면서 두 체위를 좀 더 오래 쓰도록 하라.

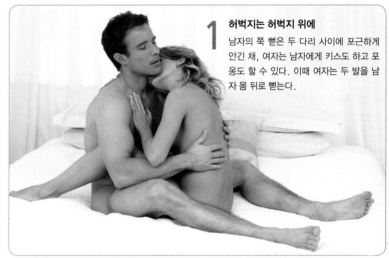

**1 허벅지는 허벅지 위에**
남자의 쭉 뻗은 두 다리 사이에 포근하게 안긴 채, 여자는 남자에게 키스도 하고 포옹도 할 수 있다. 이때 여자는 두 발을 남자 몸 뒤로 뻗는다.

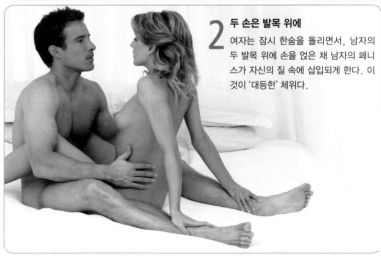

**2 두 손은 발목 위에**
여자는 잠시 한숨을 돌리면서, 남자의 두 발목 위에 손을 얹은 채 남자의 페니스가 자신의 질 속에 삽입되게 한다. 이것이 '대등한' 체위다.

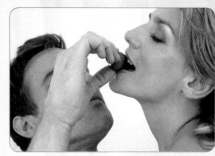

**천국의 음식**

'대등한' 체위의 이점을 최대한 활용해 서로의 입에 딸기
나 굴 같은 것을 넣어주면서 감각적이며 에로틱한 분위기
를 만들어보라.

**3 발목 움켜쥐기**

남자는 여자의 두 발에 손을 얹은 채 몸을 뒤로
젖힌다. 그리고 '뱀 덫' 체위에서 서로의 발목을
움켜쥔 채 서로 몸을 상대 몸에 비벼댄다.

남자는 몸을 앞으로 기울여
뜨거운 키스를 퍼부으며 여
자를 흥분시킨다.

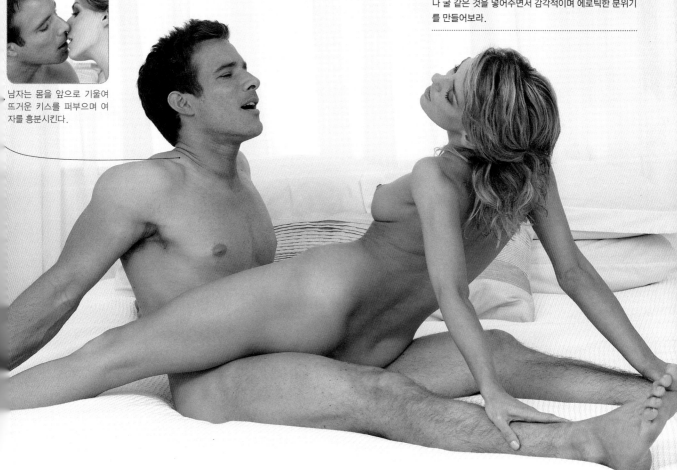

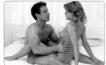
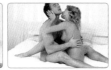
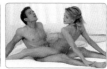
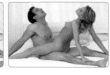

# '타조 꼬리' 체위

☆ ☆ ☆ ☆ **카마수트라 쾌감도**

남자가 섹스 중에 우뚝 서 있는 걸 좋아한다면 이 체위가 그만일 것이다. 게다가 여자 또한 남자가 우뚝 설 때 함께 거꾸로 들려 서 있는 걸 좋아한다면 그야말로 이상적인 체위일 것이다. 한 가지 경고하자면, 이 체위는 여자의 몸이 거꾸로 서기 때문에 식사 직후에 쓰기에는 적합하지 않다.

## 어떤 장점이 있나?

- 남자는 페니스를 여자의 성기에 맞춰 문질러 여자에게 버터가 녹아내리듯 부드러운 황홀감을 안겨줄 수 있다.
- 두 사람은 전혀 새로운 각도에서 서로를 쳐다볼 수 있다.
- 여자의 두 다리가 꼭 붙어 있어, 두 사람 모두 만족스러운 삽입감을 느낄 수 있다.
- 이 체위에서 남자는 새로운 섹스를 시도해볼 수도 있다. 그러니까 페니스를 여자의 질이 아니라 꽉 조인 허벅지 사이에 넣고 피스톤 운동을 해볼 수도 있는 것이다. 남자는 이를 주요리로 삼을 수도 있고, 짜릿한 전채 요리로 삼을 수도 있다. 어느 쪽이든, 여자의 허벅지 사이에 윤활유를 바른다면 훨씬 더 짜릿한 쾌감을 맛볼 수 있을 것이다.

**YES**

... 여자의 경우, 이 체위를 시도하기 전에 거꾸로 서는 연습을 해두면 도움이 된다. 반듯이 누운 자세에서 두 무릎을 배 쪽으로 끌어당긴 뒤 엉덩이를 공중으로 번쩍 들어올리면서 두 손으로 엉덩이를 받쳐주면 된다.

**NO**

... 개인적인 체격과 몸 상태에 따라 조금씩 차이가 있겠지만, 이 체위에서는 남자의 페니스가 여자의 질보다 엉덩이 사이에 들어가는 게 더 편근할 수도 있다. 그런 상황에서는 질 대신 항문에 삽입하는 애널 섹스를 생각해볼 수도 있을 것이다.

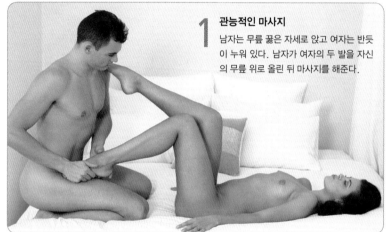

**1 관능적인 마사지**
남자는 무릎 꿇은 자세로 앉고 여자는 반듯이 누워 있다. 남자가 여자의 두 발을 자신의 무릎 위로 올린 뒤 마사지를 해준다.

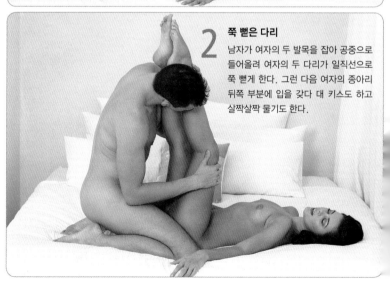

**2 쭉 뻗은 다리**
남자가 여자의 두 발목을 잡아 공중으로 들어올려 여자의 두 다리가 일직선으로 쭉 뻗게 한다. 그런 다음 여자의 종아리 뒤쪽 부분에 입을 갖다 대 키스도 하고 살짝살짝 물기도 한다.

"남자는 특수한 성교 방법을 생각해볼 수도 있다. 수캐나 수사슴, 숫염소의 행동, 원숭이의 공격, 고양이의 덮침, 호랑이의 뛰어오름 같은 여러 동물들의 동작을 흉내 내보는 것이다." _카마수트라_

**3** 다리 끌어안기
남자가 여자의 두 다리를 꼭 끌어안은 채 무릎 꿇은
자세로 몸을 똑바로 펴고, 그러면서 여자의 몸이 함
께 위로 들어올려지게 된다. 그렇게 몸을 똑바로 편
상태에서 남자가 여자의 몸에 삽입을 한다.

**한 걸음 더**

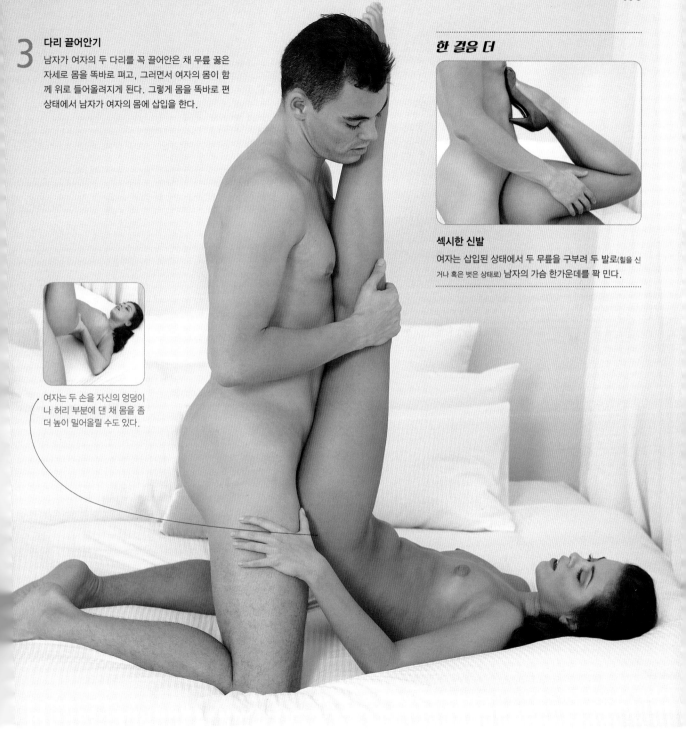

**섹시한 신발**
여자는 삽입된 상태에서 두 무릎을 구부려 두 발로(힐을 신
거나 혹은 벗은 상태로) 남자의 가슴 한가운데를 꽉 민다.

여자는 두 손을 자신의 엉덩이
나 허리 부분에 댄 채 몸을 좀
더 높이 밀어올릴 수도 있다.

# '연꽃 모양' 체위

☆ ☆ ☆  **카마수트라 쾌감도**

여기 연인들의 몸을 뜨겁게 달궈주고 또 땀 흘리게 만들어줄, 곡예처럼 힘든 또 다른 〈카마수트라〉 체위가 있다. 만일 이 체위를 제대로 하지 못하겠다면, 그냥 다리를 꼬아서 비슷하게 흉내 내도록 해보라. 그 결과가 아주 비슷할 것이다. 혹 이 체위를 제대로 해낸다면, 두 사람은 존경받아 마땅하다.

## 어떤 장점이 있나?

- 이 체위에서는 페니스가 깊숙이 삽입될 수 없으며 그야말로 감질나게 여자의 질 입구 부위만 살짝살짝 드나들게 된다. 결국 두 사람의 성욕을 있는 대로 자극해 서로에게 허겁지겁 달려들게 만들 것이다.
- 앞을 가로막고 있는 여자의 꼬인 다리가 완충 역할을 해, 남자는 다른 체위에서는 느낄 수 없는 탄력감 같은 걸 맛볼 수 있다.
- 두 사람은 아주 난이도 높은 체위를 시도하고 있는 것에 대해 서로 축하해주어도 좋다.
- 여자의 두 다리가 남자의 몸 아래에 샌드위치처럼 눌리게 되어 쉽게 빠져나가기가 어렵다. 그래서 지배자 · 노예 롤 플레이에 더없이 좋은 체위이기도 하다.

**YES**
... 탄트라식 명상을 조금 해보라. 서로의 눈을 깊이 들여다보면서 천천히 오래 탄트라식 호흡법(118쪽 참조)을 해보라. 마음이 차분해지면서 두 사람의 영혼이 오묘한 조화를 이루게 될 것이다.

**no**
... 요가를 해보지 않았다면 이 '연꽃 모양' 체위는 시도하지 않는 것이 좋다. 등을 똑바로 펴고 앉은 상태에서 연꽃 자세가 나오지 않는다면, 바닥에 등을 대고 누워 섹스에 굶주린 남자가 위에 올라탄 상태에서는 더더욱 그런 자세를 취하기 힘들 것이다.

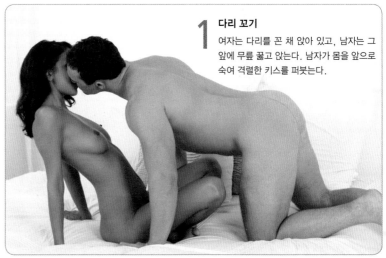

**1 다리 꼬기**
여자는 다리를 꼰 채 앉아 있고, 남자는 그 앞에 무릎 꿇고 앉는다. 남자가 몸을 앞으로 숙여 격렬한 키스를 퍼붓는다.

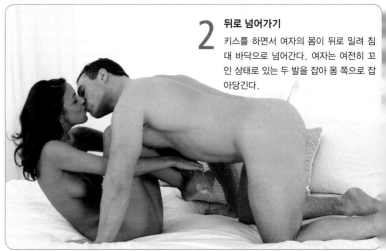

**2 뒤로 넘어가기**
키스를 하면서 여자의 몸이 뒤로 밀려 침대 바닥으로 넘어간다. 여자는 여전히 꼬인 상태로 있는 두 발을 잡아 몸 쪽으로 잡아당긴다.

"여자의 마음을 잘 아는 남자라면, 여자에게 성적 쾌감을 안겨줄 테크닉을 다양하게 구사할 수 있어야 한다." 카마수트라

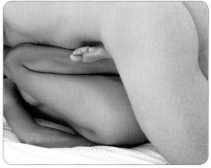

**지배당하는 느낌 즐기기**
여자가 두 손을 자신의 엉덩이 밑에 집어넣으면 남자의 체중에 눌려 손을 빼기 힘들다. 그 결과 결박당한 상태에서 섹스를 하는 듯한 변태스러운 쾌감을 맛보게 된다.

남자가 몸을 숙여 여자에게 키스를 할 수도 있으며, 이때 여자의 엉덩이와 허벅지 근육은 최대한 이완된다.

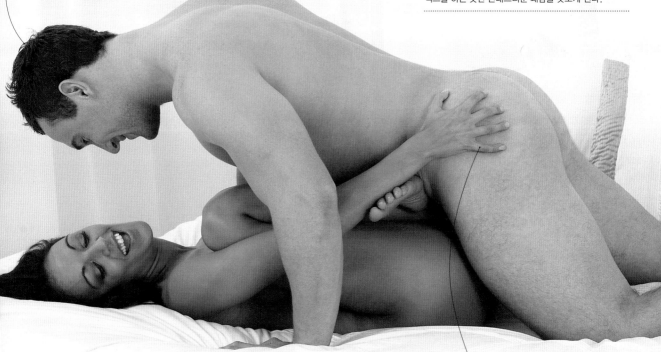

**3 삽입하기**
남자가 여자 위에 올라가 팔 굽혀 펴기 자세를 취한다. 그리고 꼬인 여자의 다리 사이로 여자의 질을 찾아 페니스를 삽입한다.

여자는 남자의 엉덩이 근육을 손가락으로 세게 눌러 남자에게 짜릿함을 안겨줄 수도 있다.

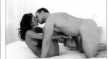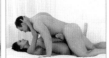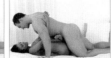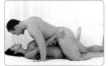

# '매달린 활' 체위

곡예처럼 어려운 이 체위는 몸이 유연한 연인들에게 적합한 것으로, 여자의 몸이 남자의 몸에 매달린 상태로 놀랄 만한 각도로 휘어지게 된다. 첫눈에 겁을 먹고 바로 "오, 말도 안 돼!" 하지 말고, 잠시 시간을 내 새로운 것에 도전해 제대로 해냈을 때 얼마나 자부심이 클지 생각해보라. 게다가 이 체위를 제대로 해낸다면, 어떤 섹스 파티에 가더라도 그야말로 귀빈 대접을 받을 것이다.

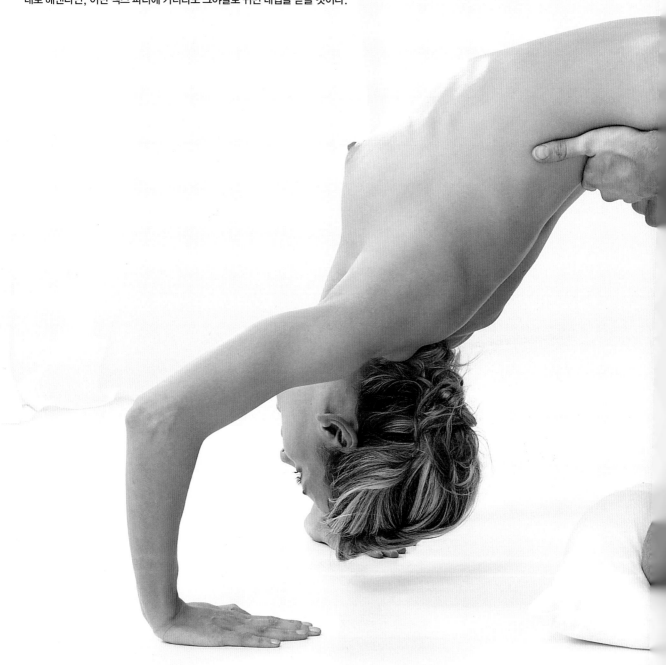

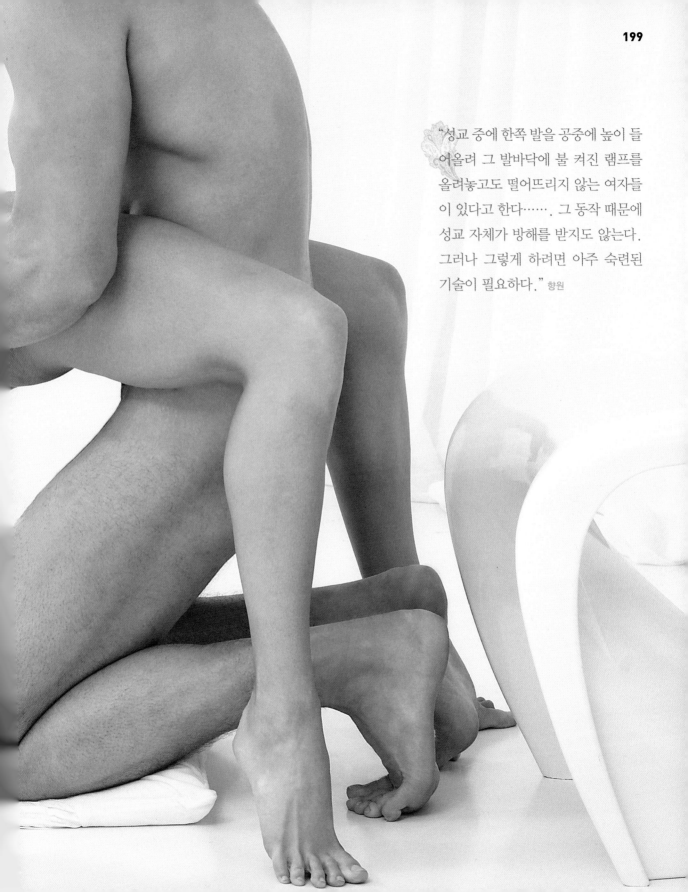

"성교 중에 한쪽 발을 공중에 높이 들어올려 그 발바닥에 불 켜진 램프를 올려놓고도 떨어뜨리지 않는 여자들이 있다고 한다……. 그 동작 때문에 성교 자체가 방해를 받지도 않는다. 그러나 그렇게 하려면 아주 숙련된 기술이 필요하다." 향원

# '매달린 활' 체위

☆ ☆ ☆ **카마수트라 쾌감도**

## 어떤 장점이 있나?

- 이 체위를 시도하려면 두 사람이 고도의 팀
워크를 발휘해야 한다. 그리고 이 '매달린
활' 체위에 성공한다면, 두 사람의 섹스 생
활에는 그야말로 거칠 게 없을 것이다.
- 두 사람은 이제 몸을 쭉 뻗는 체위에 관한 한
전문가 수준에 도달하게 된 것이다.
- 여자는 피가 머리가 몰려 흥분 상태가 훨씬
더 커진다.
- 물구나무서기 찬양자들은 거꾸로 서는 것이
건강에도 좋다고 말한다. 혈액 순환에 도움
이 될 뿐 아니라 스트레스를 덜어주고 올바
른 자세를 갖게 해주며 허리나 목의 통증을
완화시켜주고 탈모를 줄여주며 몸의 유연성
을 길러준다는 것이다. 매일 물구나무서기
를 하면 우아하게 늙게 된다고 말하는 사람
들도 있다.

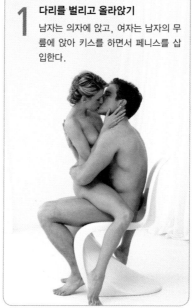

**1 다리를 벌리고 올라앉기**
남자는 의자에 앉고, 여자는 남자의 무
릎에 앉아 키스를 하면서 페니스를 삽
입한다.

**2 뒤로 젖히기**
여자가 남자의 무릎에 앉아 두 손으로
남자의 손목을 잡은 뒤 남자가 지켜보
는 가운데 도발적인 모습으로 몸을 뒤
로 젖힌다.

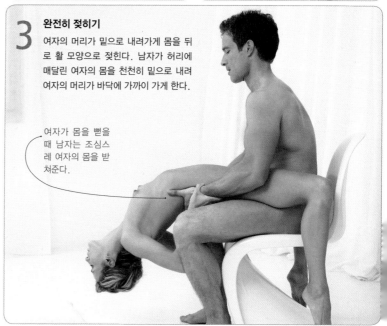

**3 완전히 젖히기**
여자의 머리가 밑으로 내려가게 몸을 뒤
로 활 모양으로 젖힌다. 남자가 허리에
매달린 여자의 몸을 천천히 밑으로 내려
여자의 머리가 바닥에 가까이 가게 한다.

여자가 몸을 뻗을
때 남자는 조심스
레 여자의 몸을 받
쳐준다.

---

"다양한 체위를 시도해, 어떤 체위가 두 사람에게 가장 큰 쾌감을 주는지 알아보라." 항원

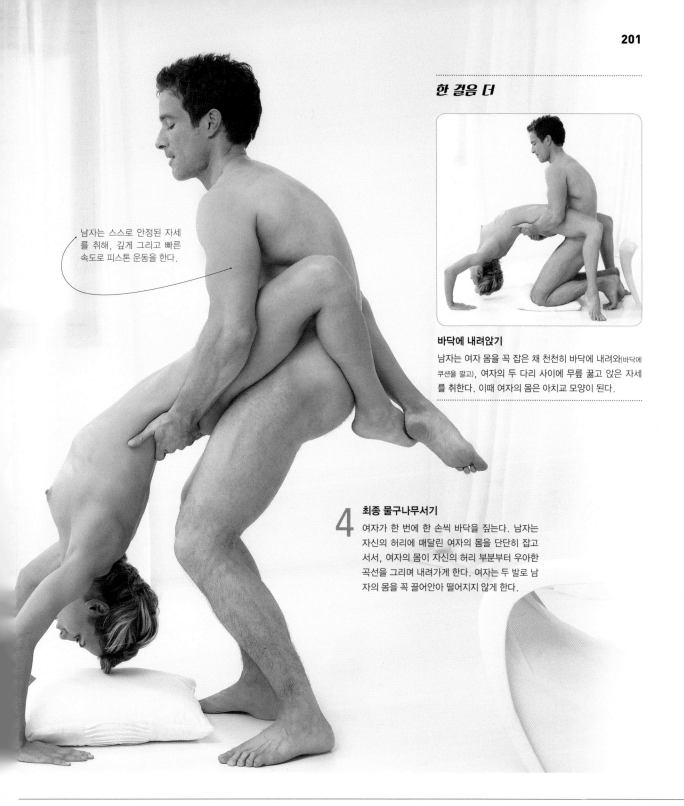

남자는 스스로 안정된 자세
를 취해, 깊게 그리고 빠른
속도로 피스톤 운동을 한다.

**한 걸음 더**

**바닥에 내려앉기**

남자는 여자 몸을 꼭 잡은 채 천천히 바닥에 내려와(바닥에
쿠션을 깔고), 여자의 두 다리 사이에 무릎 꿇고 앉은 자세
를 취한다. 이때 여자의 몸은 아치교 모양이 된다.

**4 최종 물구나무서기**

여자가 한 번에 한 손씩 바닥을 짚는다. 남자는
자신의 허리에 매달린 여자의 몸을 단단히 잡고
서서, 여자의 몸이 자신의 허리 부분부터 우아한
곡선을 그리며 내려가게 한다. 여자는 두 발로 남
자의 몸을 꼭 끌어안아 떨어지지 않게 한다.

마음이 내킨다면 다음 체위들도 시도해보라.

■ 섹스 파티 같은 데서 과시할 만한 또 다른 체위인 '페니스 올라타기' 체위(222쪽 참조)
■ 비슷하게 아름다운 곡선을 그리는 '활 당기기' 체위(228쪽 참조)

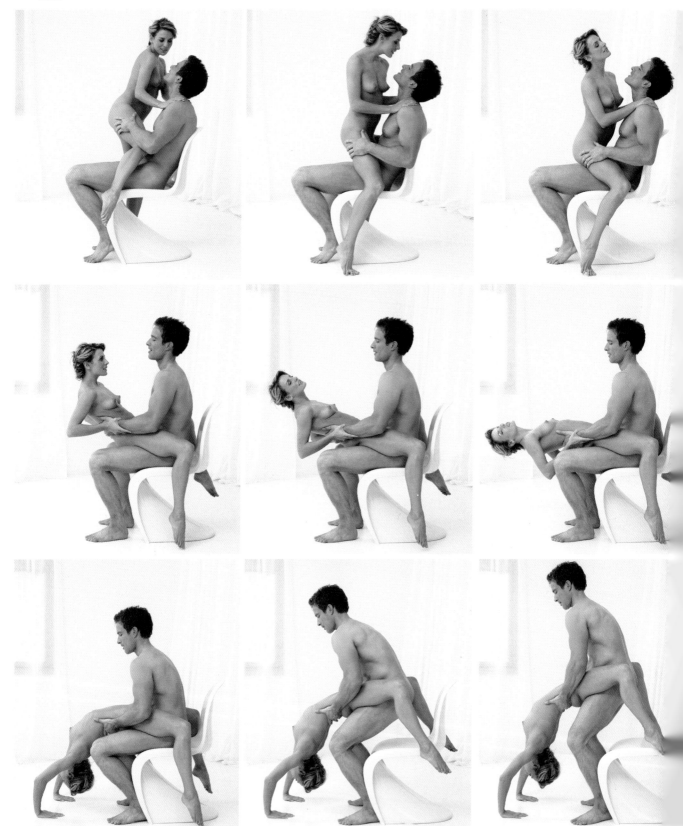

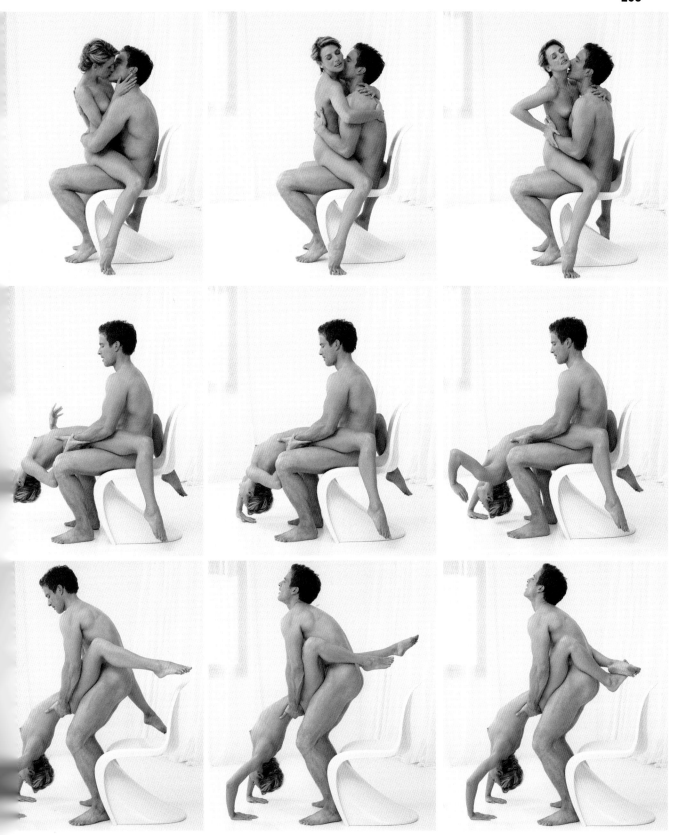

# '쌍 발 Paired Feet' 체위

☆ ☆ ☆ **카마수트라 쾌감도**

삽입 각도가 특이한 체위로, 일광욕용 긴 의자에서 하기 좋은 체위다. 더운 여름날 수영장 가장자리 같은 데서 편안한 마음으로 쉽게 시도해볼 수 있을 것이다. 두 사람 다 편히 누워 '스크리밍 오르가슴'이나 '섹스 온더 비치' 같은 칵테일을 한 잔씩 홀짝거리며 시도해보라.

## 어떤 장점이 있나?

- 이 체위에서 여자가 질 근육을 잔물결치듯 떨면 남자는 자지러질 듯한 쾌감을 맛보게 된다.
- 두 팔꿈치로 바닥을 짚은 채 몸을 뒤로 젖힌 여자의 자세가 마치 '어서 나를 가져' 하는 것처럼 남자를 유혹한다.
- 여자의 가슴이 적나라하게 드러나 남자의 성욕을 한껏 자극한다.
- 많은 공간이 필요하지 않은 체위여서, 비좁은 해먹이나 일광욕용 의자, 소파, 싱글 침대 등에서 시도할 수 있다.
- 이 체위에서는 엉덩이를 격하게 움직이는 것보다는 살살 움직이는 것이 적합하다. 움직임 자체가 힘차기보다는 섬세하기 때문에, 남자가 금방 사정에 이르지 않고 오래 갈 수 있다.

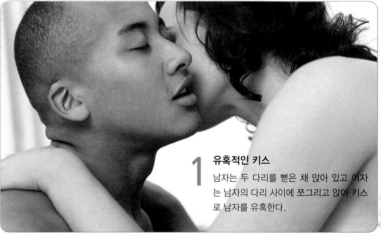

**1 유혹적인 키스**
남자는 두 다리를 뻗은 채 앉아 있고 여자는 남자의 다리 사이에 쪼그리고 앉아 키스로 남자를 유혹한다.

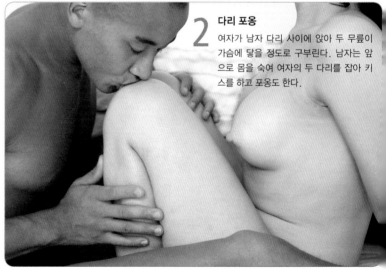

**2 다리 포옹**
여자가 남자 다리 사이에 앉아 두 무릎이 가슴에 닿을 정도로 구부린다. 남자는 앞으로 몸을 숙여 여자의 두 다리를 잡아 키스를 하고 포옹도 한다.

> **YES**
> … 예를 들어 몇 차례 계속 섹스를 해 지쳤을 때 이 체위를 써보라. 일단 급한 불은 끈 상태이므로, 좀 더 느긋한 그러면서도 자극적인 이런 체위가 좋을 것이다.
>
> **NO**
> … 움직임이 거의 없는 탄트라식 섹스에 익숙한 게 아니라면, 이 체위에서 너무 오래 가만히 앉아 있지는 마라. 둘이 마주 보며 시소 타는 듯한 동작을 하면 분위기가 달아오를 것이다.

"육욕에는 세 가지 힘이 있다. 맹렬한 성욕과 적절한 욕망, 그리고 느릿한 점화가 그것이다." 아낭가랑가

### 3 팔꿈치로 몸 받치기

여자는 두 발을 남자의 허벅지 너머에 내려놓은 상태에서, 남자의 발 안쪽에서 두 팔꿈치로 받친 채 상체를 뒤로 젖힌다. 남자는 앞으로 다가가 여자의 질 속에 페니스를 삽입한다.

## 한 걸음 더

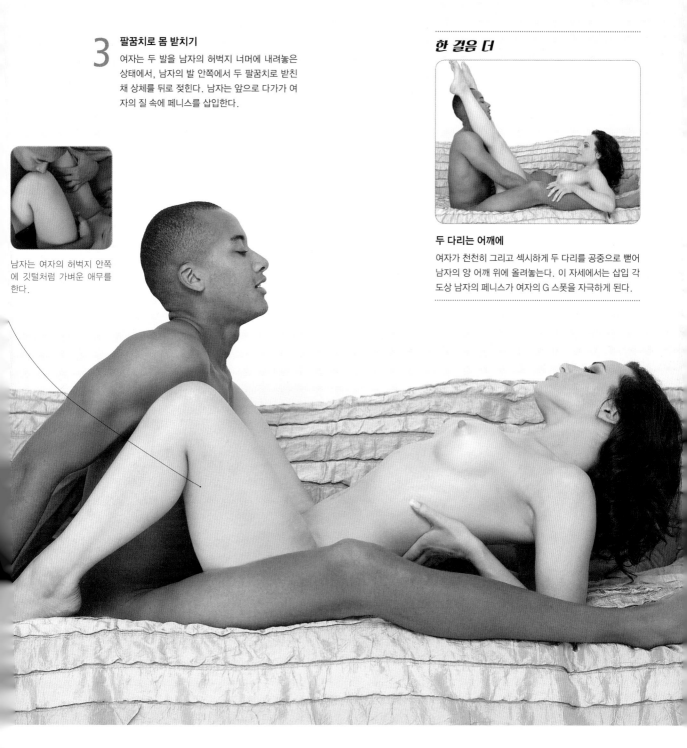

남자는 여자의 허벅지 안쪽에 깃털처럼 가벼운 애무를 한다.

**두 다리는 어깨에**

여자가 천천히 그리고 섹시하게 두 다리를 공중으로 뻗어 남자의 양 어깨 위에 올려놓는다. 이 자세에서는 삽입 각도상 남자의 페니스가 여자의 G 스폿을 자극하게 된다.

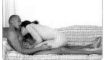
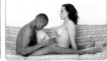
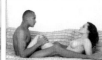
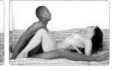

# 제3 체위

☆ ☆ ☆ ☆  **카마수트라 쾌감도**

얼핏 보기엔 여자가 허공을 내달리는 듯한 체위이지만, 남자에게서 달아나는 게 아니라 오히려 남자를 끌어들이는 데 아주 그만인 체위다. 얼굴을 맞대고 하는 섹스에서 맛볼 수 있는 모든 기쁨과 친밀감을 주면서도 뭔가 색다른 느낌을 주길 원한다면 이 체위를 시도해보라.

## 어떤 장점이 있나?

• 남자는 여자를 여유롭게 천천히 애무할 수 있고, 그러다가 갑자기 삽입을 해 짜릿한 쾌감을 안겨줄 수도 있다.

• 남자는 여자의 허벅지를 밀어대며 좀 더 다가가려 애쓰고 여자는 한쪽 다리로 남자의 가슴을 밀어대면서, 두 사람은 사랑 전쟁을 벌인다. 아주 뜨겁고 끈끈하며 두 사람 모두 승자인 그런 전쟁 말이다.

• 개인적인 유연성에 따라 여자는 다리를 살짝 올릴 수도 있고 뺨에 닿을 정도로 잔뜩 구부릴 수도 있다.

• 만일 남자가 여자 다리에 흥분하는 스타일이라면, 섹시한 여자의 허벅지 촉감 때문에 더 빨리 절정을 향해 달리게 될 것이다.

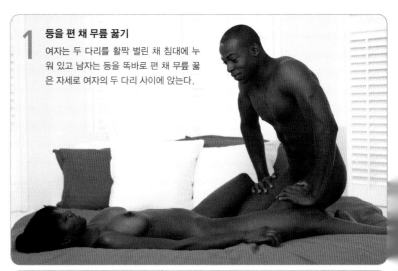

**1** 등을 편 채 무릎 꿇기

여자는 두 다리를 활짝 벌린 채 침대에 누워 있고 남자는 등을 똑바로 편 채 무릎 꿇은 자세로 여자의 두 다리 사이에 앉는다.

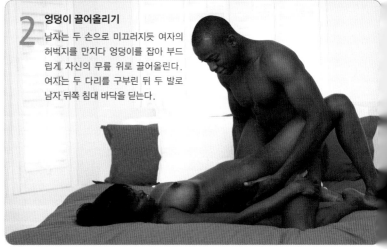

**2** 엉덩이 끌어올리기

남자는 두 손으로 미끄러지듯 여자의 허벅지를 만지다 엉덩이를 잡아 부드럽게 자신의 무릎 위로 끌어올린다. 여자는 두 다리를 구부린 뒤 두 발로 남자 뒤쪽 침대 바닥을 딛는다.

> **YES**
> … 음악에 맞춰 몸을 움직여라. 그때그때 분위기에 따라 빠르고 밝은 음악을 틀어도 좋고 느리고 달콤한 음악을 틀어도 좋다. 그리고 그 음악의 리듬에 맞춰 움직이는 것이다.
>
> **no**
> … 로맨틱한 터치를 게을리 하지 마라. 아무리 격렬한 섹스를 한다 해도, 손가락으로 여자의 입술 가장자리를 애무하거나 두 손으로 여자의 얼굴을 감싸는 일을 하지 말아야 할 이유는 없는 것이다.

"남자는 여자를 바닥에 눕힌 뒤…… 여자의 한쪽 다리는 어깨에 올리고
다른 쪽 다리는 팔로 껴안은 채 여자의 몸속으로 들어간다." 향원

**3 활짝 열기**
여자가 한쪽 다리를 들어올려 남자의 어깨에 놓으면서 은밀한 부위를 활짝 연다.

## 한 걸음 더

**등골이 짜릿한 애무**
남자가 피스톤 운동을 하는 동안 여자는 두 손으로 남자의 허벅지와 얼굴, 팔, 목 앞쪽과 뒤쪽 등을 애무해 남자에게 짜릿한 쾌감을 안겨준다.

**4 앞으로 숙이기**
남자는 몸을 앞으로 숙여 최대한 여자 몸에 가까이 다가가면서 여자의 질 깊숙이 삽입을 한다.

이때 남자의 가슴이 계속 여자의 허벅지를 누르게 되어 여자는 또 다른 스릴을 맛보게 된다.

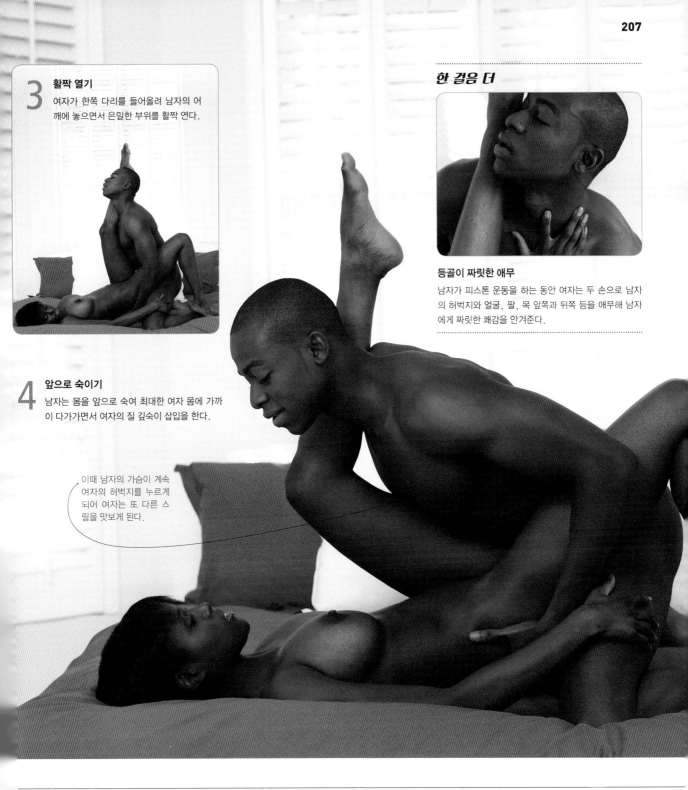

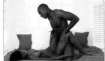
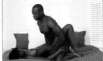
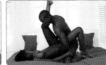
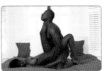
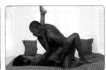

# '인드라의 아내' 체위

☆ ☆ ☆ ☆  **카마수트라 쾌감도**

여자는 어깨를 바닥에 댄 채 윗몸을 들어올린 자극적인 자세를 취하고 남자는 겸허한 마음으로 그 앞에 무릎 꿇고 앉는다. 그리고 여자의 엉덩이를 받쳐 든 채 삽입을 한다. 뜨거운 전희로 두 사람 모두 잔뜩 몸이 달아올라 뭔가 짜릿한 자극을 원할 때 이 체위를 써보라.

## 어떤 장점이 있나?

- 여자의 질이 수축되어 두 사람 모두 더욱 큰 황홀한 삽입감을 맛볼 수 있으며, 남자의 페니스가 수토끼 페니스처럼 작고, 여자의 질이 암코끼리 질처럼 클 때 좋다(132~133쪽 참조).
- 어깨를 바닥에 댄 채 윗몸을 들어올린 여자의 자세가 모든 것을 노출하는 것이어서, 남자는 보기만 해도 흥분하게 된다.
- 여자의 두 발이 남자의 가슴에 가 있기 때문에, 여자는 두 발로 남자의 움직임을 통제할 수 있다.
- 이 체위에서는 남자의 페니스가 여자의 엉덩이 근처에 가 있게 되며, 그래서 섹스 레퍼토리에 애널 섹스를 추가하고 싶을 경우 자세를 바꿀 필요가 거의 없다(위생상 애널 섹스 다음에 곧바로 질 섹스를 해선 안 된다).

**YES**
… 여자가 두 손으로 두 무릎을 잡아 가슴 가까이 최대한 잡아당기면, 질이 훨씬 더 수축된다.

**NO**
… 여자가 흥분해 질 안에 애액이 나오기 전에는 이 체위를 시도하지 마라. 이 체위에서는 여자의 질이 수축되어, 여자가 준비되지 않은 상태에서 삽입하면 질 안이 너무 뻑뻑해 피스톤 운동을 하기 힘들기 때문이다. 윤활유를 쓰면 한결 부드러워질 것이다.

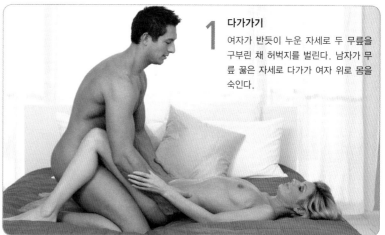

**1 다가가기**
여자가 반듯이 누운 자세로 두 무릎을 구부린 채 허벅지를 벌린다. 남자가 무릎 꿇은 자세로 다가가 여자 위로 몸을 숙인다.

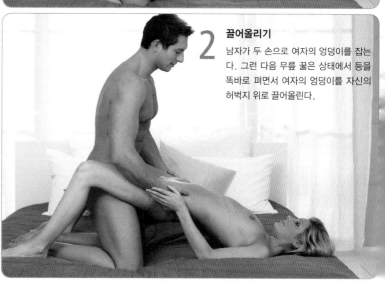

**2 끌어올리기**
남자가 두 손으로 여자의 엉덩이를 잡는다. 그런 다음 무릎 꿇은 상태에서 등을 똑바로 펴면서 여자의 엉덩이를 자신의 허벅지 위로 끌어올린다.

"이 체위는 가장 황홀한 성교를 하는 데 도움이 된다." 카마수트라

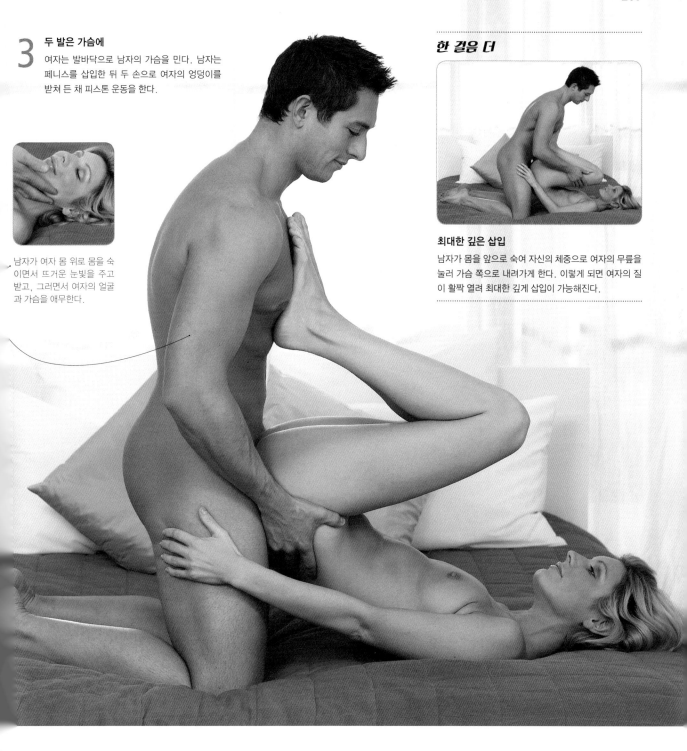

**3 두 발은 가슴에**
여자는 발바닥으로 남자의 가슴을 민다. 남자는 페니스를 삽입한 뒤 두 손으로 여자의 엉덩이를 받쳐 든 채 피스톤 운동을 한다.

남자가 여자 몸 위로 몸을 숙이면서 뜨거운 눈빛을 주고받고, 그러면서 여자의 얼굴과 가슴을 애무한다.

**한 걸음 더**

**최대한 깊은 삽입**
남자가 몸을 앞으로 숙여 자신의 체중으로 여자의 무릎을 눌러 가슴 쪽으로 내려가게 한다. 이렇게 되면 여자의 질이 활짝 열려 최대한 깊게 삽입이 가능해진다.

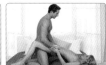
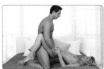
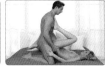
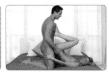

# '울부짖는' 체위

☆ ☆ ☆  **카마수트라 쾌감도**

얼핏 보기에는 마주 앉아서 키스하고 아주 쉬운 체위 같아 보이지만, 실은 가장 어려운 체위 중 하나다. 앉아서 키스하는 것은 어려운 일이 아니지만, 삽입을 한 상태에서 남자가 여자를 들어올려 좌우로 흔드는 일이 힘들기 때문이다.

## 어떤 장점이 있나?

- 삽입을 한 상태에서 여자가 시계추처럼 왔다갔다 움직이면 남자는 절정을 향해 나아가게 된다.
- 평상시와는 다른 특이한 삽입 각도 때문에 여자는 질 좌우 부분에 만족스러운 자극을 받게 된다.
- 이 체위는 '나는 타잔, 너는 제인' 판타지를 충족시켜준다.
- 여자는 남자의 욕정에 지배당하는 것을 즐길 수 있다.
- 좌우로 움직이는 섹스 동작을 제대로 하지 못한다 해도, 서로 눈을 들여다보며 꼭 끌어안고 더없이 행복한 섹스를 즐길 수 있을 것이다.
- 이 체위에서는 원한다면 언제든 '카우걸' 체위 같은 여성 상위 체위로 바꿀 수 있다.

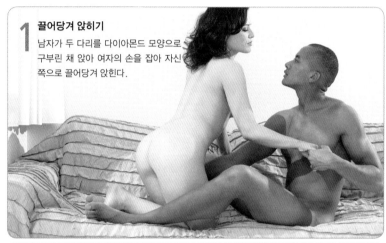

**1  끌어당겨 앉히기**
남자가 두 다리를 다이아몬드 모양으로 구부린 채 앉아 여자의 손을 잡아 자신 쪽으로 끌어당겨 앉힌다.

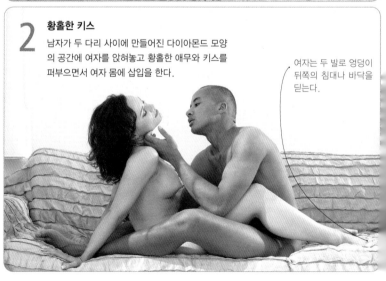

**2  황홀한 키스**
남자가 두 다리 사이에 만들어진 다이아몬드 모양의 공간에 여자를 앉혀놓고 황홀한 애무와 키스를 퍼부으면서 여자 몸에 삽입을 한다.

여자는 두 발로 엉덩이 뒤쪽의 침대나 바닥을 딛는다.

> **YES**
> … 거품 목욕을 하면서 이 체위를 시도해보라. 왠지 퇴폐적인 느낌을 줄 뿐 아니라, 좌우로 움직이는 에로틱한 섹스를 하기도 더 쉬울 것이다.
>
> **NO**
> … 여자가 남자보다 체격이 크거나 자기주장이 강해 이리저리 휘둘리는 걸 싫어하거나 쉽게 오르가슴에 오르고 싶어 한다면, 이 체위는 레퍼토리에서 빼는 것이 좋다.

"남자가 여자의 두 다리를 자신의 팔꿈치 위에 올려놓은 상태에서 좌우로 천천히 흔들면……
두 사람 모두 절정에 오르게 된다." 아낭가랑가

## 3 들어올리기

남자는 자신의 두 팔을 여자의 두 무릎 밑에 꽉
낀 채 여자의 몸을 꼭 끌어안는다. 그리고 그 상
태에서 여자의 몸을 살짝 들어올려 좌우로 움직
인다.

## 한 걸음 더

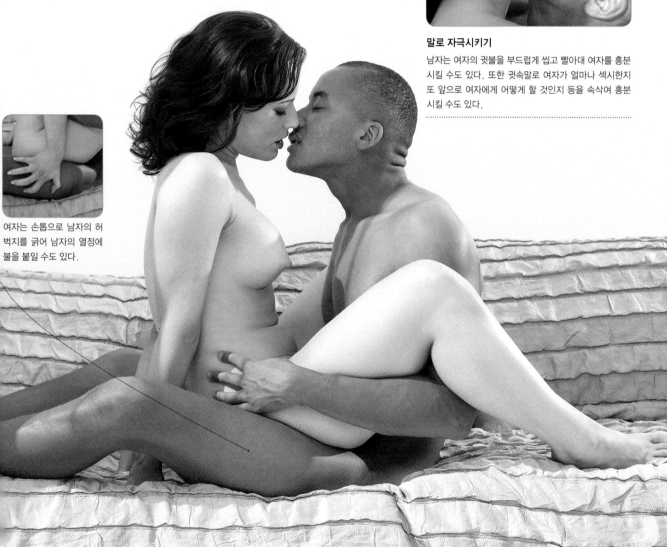

**말로 자극시키기**

남자는 여자의 귓불을 부드럽게 씹고 빨아대 여자를 흥분
시킬 수도 있다. 또한 귓속말로 여자가 얼마나 섹시한지
또 앞으로 여자에게 어떻게 할 것인지 등을 속삭여 흥분
시킬 수도 있다.

여자는 손톱으로 남자의 허
벅지를 긁어 남자의 열정에
불을 붙일 수도 있다.

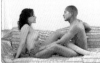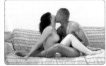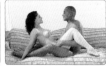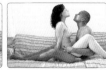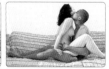

# '암소' 체위

☆ ☆ ☆ ☆ **카마수트라 쾌감도**

더없이 외설스러워 보이는 이 체위는 서로를 자극하는 롤 플레이의 일부로 시도하면 좋다. 여자는 몸을 잔뜩 앞으로 숙여 '날 가져' 하는 자세를 취하고, 남자는 그런 여자에게 다가간다. 그런 다음 여자는 자신도 모르게 스커트를 허리까지 올리게 되고, 남자는 바지를 발목까지 내리게 된다.

## 어떤 장점이 있나?

- 이 체위에서는 남자가 처음 깊이 삽입할 때 두 사람 모두 숨이 꽉 막힐 정도로 큰 쾌감을 맛보게 된다.
- 애널 섹스는 옵션이다. 이 체위에서 하는 애널 섹스는 사악하게 느껴질 정도로 에로틱하다.
- 서로 얼굴을 보는 체위가 아니므로 두 사람 모두 자기 자신의 쾌락에만 집중하면 된다. 이는 평소 파트너를 즐겁게 해주는 일에 전념했던 연인이라면 특히 큰 장점이다.
- 남자는 여자의 회음부를 더듬거나 엉덩이를 철썩 때리는 행위로 여자에게 예기치 못한 전율을 안겨줄 수도 있다.
- 여자가 아직 자신의 G 스폿을 찾지 못했다면 지금이야말로 절호의 기회다.

**YES**
… 먼저 여자에게 오럴 섹스를 해주어 이 체위를 포르노에 가깝게 만들어보라. 여자에게 두 손으로 무릎을 짚고 몸을 숙이게 한 뒤, 남자가 그 뒤에서 무릎을 꿇고 앉아 오럴 섹스를 해주는 것이다.

**NO**
… 여자의 경우, 앞으로 몸을 숙이면서 허벅지 근육이 땅길 수도 있다. 그럴 때는 두 손이 발에서 최대한 멀어지게 짚도록 하라.

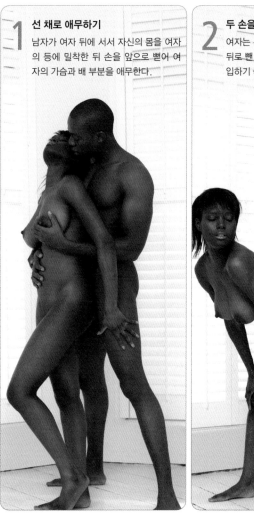

**1 선 채로 애무하기**
남자가 여자 뒤에 서서 자신의 몸을 여자의 등에 밀착한 뒤 손을 앞으로 뻗어 여자의 가슴과 배 부분을 애무한다.

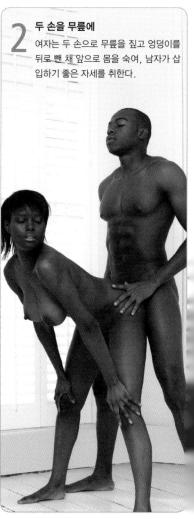

**2 두 손을 무릎에**
여자는 두 손으로 무릎을 짚고 엉덩이를 뒤로 뺀 채 앞으로 몸을 숙여, 남자가 삽입하기 좋은 자세를 취한다.

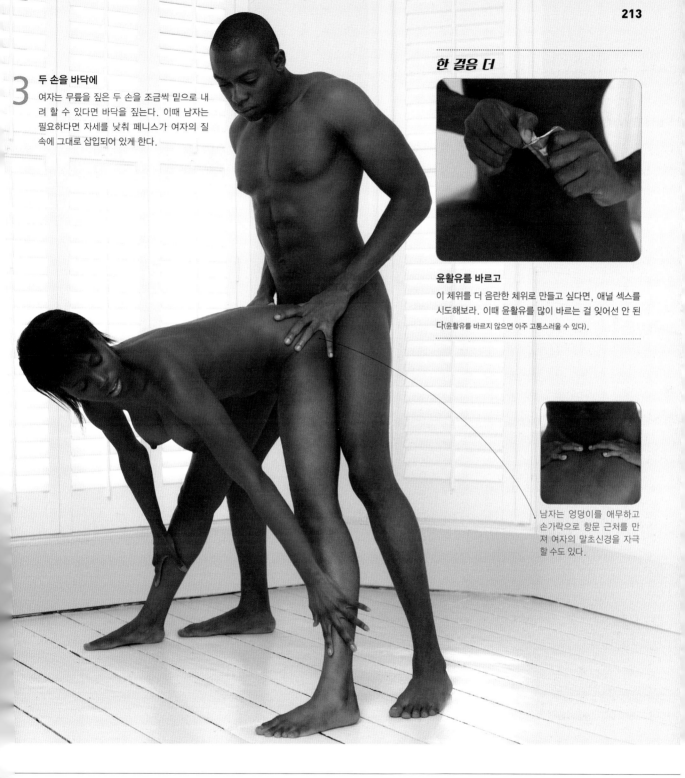

3 **두 손을 바닥에**
여자는 무릎을 짚은 두 손을 조금씩 밑으로 내려 할 수 있다면 바닥을 짚는다. 이때 남자는 필요하다면 자세를 낮춰 페니스가 여자의 질 속에 그대로 삽입되어 있게 한다.

**한 걸음 더**

**윤활유를 바르고**
이 체위를 더 음란한 체위로 만들고 싶다면, 애널 섹스를 시도해보라. 이때 윤활유를 많이 바르는 걸 잊어선 안 된다(윤활유를 바르지 않으면 아주 고통스러울 수 있다).

남자는 엉덩이를 애무하고 손가락으로 항문 근처를 만져 여자의 말초신경을 자극할 수도 있다.

# '껴맞추기' 체위

느릿느릿하고 관능적이며 우아하고 예술적이며 영적인 체위로, 가히 동양 에로티시즘의 꽃이라 할 만하다. 언제, 어떻게 오르가슴에 오르게 되는지는 신경 쓰지 말고, 이 체위가 주는 신비스러운 분위기에 몰입해보도록 하라. 서로의 눈을 들여다보고 피부와 피부가 맞닿는 황홀감을 맛보면서 섹스 에너지가 온몸에 퍼지는 느낌을 즐겨보라.

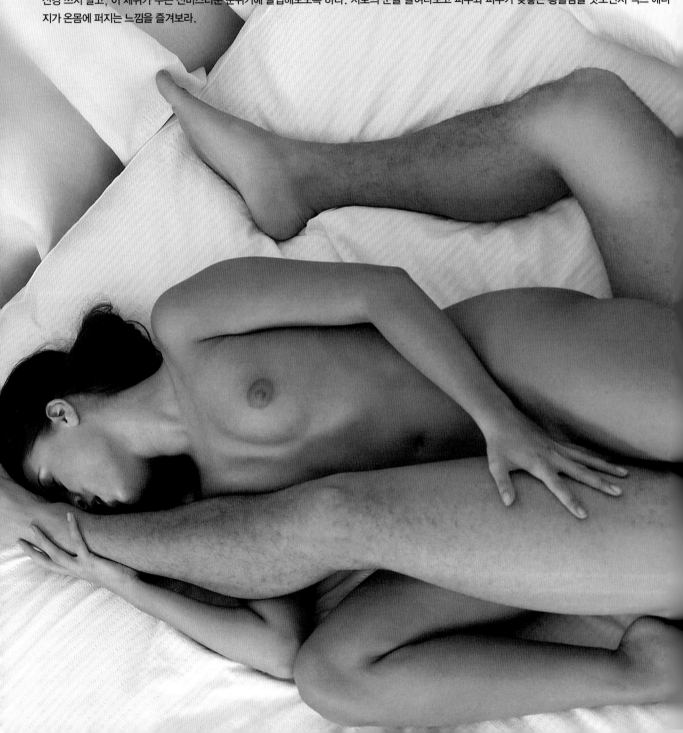

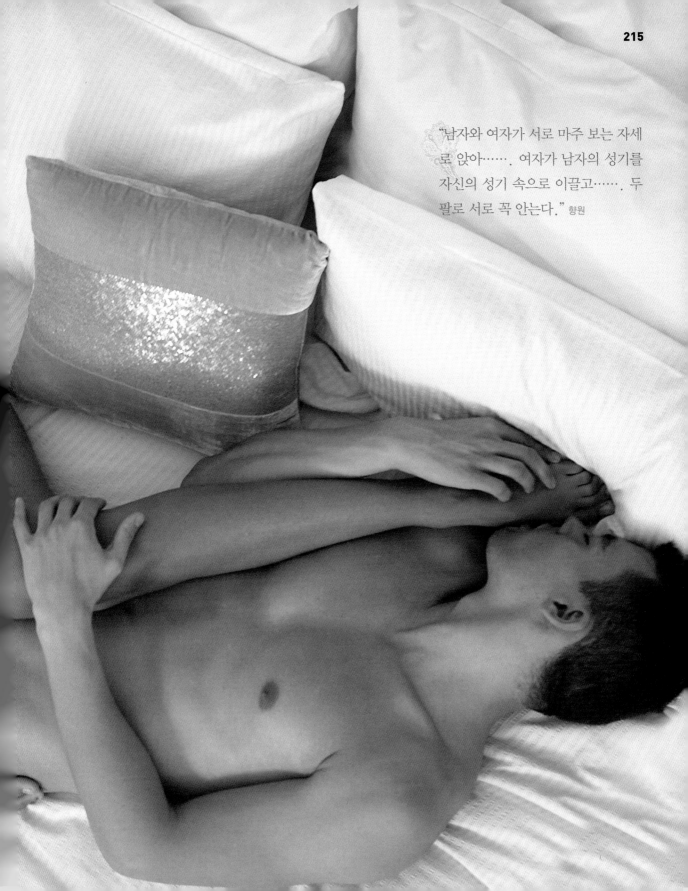

"남자와 여자가 서로 마주 보는 자세로 앉아……. 여자가 남자의 성기를 자신의 성기 속으로 이끌고……. 두 팔로 서로 꼭 안는다." 향원

# '껴맞추기' 체위

☆ ☆ ☆ ☆ ☆ **카마수트라 쾌감도**

## 어떤 장점이 있나?

- 어느 한 사람이 주도하는 체위가 아니라, 서로 협력해야 하는 대등하면서도 에로틱한 체위다.
- 서로 마주 보며 시소 타듯 움직여야 한다. 피스톤 운동하듯 넣었다 뺐다 하는 전통적인 섹스 동작 패턴과는 사뭇 다르다. 그야말로 전혀 다른 차원의 에로틱하면서도 섬세한 섹스의 세계로 들어서게 될 것이다.
- 몸이 활활 타오를 때 서로 바짝 다가앉아 입술이 닿을락 말락하게 한 뒤, 동시에 숨을 내쉬어 두 사람의 숨이 합쳐지게 해보라. 두 사람 모두 더없는 황홀경에 빠질 것이다.
- 일단 삽입이 이루어지고 난 뒤에는 자세를 조금씩 수정해 가장 쾌감이 큰 자세를 찾도록 한다.

**YES**
... 두 사람의 몸을 더 뜨겁게 달아오르게 해줄 확실한 방법을 동원해보라. 예를 들어 서로의 손가락을 빤다거나 야한 얘기를 한다거나 신음소리를 내뱉는 것이다.

**NO**
... 누구의 허벅지가 위로 올라가고 누구의 허벅지가 아래로 가야 하는지는 신경 쓰지 마라. 서로 다리를 꼰 채 움직이다가 어떻게든 삽입만 된다면 그걸로 오케이다.

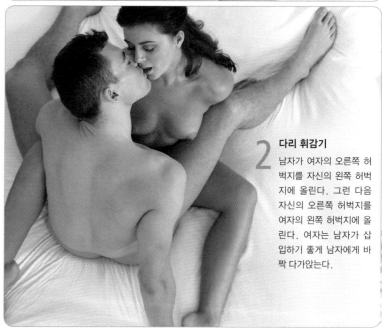

**1 대략적인 다이아몬드 모양으로**
남자는 다리를 벌린 채 앉아 있고, 여자는 그 사이에 앉아 자신의 무릎을 가슴까지 끌어당긴다.

**2 다리 휘감기**
남자가 여자의 오른쪽 허벅지를 자신의 왼쪽 허벅지에 올린다. 그런 다음 자신의 오른쪽 허벅지를 여자의 왼쪽 허벅지에 올린다. 여자는 남자가 삽입하기 좋게 남자에게 바짝 다가앉는다.

"두 사람은 서로 호흡을 맞춰 몸을 앞뒤로 움직이며 시소 타는 듯한 동작을 취한다." 향원

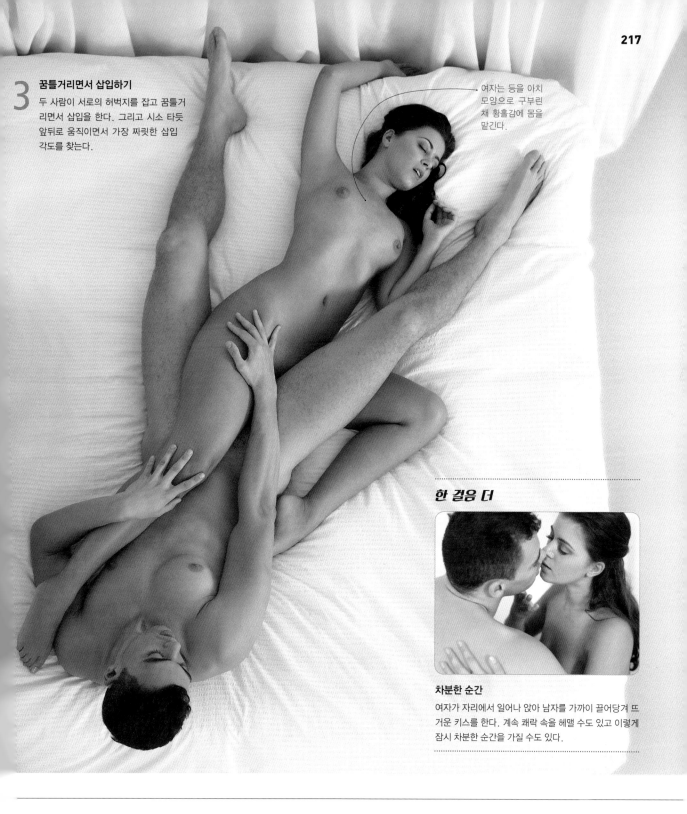

**3 꿈틀거리면서 삽입하기**
두 사람이 서로의 허벅지를 잡고 꿈틀거리면서 삽입을 한다. 그리고 시소 타듯 앞뒤로 움직이면서 가장 짜릿한 삽입 각도를 찾는다.

여자는 등을 아치 모양으로 구부린 채 황홀감에 몸을 맡긴다.

## 한 걸음 더

**차분한 순간**
여자가 자리에서 일어나 앉아 남자를 가까이 끌어당겨 뜨거운 키스를 한다. 계속 쾌락 속을 헤맬 수도 있고 이렇게 잠시 차분한 순간을 가질 수도 있다.

마음이 내킨다면 다음 체위들도 시도해보라.
비슷하게 품위 있어 보이는 '번갈아가며 흔드는' 체위(122쪽 참조)
'미는' 체위(154쪽 참조)로 옮겨가 분위기를 더 타오르게 할 수도 있다.

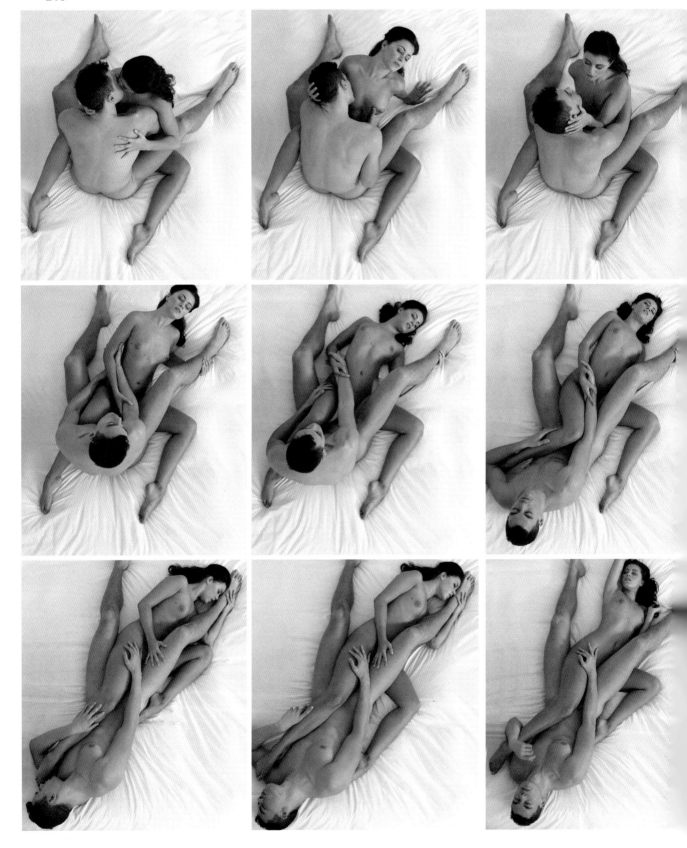

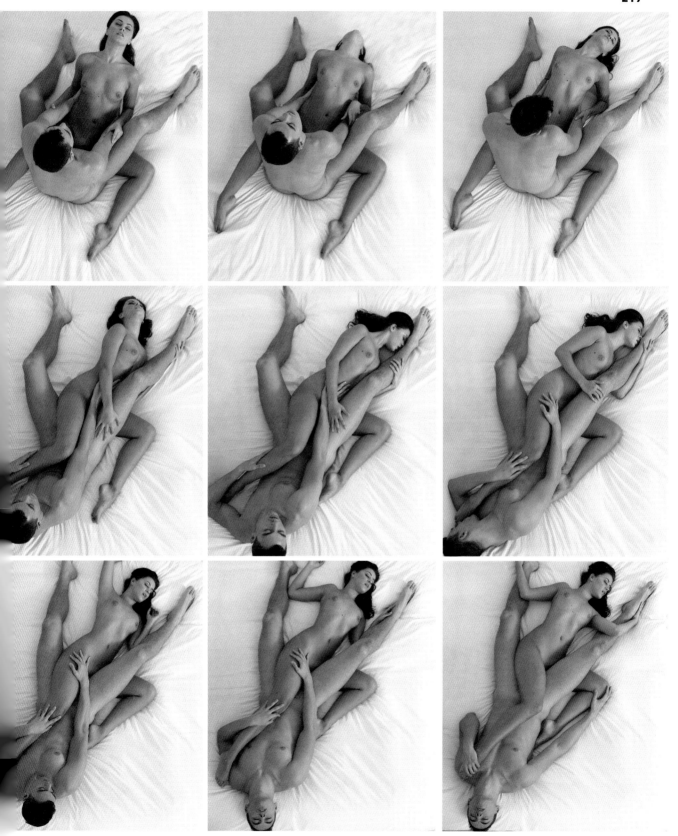

# 제7 체위와 제8 체위

☆ ☆ ☆  **카마수트라 쾌감도**

이 우아한 두 체위를 시도하기 전에 와인이나 샴페인을 얼음에 넣어놓아라. 먼저 여자가 옆으로 누운 채 발레하듯이 한 발을 들어 천장을 가리킨다. 그런 자세에서 두 다리를 남자가 삽입할 수 있게 만든다는 건 쉬운 일이 아니다. 두 사람이 이 체위를 제대로 해냈다면, 섹스가 끝난 뒤 축하주를 한 잔 마셔도 좋을 것이다.

## 어떤 장점이 있나?

- 남자는 들어올려진 여자의 다리를 지지대 삼아 엉덩이를 상하좌우로 마음껏 움직이고 돌릴 수 있다.
- 여자가 옆으로 누운 채 다리를 가위 모양으로 벌린 이 체위에서 두 사람은 아주 새롭고 드라마틱한 삽입 각도를 경험할 수 있다.
- 제8 체위에서 여자는 남자의 지배욕을 한껏 채워줄 수 있는 자세를 취하게 된다.
- 제7 체위에서 제8 체위로 옮겨갈 때 잠시 '사랑을 나누는 두 제비' 체위를 시도해 편히 즐길 수도 있다. 제8 체위는 남자가 주도권을 쥐는 체위로, 격렬하고 빠른 피스톤 운동에 더없이 좋다.

YES
… 제8 체위에서 베개나 쿠션 같은 것을 여자의 엉덩이 밑에 넣어보라. 여자의 골반 위치를 높이면 남자가 깊은 삽입을 할 수 있게 된다.

NO
… 두 사람이 뜨겁고 거친 섹스 체위를 찾고 있다면 이 두 체위는 적합하지 않다. 삽입 자체가 쉽지 않아, 이 체위에서는 거친 섹스로 열정을 활활 태우기가 어렵기 때문이다.

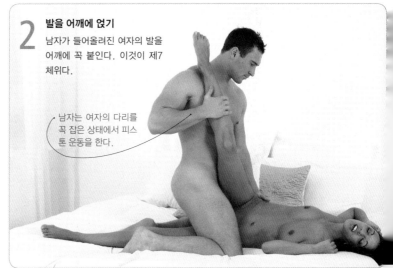

**1 삽입하기**
남자가 여자를 옆으로 눕힌 뒤(아니면 좀 더 편한 체위를 원하면 뒤로 눕힌 뒤) 자신은 그 위에 무릎 꿇고 앉는다. 그런 다음 여자의 한쪽 다리를 들어올리면서 삽입을 한다.

**2 발을 어깨에 얹기**
남자가 들어올려진 여자의 발을 어깨에 꼭 붙인다. 이것이 제7 체위다.

남자는 여자의 다리를 꼭 잡은 상태에서 피스톤 운동을 한다.

"여자는 자신의 두 다리가 남자의 허벅지 밑에 깔린 채 누워 있고, 남자는 무릎을 꿇은 채 말에 올라탄 기사처럼 여자 위에 올라앉는다." 향원

## 3 마음껏 움직이기

두 사람 모두 똑바로 몸을 펴서 '사랑을 나누는 두 제비' 체위를 취해 잠시 편한 섹스를 즐기며 쉰다.

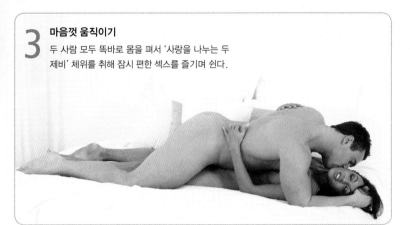

## 한 걸음 더

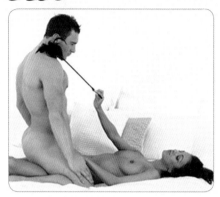

**솜털 같은 애무**

여자의 경우, 두 다리는 남자의 몸에 눌려 꼼짝 못하지만 두 손은 자유롭다. 그 두 손으로 솜털 달린 막대기나 공작 깃털 등을 이용해 남자의 몸을 간질이거나 애무할 수도 있다.

## 4 다리 꼬기

남자는 등을 똑바로 편 채 여자 위에 올라앉고, 여자는 자신의 두 다리로 책상다리나 연꽃 자세를 취한다. 이것이 제8 체위다.

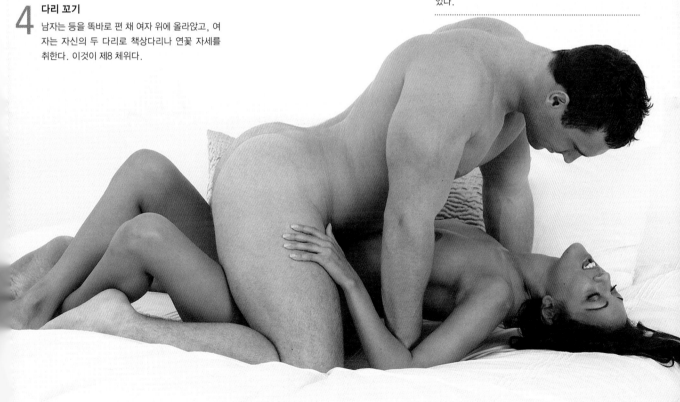

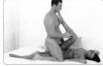
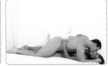
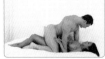
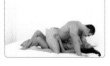

# '페니스 올라타기' 체위

☆ ☆ ☆ ☆  **카마수트라 쾌감도**

말 타는 자세와 비슷한 이 에로틱한 체위에서는 여자가 남자 위에 올라타 말고삐를 움켜쥔 채 절정을 향해 전력 질주한다. 남자의 페니스가 종마처럼 클 때 이 체위를 써보라. 이 체위에서는 남자의 페니스가 허벅지 뒤쪽으로 밀려나 그 크기가 최대한 줄어들게 된다.

## 어떤 장점이 있나?

- 페니스가 얕게 삽입되기 때문에, 남자의 귀두와 여자의 질 입구 바로 안쪽처럼 민감한 부위들이 집중적으로 자극을 받게 된다.
- 여자가 피스톤 운동을 살살 하면 두 사람 모두 섬세한 자극을 맛볼 수도 있다. 물론 남자처럼 격렬한 피스톤 운동을 할 수도 있을 것이다.
- 여자가 위에 올라가 주도권을 쥐게 되는데, 두 사람 모두 그걸 즐길 수도 있다.
- 반면에 남자는 평소의 여자처럼 수동적이게 된다. 바닥에 누워 두 무릎을 가슴까지 끌어올린 상황에서는 피스톤 운동을 하기 힘들기 때문이다.

**YES**
… 남자의 머리 밑에 쿠션이나 베개를 받쳐주어라. 자세가 더 편해질 뿐 아니라 머리를 들어 위에서 벌어지는 일을 좀 더 잘 볼 수 있다.

**NO**
… 남자의 두 다리가 똑바로 서 있지 못하고 자꾸 넘어갈 경우, 이 체위를 쓰지 마라. 〈향원〉에서는 여자가 바닥에 무릎 꿇고 앉아 있고, 여자가 남자의 어깨를 잡고 있는 상황에서 남자가 자신의 허벅지로 여자를 움직일 수도 있다고 말하고 있다.

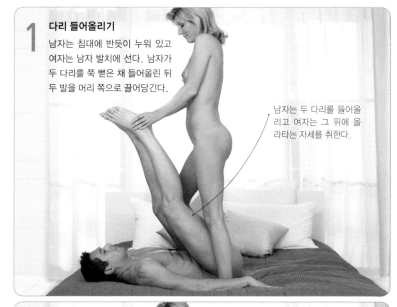

**1 다리 들어올리기**
남자는 침대에 반듯이 누워 있고 여자는 남자 발치에 선다. 남자가 두 다리를 쭉 뻗은 채 들어올린 뒤 두 발을 머리 쪽으로 끌어당긴다.

남자는 두 다리를 들어올리고 여자는 그 위에 올라타는 자세를 취한다.

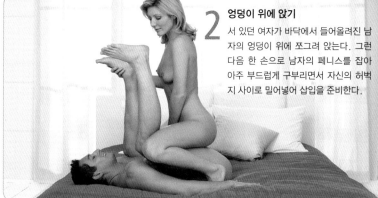

**2 엉덩이 위에 앉기**
서 있던 여자가 바닥에서 들어올려진 남자의 엉덩이 위에 쪼그려 앉는다. 그런 다음 한 손으로 남자의 페니스를 잡아 아주 부드럽게 구부리면서 자신의 허벅지 사이로 밀어넣어 삽입을 준비한다.

"여자는 남자의 두 무릎과 배를 안장 삼아 말에 올라타듯 남자 위에 올라탄다." 향원

### 3 포근한 삽입

남자가 두 다리를 구부린 뒤 두 발을 여자의 허리 부근에 올린다. 여자는 서서히 몸을 내려 남자의 페니스를 자신의 질 속에 삽입한다.

### 한 걸음 더

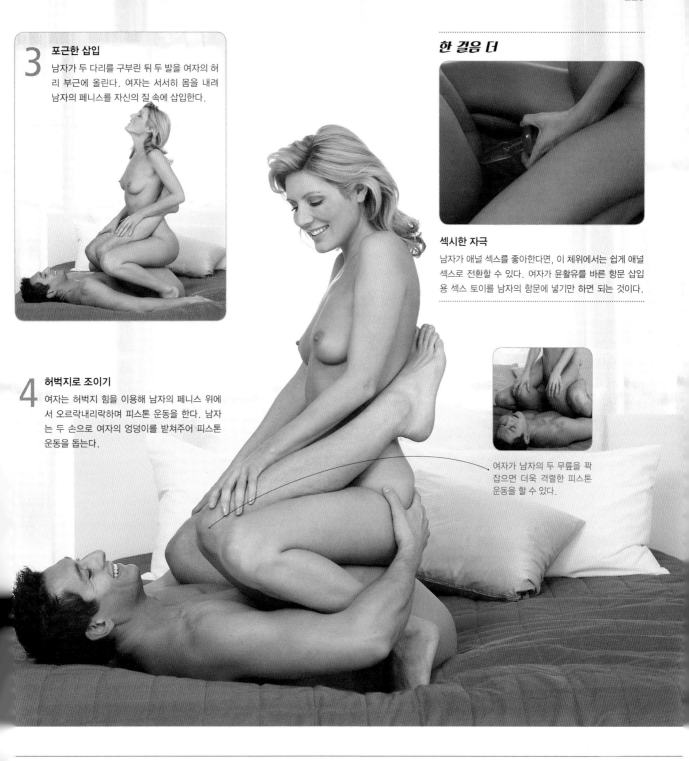

**섹시한 자극**

남자가 애널 섹스를 좋아한다면, 이 체위에서는 쉽게 애널 섹스로 전환할 수 있다. 여자가 윤활유를 바른 항문 삽입용 섹스 토이를 남자의 항문에 넣기만 하면 되는 것이다.

### 4 허벅지로 조이기

여자는 허벅지 힘을 이용해 남자의 페니스 위에서 오르락내리락하며 피스톤 운동을 한다. 남자는 두 손으로 여자의 엉덩이를 받쳐주어 피스톤 운동을 돕는다.

여자가 남자의 두 무릎을 꽉 잡으면 더욱 격렬한 피스톤 운동을 할 수 있다.

# '올라가는' 체위

## ☆ ☆ ☆ 카마수트라 쾌감도

이 우아한 체위에서 여자는 당당히 여왕의 자리에 앉는다. 남자는 존경을 담아 여자를 '마마' 또는 '여왕 폐하'라 부르고 여자는 당당하게 남자를 내려다보는 등, 그야말로 여왕과 하인의 관계로 롤 플레이를 해보라. 여왕 느낌이 나게 여자가 모피 코트 같은 것을 걸칠 수도 있다.

## 어떤 장점이 있나?

- 처음 삽입될 때의 느낌이 아주 강렬하고 짜릿하다. 눈을 감고 그 느낌을 음미해보라.
- 여자는 이리저리 몸을 움직여 삽입 각도를 달리해볼 수도 있다. 그러는 과정에서 남자의 페니스가 여자 질 속의 여러 성감대를 자극하게 될 것이다.
- 여자가 움직일 때 남자의 페니스는 깊숙이 삽입된 상태이기 때문에, 삽입 각도가 달라질 때마다 남자는 계속 쾌감을 느끼게 된다.
- 깊숙이 삽입된 상태에서 여자는 가만히 앉아 자신의 클리토리스를 자극할 수도 있다.
- 남자는 여자가 자신의 몸 위에서 책상다리를 하고 점잖게 앉아 있는 데서 묘한 성적 자극을 받을 수도 있다.

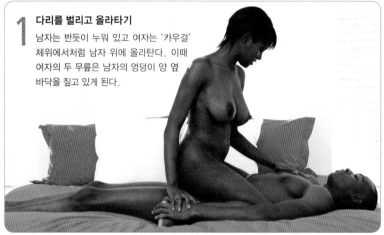

**1 다리를 벌리고 올라타기**
남자는 반듯이 누워 있고 여자는 '카우걸' 체위에서처럼 남자 위에 올라탄다. 이때 여자의 두 무릎은 남자의 엉덩이가 양 옆 바닥을 짚고 있게 된다.

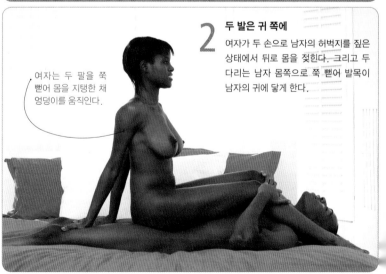

**2 두 발은 귀 쪽에**
여자가 두 손으로 남자의 허벅지를 짚은 상태에서 뒤로 몸을 젖힌다. 그리고 두 다리는 남자 몸쪽으로 쭉 뻗어 발목이 남자의 귀에 닿게 한다.

여자는 두 팔을 쭉 뻗어 몸을 지탱한 채 엉덩이를 움직인다.

**YES**
… 여자가 한 손을 뒤로 돌려 남자의 고환을 애무할 수도 있다. 그리고 만일 남자가 싫어하지 않는다면, 손가락 끝에 침을 묻혀 남자의 항문 부분을 살살 그러다 조금 세게 만져줄 수도 있다.

**NO**
… 설사 여왕이 위에 올라타 있다 하더라도, 자극이 줄어들고 있다고 느껴질 때 남자도 가만히 누워만 있으면 안 된다. 여자의 가슴이나 클리토리스를 만지면서 분위기를 뜨겁게 만들 필요가 있다. 여자의 다리를 벌려 페니스가 여자의 질 속에 들어갔다 나왔다 하는 모습을 지켜볼 수도 있겠다.

"뭔가 부족하다고 느껴질 경우 여자는 남자를 뒤로 눕힌 채 그 무릎 위에 책상다리를 하고 앉는다…….
여자는 이 과정에서 큰 만족을 얻게 된다." 아낭가랑가

## 3 다리 구부리기

남자의 페니스를 자신의 질 속에 넣은 뒤, 여자는
먼저 한쪽 다리를 구부린 다음 다른 쪽 다리를 구
부려 책상다리를 한다.

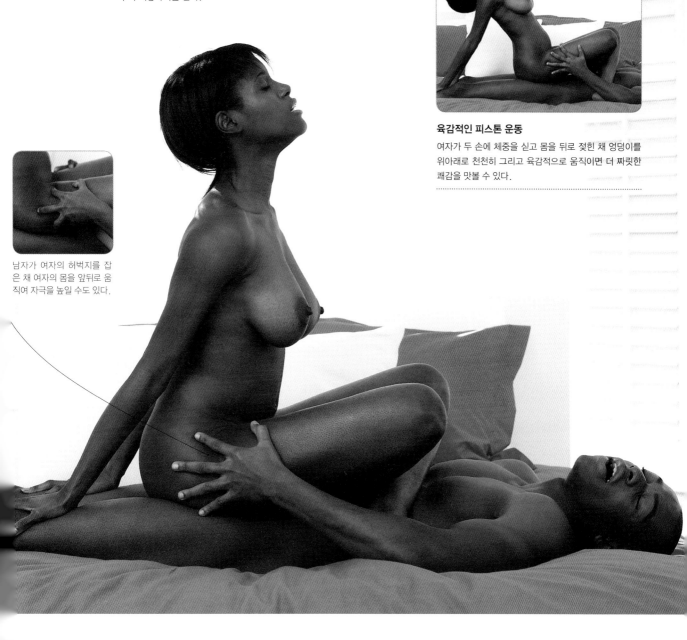

남자가 여자의 허벅지를 잡
은 채 여자의 몸을 앞뒤로 움
직여 자극을 높일 수도 있다.

한 걸음 더

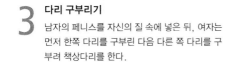

### 육감적인 피스톤 운동

여자가 두 손에 체중을 싣고 몸을 뒤로 젖힌 채 엉덩이를
위아래로 천천히 그리고 육감적으로 움직이면 더 짜릿한
쾌감을 맛볼 수 있다.

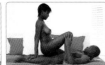
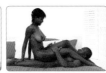
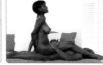
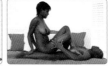
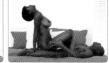

# '못 박기' 체위와 '게' 체위

☆ ☆ ☆ ☆ **카마수트라 쾌감도**

발을 통해 성적 쾌감을 얻는 발 페티시즘이 있는 사람에게는 그야말로 섹스의 천국에서나 볼 수 있는 체위일 것이다. '못 박기' 체위에서는 여자의 발이 남자의 이마에 오게 되어, 남자가 마음만 먹으면 언제든 여자의 발가락을 빨 수 있기 때문이다. 그러다 두 사람 모두 절정에 돌입하려 할 때, 여자가 다리를 내려 더욱 격렬하게 피스톤 운동을 할 수 있는 '게' 체위로 옮겨가게 된다.

## 어떤 장점이 있나?

- 여자의 발이 자신의 이마에 와 있어, 남자는 바로 아래에서 펼쳐지는 에로틱한 장면을 그대로 볼 수 있다.
- 남자가 여자의 발가락을 빨아주면 여자는 더 빨리 달아오르게 될 것이다.
- 여자가 다리를 내려 '게' 체위로 들어가면, 남자는 더 자유롭게 피스톤 운동을 할 수 있다.
- 남자는 여자의 두 무릎을 꼭 잡고 더 격렬한 피스톤 운동을 할 수도 있다.
- '못 박기' 체위는 장난치듯 킥킥거리며 오르가슴을 향해 가도록 고안되었다. 장난기 많은 이 체위는 섹스에 대한 보수적인 생각에서 벗어나는 데 도움이 될 것이다.
- 이 체위에서 남자가 차분하게 천천히 몸을 움직이면 서서히 타오르는 황홀한 섹스가 될 것이다.

YES
... 여자가 요가 학원 같은 데서 돌아왔을 때 곧바로 이 체위를 시도해보라. 여자의 다리가 아직 따뜻하고 유연해 '못 박기' 체위를 취하기도 더 쉬울 것이다.

NO
... 여자는 한쪽 다리를 올릴 때 자칫 실수로 남자의 얼굴을 차지 않게 조심해야 한다. 살짝 물거나 할퀸 상처는 지난밤의 뜨거운 섹스를 생각나게 하지만, 얼굴에 퍼렇게 든 멍은 경우가 다르다.

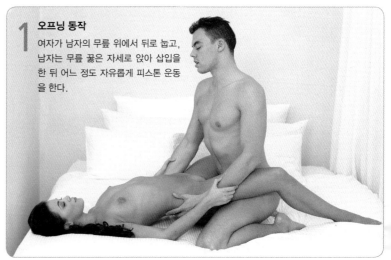

**1 오프닝 동작**
여자가 남자의 무릎 위에서 뒤로 눕고, 남자는 무릎 꿇은 자세로 앉아 삽입을 한 뒤 어느 정도 자유롭게 피스톤 운동을 한다.

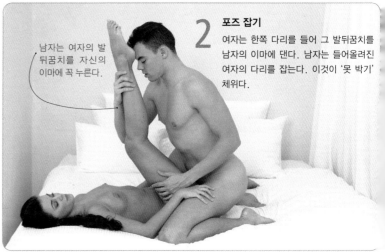

남자는 여자의 발뒤꿈치를 자신의 이마에 꼭 누른다.

**2 포즈 잡기**
여자는 한쪽 다리를 들어 그 발뒤꿈치를 남자의 이마에 댄다. 남자는 들어올려진 여자의 다리를 잡는다. 이것이 '못 박기' 체위다.

"여자가 한쪽 다리를 남자의 이마에 대고 다른 쪽 다리를 쭉 뻗을 때, 그것을 '못 박기' 체위라 한다. 많은 연습을 통해서만 제대로 쓸 수 있는 체위다." 카마수트라

## 3 두 무릎은 가슴에

여자가 들어올렸던 다리를 내린 뒤 두 무릎을 배 가까이 끌어당긴다. 남자는 자유롭게 피스톤 운동을 한다. 이것이 '게' 체위다.

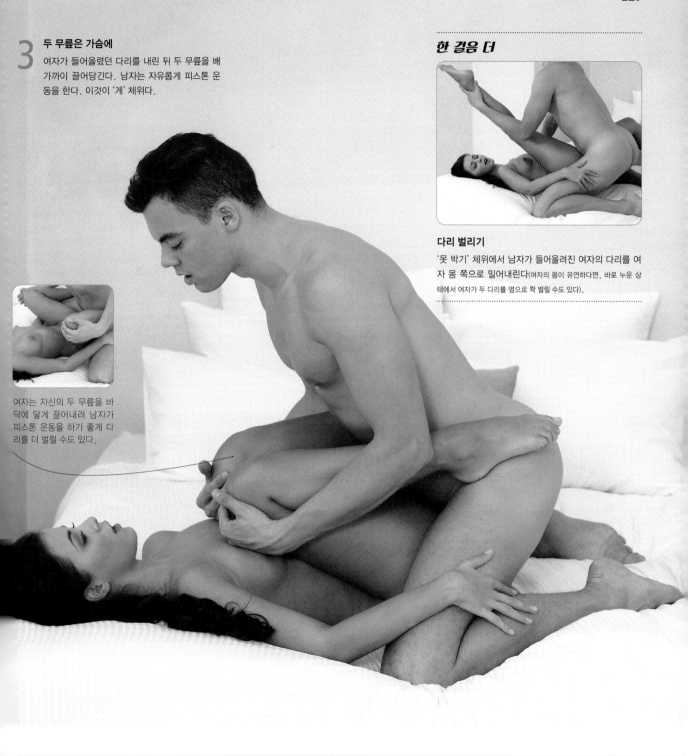

여자는 자신의 두 무릎을 바닥에 닿게 끌어내려 남자가 피스톤 운동을 하기 좋게 다리를 더 벌릴 수도 있다.

## 한 걸음 더

### 다리 벌리기

'못 박기' 체위에서 남자가 들어올려진 여자의 다리를 여자 몸 쪽으로 밀어내린다(여자의 몸이 유연하다면, 바로 누운 상태에서 여자가 두 다리를 옆으로 쫙 벌릴 수도 있다).

  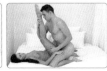 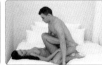 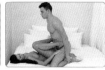 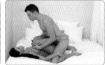

# '활 당기기' 체위

☆ ☆ ☆ ☆ ☆  **카마수트라 쾌감도**

활을 당겨 사랑의 화살을 날릴 준비를 해보라. 활쏘기를 연상하게 하는 이 체위는 예로부터 전해져 내려오는 것으로, 많은 연인들에게 어필할 것이다. 이 체위를 〈카마수트라〉에 나오는 다른 체위들과 잘 섞어 써 두 사람의 창의력을 발휘해보라.

## 어떤 장점이 있나?

- 여자가 옆으로 누워 있는 상태에서 뒤에서 편안하게 삽입할 수 있는 체위로, 질벽 앞쪽의 G 스폿에 자극이 집중된다.
- 남자는 여자 엉덩이에 밀착해 그 촉감을 즐길 수 있다.
- 특이한 각도에서 남자의 페니스가 삽입되면서 여자는 질 깊숙이 파고드는 삽입감을 맛볼 수 있다.
- 남자는 훨씬 힘을 덜 들이고도 남성 상위 체위에서 느낄 수 있는 깊은 삽입감을 맛볼 수 있어, 한가한 일요일 한때의 섹스 체위로 그만이다.
- 거실 바닥에서 즐기기 좋은 섹스 체위이니, 집에 아무도 없어 마음껏 소리 지르며 섹스를 하고 싶을 때 시도해보라.

> **YES**
> … 남자가 여자의 몸을 바짝 끌어당겨 피스톤 운동을 하면 페니스가 조금이라도 깊이 들어가 삽입감이 좋아지게 된다.
>
> **no**
> … 분위기를 에로틱하게 만드는 일도 소홀히 하지 마라. 섹스를 하면서 계속 달콤한 애무를 해주는 것이다. 예를 들면 여자의 경우, 손톱으로 남자의 발바닥을 세게 누르거나 손가락으로 발가락을 꼬집듯 비틀거나 두 엄지손가락으로 남자의 종아리 근육을 부드럽게 만져주면 된다.

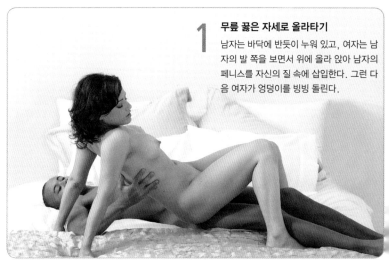

**1 무릎 꿇은 자세로 올라타기**
남자는 바닥에 반듯이 누워 있고, 여자는 남자의 발 쪽을 보면서 위에 올라 앉아 남자의 페니스를 자신의 질 속에 삽입한다. 그런 다음 여자가 엉덩이를 빙빙 돌린다.

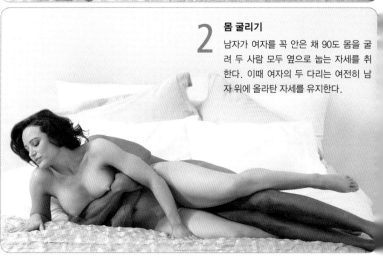

**2 몸 굴리기**
남자가 여자를 꼭 안은 채 90도 몸을 굴려 두 사람 모두 옆으로 눕는 자세를 취한다. 이때 여자의 두 다리는 여전히 남자 위에 올라탄 자세를 유지한다.

> "여자가 남자의 두 발을 잡아 자신 쪽으로 당기면, 남자의 몸은 휘어진 활처럼 되고 여자의 몸은 화살이 된다." 향원

## 3 여자는 전후좌우로 움직이고 남자는 피스톤 운동을 하고

여자가 앞으로 몸을 숙여 남자의 종아리나 발을 잡고, 남자는 여자의 어깨를 잡는다. 여자가 몸이 일직선 상태가 되게 두 다리를 쭉 편다. 그 자세에서 여자는 전후좌우로 엉덩이를 흔들고 남자는 피스톤 운동을 한다.

남자가 여자의 어깨 부분을 애무하면서 감질나게 천천히 피스톤 운동을 하면 여자는 황홀경에 빠지게 된다.

### 한 걸음 더

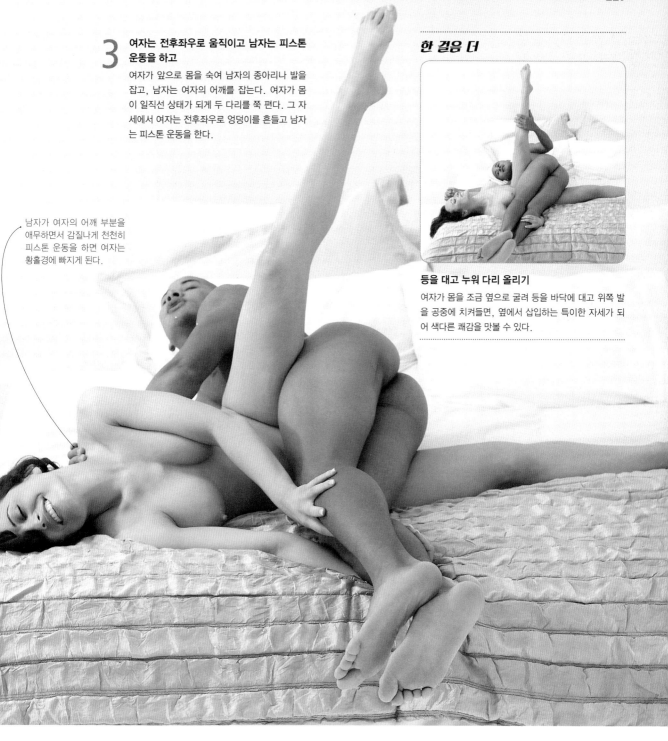

**등을 대고 누워 다리 올리기**

여자가 몸을 조금 옆으로 굴려 등을 바닥에 대고 위쪽 발을 공중에 치켜들면, 옆에서 삽입하는 특이한 자세가 되어 색다른 쾌감을 맛볼 수 있다.

 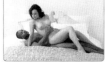 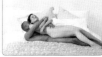 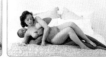 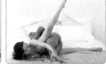 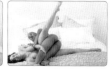

# '위에서 도는' 체위

얼굴을 맞대는 체위나 뒤에서 삽입하는 체위 가운데 어떤 쪽이 더 좋을지 결정하기가 힘든가? 아니면 옆으로 누워서 하는 체위에 더 마음이 가는가? 고민할 필요 없다. 여자가 남자 위에 올라가 서서히 자세를 바꾸는 이 체위를 택하면, 한 번에 그 세 가지 체위를 다 해볼 수 있다. 이 체위는 그야말로 다목적으로, 여자는 윤활유를 바른 남자의 페니스 위에서 몸을 돌려 자세를 바꿔나가면 된다.

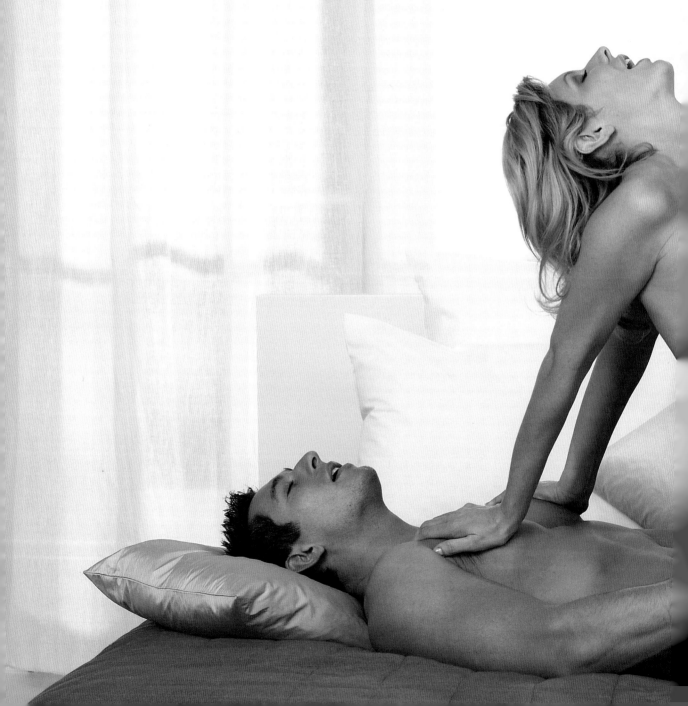

"질주 본능에 눈이 멀어 길 위에 있는 말뚝이나 구덩이 또는 도랑 같은 것들은 아랑곳없이 마구 내달리는 말처럼, 열정에 눈이 먼 두 사람은 뜨거운 섹스 열기에 몸을 맡긴다. 이런저런 제약 다 집어던지고 본능이 시키는 대로 내달리는 것이다." 카마

수트라

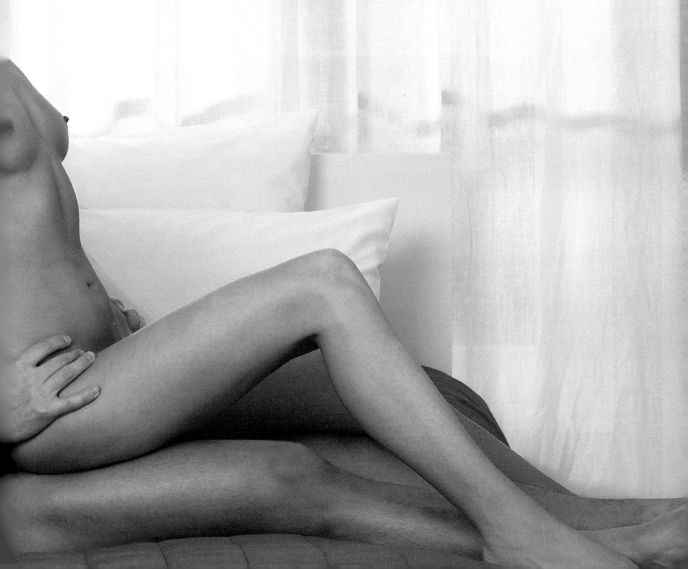

# '위에서 도는' 체위

☆ ☆ ☆  **카마수트라 쾌감도**

## 어떤 장점이 있나?

- 여자가 마음 내키는 대로 할 수 있는 체위다. 상하좌우로 움직이고 빙빙 돌리는 등, 그야말로 마음먹은 대로 움직일 수 있다.
- 여자는 자신의 다리 사이로 손을 넣어 직접 클리토리스를 자극할 수도 있다.
- 이 체위는 남자가 여자 위에서 주도하는 '180도 몸 돌리기' 체위를 여자가 주도하는 것이라고 보면 된다.
- 이 체위에서 남자는 편히 누운 상태에서 여자의 섹시한 움직임을 감상하고, 여자가 몸을 돌리면서 자세가 바뀔 때마다 손이 닿는 대로 여자의 성감대를 만질 수도 있다.
- 이 체위는 중간중간에 쉬어가는 순간이 많다. 따라서 여자는 몸을 돌리다가 짜릿한 쾌감이 느껴지는 삽입 각도에서 잠시 동작을 멈추고 최대한 그 느낌을 즐기면 된다. 이 체위에서는 전혀 다른 느낌을 주는 전혀 다른 삽입 각도들이 나오게 된다.

**YES**
... 여자는 이 체위에서 다양한 포즈를 취하게 된다. 남자의 무릎이 아닌 몸 위에서 랩 댄스(무릎에 앉아 추는 선정적인 춤)를 춘다고 생각하면 될 것이다. 따라서 랩 댄스 분위기에 맞는 복장을 해도 좋다.

**no**
... 너무 격정적으로 움직이느라 남자에게 상처를 입혀선 안 된다. 페니스가 제대로 삽입되지 않은 상태에서 움직이면, 페니스 밑부분에 큰 부담을 줄 것이다. 그래서 남자에게 자신의 엉덩이를 계속 잘 잡아달라고 부탁하는 것이 좋다.

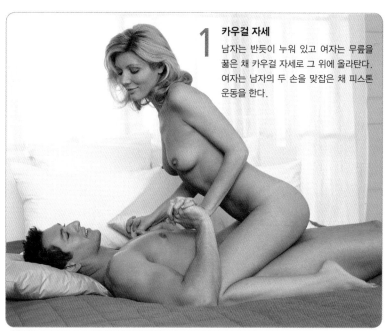

**1  카우걸 자세**
남자는 반듯이 누워 있고 여자는 무릎을 꿇은 채 카우걸 자세로 그 위에 올라탄다. 여자는 남자의 두 손을 맞잡은 채 피스톤 운동을 한다.

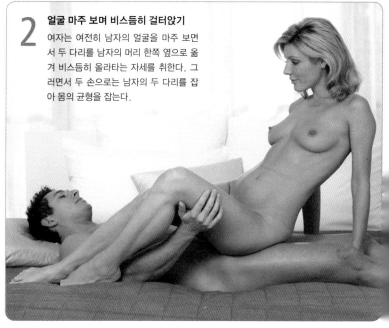

**2  얼굴 마주 보며 비스듬히 걸터앉기**
여자는 여전히 남자의 얼굴을 마주 보면서 두 다리를 남자의 머리 한쪽 옆으로 옮겨 비스듬히 올라타는 자세를 취한다. 그러면서 두 손으로는 남자의 두 다리를 잡아 몸의 균형을 잡는다.

"열정에 따라 성교를 하는 남녀는 축복받은 사람들이다. 감정과 환상이 시키는 대로 성교를 하는 경우란 대개 꿈속에서나 가능하기 때문이다." 카마수트라

233

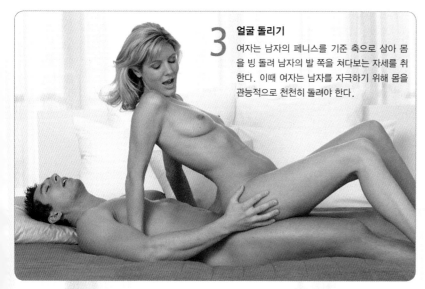

**3 얼굴 돌리기**

여자는 남자의 페니스를 기준 축으로 삼아 몸을 빙 돌려 남자의 발 쪽을 쳐다보는 자세를 취한다. 이때 여자는 남자를 자극하기 위해 몸을 관능적으로 천천히 돌려야 한다.

**한 걸음 더**

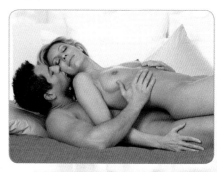

**남자의 몸 위에 눕기**

여자는 몸을 180도 돌린 뒤 남자의 몸 위에 완전히 누워 살과 살이 맞닿는 짜릿한 촉감을 즐길 수 있다. 이때 남자는 밑에서 엉덩이를 살짝살짝 움직여 여자의 움직임에 호응한다.

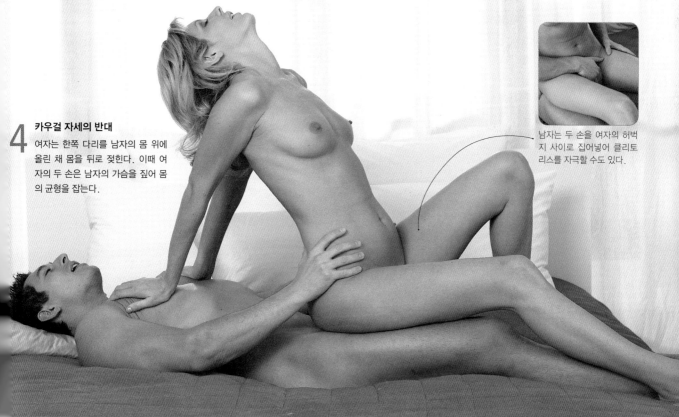

**4 카우걸 자세의 반대**

여자는 한쪽 다리를 남자의 몸 위에 올린 채 몸을 뒤로 젖힌다. 이때 여자의 두 손은 남자의 가슴을 짚어 몸의 균형을 잡는다.

남자는 두 손을 여자의 허벅지 사이로 집어넣어 클리토리스를 자극할 수도 있다.

마음이 내킨다면 다음 체위들도 시도해보라.

- 여자가 애쓴 것에 보답하기 위해 이번엔 남자가 '180도 몸 돌리기' 체위(166쪽 참조)를 시도할 수도 있다.
- 여성 상위 체위의 꽃이라 할 수 있는 '집게' 체위(82쪽 참조)를 시도할 수도 있다.

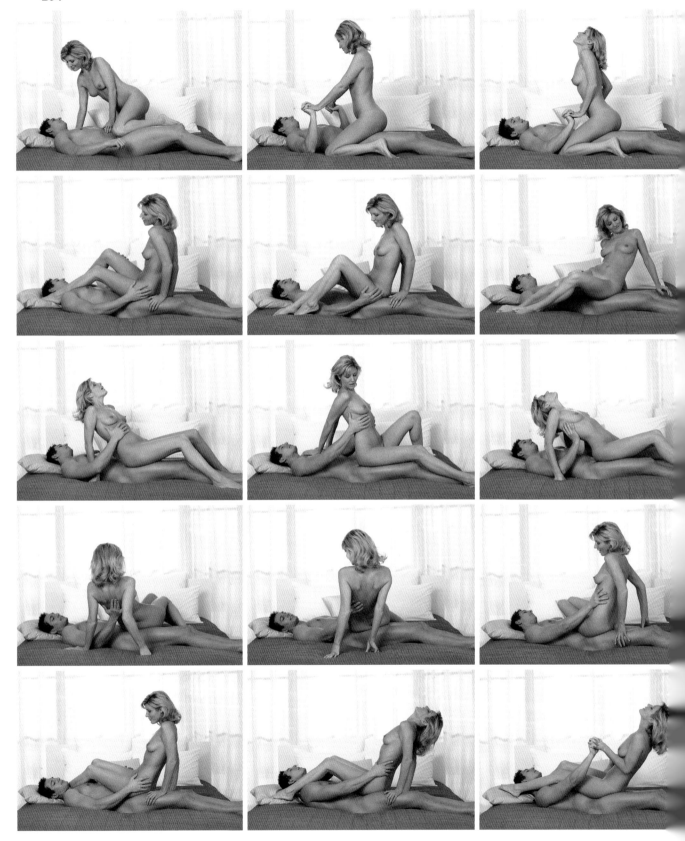

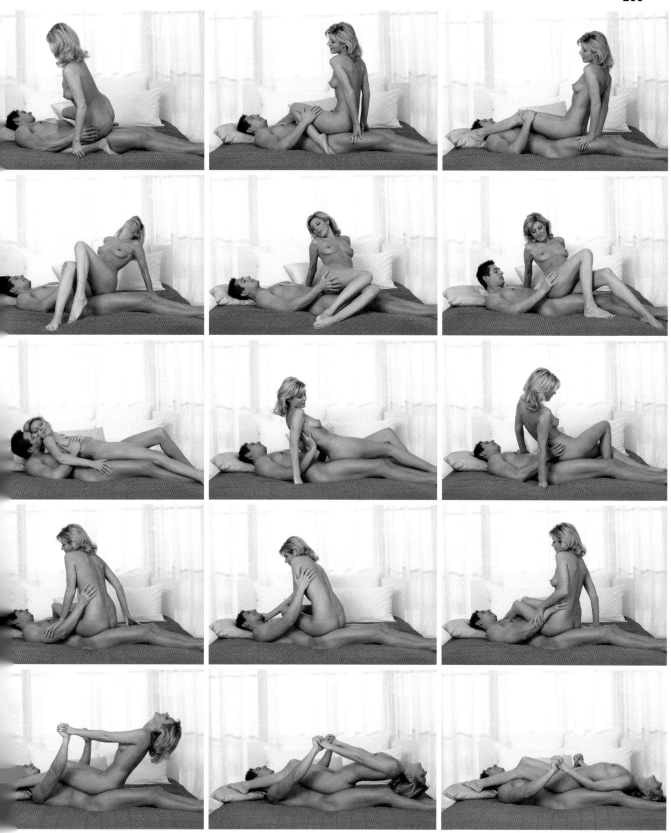

# 제2 체위

☆ ☆ ☆ ☆ ☆ **카마수트라 쾌감도**

열정을 활활 불사르는 기나긴 밤의 대단원을 이 체위로 마무리해보라. 두 사람은 팽팽한 긴장감 속에서 황홀한 절정을 향해 전력 질주해 마침내 "아, 그래…… 그래…… 바로 이거야!" 하는 순간을 맞게 될 것이다.

## 어떤 장점이 있나?

- 이 체위에서는 최대한 깊이 삽입할 수 있으며, 원하는 대로 마음껏 욕정을 표현할 수 있다.
- 여자가 남자를 유혹하는 결정판 같은 체위이기도 하다.
- 여자의 질이 수축되기 때문에, 남자의 페니스가 보통보다 작아도 쾌감이 크다.
- 삽입 순간에 두 사람 모두 전율을 느낄 만큼 짜릿한 쾌감을 맛보게 된다.
- 남자가 몸을 조금만 뒤로 빼 밑으로 내려가면 오럴 섹스로 여자의 열정에 불을 지를 수도 있다.
- 여자의 두 다리가 가로막고 있음에도 불구하고 두 사람은 서로 눈을 들여다보며 뜨거운 섹스를 할 수 있다.

**YES**
… 자유롭게 움직여라. 아무도 보는 사람이 없으니, 마음껏 엉덩이를 앞뒤로 움직이고 돌리고 소리 지르고 신음하라. 왠지 너무 차분하고 조용하게 느껴진다면, 제대로 하고 있는 것이 아니다.

**NO**
… 여자가 원한다면, 별도로 클리토리스를 자극하는 것을 소홀히 하지 마라. 남자가 페니스를 잠시 빼내 여자의 클리토리스를 자극할 수도 있을 것이다. 아니면 섹스가 끝난 뒤에 손이나 바이브레이터로 클리토리스를 자극해 여자에게 또 다시 오르가슴을 안겨줄 수도 있다.

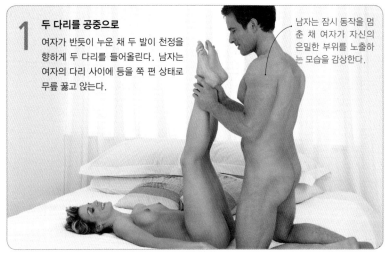

**1 두 다리를 공중으로**
여자가 반듯이 누운 채 두 발이 천정을 향하게 두 다리를 들어올린다. 남자는 여자의 다리 사이에 등을 쭉 편 상태로 무릎 꿇고 앉는다.

남자는 잠시 동작을 멈춘 채 여자가 자신의 은밀한 부위를 노출하는 모습을 감상한다.

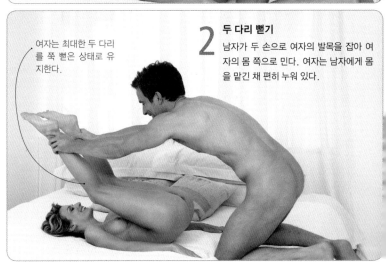

여자는 최대한 두 다리를 쭉 뻗은 상태로 유지한다.

**2 두 다리 뻗기**
남자가 두 손으로 여자의 발목을 잡아 여자의 몸 쪽으로 민다. 여자는 남자에게 몸을 맡긴 채 편히 누워 있다.

*"여자를 반듯이 눕게 한 뒤 두 다리를 공중으로 들어올려 오른쪽 다리는 여자의 오른쪽 귀 가까이, 왼쪽 다리는 여자의 왼쪽 귀 가까이 가게 하라."* 향원

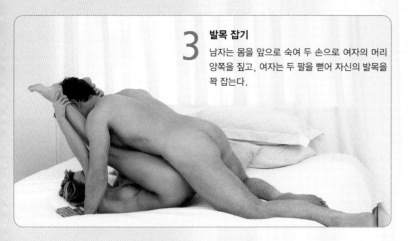

### 3 발목 잡기
남자는 몸을 앞으로 숙여 두 손으로 여자의 머리 양쪽을 짚고, 여자는 두 팔을 뻗어 자신의 발목을 꽉 잡는다.

한 걸음 더

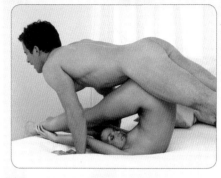

**몸을 최대한 구부리기**
여자의 몸이 체조 선수처럼 유연할 경우, 자신의 두 발이 머리 뒤쪽으로 가게 완전히 몸을 구부리는 고난도 요가 자세를 취할 수도 있다.

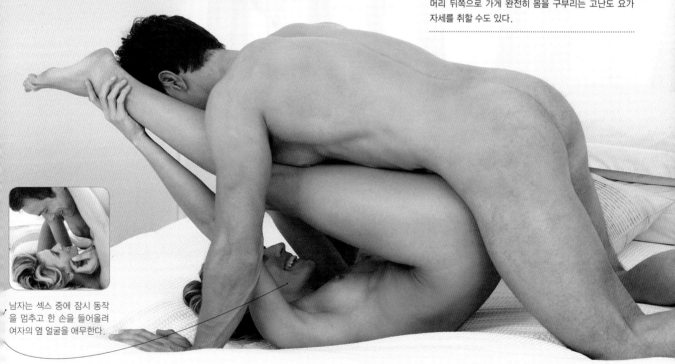

남자는 섹스 중에 잠시 동작을 멈추고 한 손을 들어올려 여자의 옆 얼굴을 애무한다.

### 4 발목을 머리에
여자가 자신의 두 발목을 최대한 머리 쪽으로 끌어당긴다. 남자는 부드럽게 그러나 깊숙이 페니스를 삽입한다.

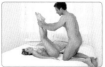
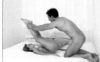
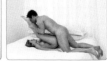
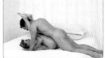
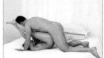

# 해피 엔딩

두 사람은 이제 기나 긴 섹스 마라톤을 끝내고 축 늘어진 채 서로의 팔에 안겨 만족감을 맛보고 있다. 〈카마수트라〉에서는 모든 게 끝난 이 시점에 서로 쳐다보지도 말고 조용히 목욕을 하러 가라고 말하고 있다. 이 경우만은 〈카마수트라〉의 조언을 무시하도록 하라. 오르가슴을 맛본 이후에 함께할 수 있는 일이 아주 많기 때문이다.

섹스 후에 사람 몸에서는 옥시토신과 엔도르핀 같은 화학 물질들이 넘쳐흐른다. 사람 몸에서 자연스레 나오는 아편처럼 기분 좋게 만드는 물질이다. 이 두 가지 화학 물질이 합쳐지면 아주 기분이 좋아지므로, 그런 기분을 최대한 오래 맛볼 수 있게 하라고 권하고 싶다.

**뜨거운 몸 식히기** 서로 가까이 누워 부드럽게 밀어를 속삭여라. 반은 잠들어 있고 반은 깬 감미로운 상태를 음미하면서, 따뜻하면서도 찌릿찌릿한 섹스 직후의 느낌을 온몸으로 느껴보라. 서로의 몸을 애무하라. 그리고 서로에게 애정 어린 감정을 표현해라.

인도의 성전 〈아낭가랑가〉를 쓴 칼리아나 말라는 남자들에게 이런 조언을 해주고 있다. "사정이 끝나자마자 불쑥 일어나는 일은 절대 없도록 해야 한다. 그 대신 부드럽게 성기를 빼낸 뒤 여자 옆에 머물러야 한다. 침대에서 여자 오른쪽에 옆으로 눕도록 하라. 그러니까 여자 위에 올라가는 것을 마치 노새에 올라타는 것처럼 여겨, 애정 표현도 하지 않고 그래선 안 되는 것이다."

**다시 불사르기** 섹스 후의 시간이 여자가 첫 번째 또는 두 번째나 세 번째 오르가슴을 맛보는 시간일 수도 있다. 만일 여자는 아직 몸이 달아 있는데 남자가 너무 지친 경우라면, 타협안을 찾으면 된다. 이를테면 두 사람이 번갈아가며 여자의 클리토리스를 자극한다거나, 아니면 여자가 클리토리스를 자극하는 동안 남자가 페니스 대신 손가락을 질 속에 넣어 피스톤 운동을 해주는 것이다. 바이브레이터를 이용하는 것도 섹스 후에 여자에게 오르가슴을 안겨주는 좋은 방법이다.

아니면 제2 라운드를 위해 여자가 있는 힘을 다 쓰는 방법도 있다. 이때 남자가 나이가 어느 정도인지에 따라(그리고 얼마나 지쳤고 어떻게 성적 자극을 받느냐에 따라), 페니스가 다시 발기되는

시간이 몇 분에서 몇 시간까지 차이가 날 수 있다. 기력을 회복하기 위해 잠시 눈을 붙인 뒤, 알콜 음료를 마시고 마사지를 하고 여자가 속삭이듯 남자에게 아주 야한 얘기를 해주는 것 등이 가장 좋은 방법이다.

**재충전하기** 섹스 후에 간단한 스낵류를 나눠 먹는 것도 에로틱한 분위기와 방금 섹스를 한 연인 사이의 친밀감을 연장할 수 있는 좋은 방법이다. 약간 녹은 아이스크림을 함께 나눠 먹거나 감칠맛 나는 레드 와인을 한 잔 따라 빨대로 나눠 마신다면 아주 좋다. 서로 잘 익은 포도나 딸기를 손가락으로 먹여주는 것도 좋은 방법이다. 〈카마수트라〉의 저자 바츠야야나는 섹스가 끝난 뒤에는 서로 눈도 마주치지 말고 욕실로 가 몸을 씻으라고 했지만, 그런 그조차도 섹스 후에 함께 한잔 하거나 간단한 음식을 먹으라고 권하고 있다. 물론 다음과 같은 그의 조언대로 귀리죽을 함께 먹는 건 생략하고 싶을 것이다.

> "남자는 왼팔로 여자를 안고 오른손에 컵을 든 채 여자에게 음료수를 마시게 해주어야 한다. 둘이 함께 설탕 절임을 먹어도 좋고, 신선한 과일 즙, 수프, 귀리죽, 진한 고기 국물, 샤베트, 망고즙, 유자나무 즙을 마셔도 좋다."

**섹스 후의 자세** 두 사람이 온몸을 푹 쉬게 해줄 수 있는 자세를 찾아 편히 쉬도록 하라. 남자가 몸을 약간 구부린 상태에서 여자 등 뒤에 바싹 붙는 스푼 자세도 가까이 붙어 있기 좋은 자세이지만, 두 사람 간의 친밀감을 높이는 데 '옆으로 누워 걸어 잠그는' 체위(42쪽 참조)를 취해 이마를 맞대는 것보다 더 좋은 자세는 없다. 아니면 서로 머리를 상대 발에 대고 바싹 끌어안는 별난 자세를 취할 수도 있다. 그러나 한바탕 격렬한 섹스를 나눈 뒤에는 역시 팔베개를 한 채 나란히 누워 천정을 보고 행복한 미소를 날리는 게 최고일 것이다.

뜨거운 몸 식히기

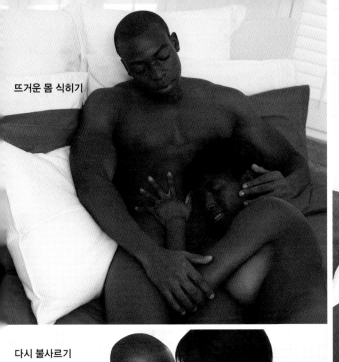

섹스 후의 자세

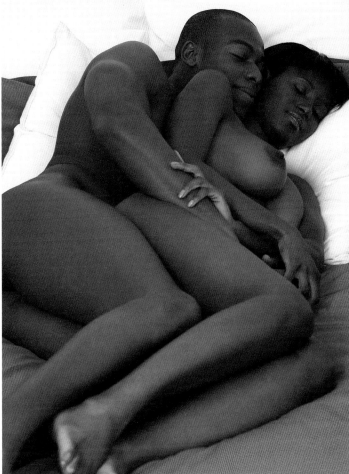

다시 불사르기

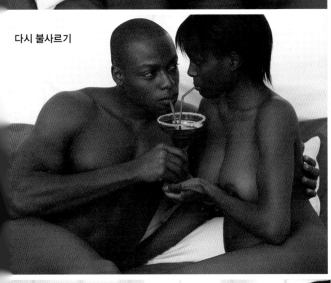

재충전

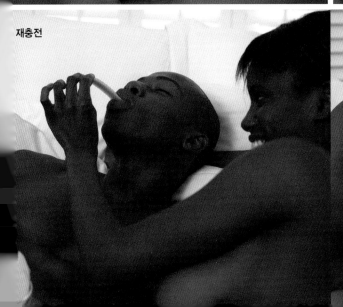

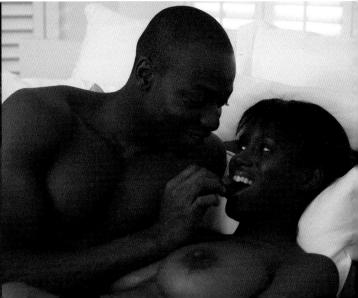

# 시작하는 연인들을 위한
# 카마수트라

## 더 열정적이고 강렬한 사랑을 나누기 위해
## 더 깊은 교감을 위해, 더 큰 즐거움을 위해

이 책은 역사적으로 가장 유명한, 성과 사랑에 대한 예술과 기술을 망라한 카마수트라를 현대적인 삽화와 더불어 소개하고 있다. 다양한 체위를 실험하고 물 흐르듯 여러 체위로 전환하는 방법을 알려준다. 연인과의 관계에 활력을 불어넣고 색다르고 짜릿한 경험을 더할 방법을 이 책에서 발견할 수 있을 것이다.

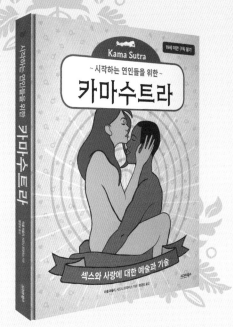

미셸 파울리, 시드니 프라이스 지음 | 방경오 옮김

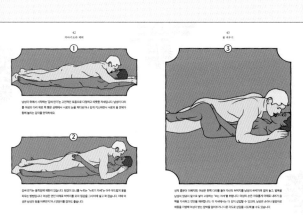

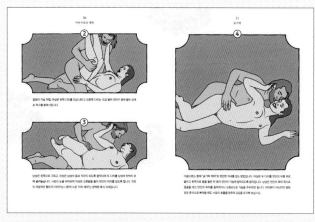

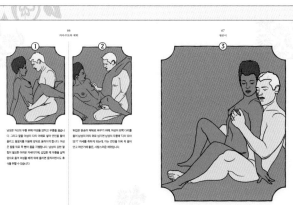

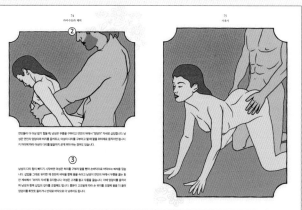

# 섹스의 과학
# THE SCIENCE OF SEX

## 성행위를 넘어선 진정한 웰빙을 위한 SEX, 모두를 위한 섹스 에듀케이션!

이 책은 SEX라는 금기를 탐구하고, 근거 없는 신화를 폭로하며, 수천 년 동안 고민해온 주제에 대한 최신 연구를 모았다. 기존의 수치심에 기반한 접근 방식에서 벗어나, 쾌락과 건강에 초점을 맞춘 방식으로 SEX를 설명한다. SEX라는 주제를 민망해서 혹은 수치스러워서 피하고 있었다면, 이 책을 통해 건강하고 즐거운 SEX를 만날 수 있을 것이다.

케이트 모일 지음 | 조슬린 코버루비어스 그림 | 강세중 옮김

---

**성교육: 섹스의 역사와 다양한 영역 탐구**

섹스와 건강, 성적 정체성과 라벨, 솔로 섹스, 다양한 형태의 관계

**내 몸 제대로 알기: 내 몸은 어떻게 성적인 기능을 할까?**

음핵, 음경, 질, 성전환, 윤활제, 뇌의 작용, 성감대 등

**성별 격차: 섹스에 대한 잘못된 선입견**

오르가슴의 격차, 미디어 속 섹스, 마음챙김, 경험의 유무, 성적 지향 등

**좀 더 나은 섹스를 위해: 섹스의 의미는 진화한다**

성적 호기심 유지, 성적 교감, 성적 자신감, 성기의 노화, 폐경 등

**섹스의 본질: 동반자와의 '성관계'만이 섹스의 전부일까?**

동반자, 정상적인 성생활의 기준, 쾌감, 섹스토이, 포르노 등

**끌림과 욕구: 성적 욕구는 어떻게 작용하는가?**

욕정, 욕구, 최음제, 페로몬, 플러팅, 페티시, BDSM, 흥분 등

**성 건강: 신체를 넘어서 정신 건강까지 챙기는 웰빙**

성 건강의 정의, 순결, 임신 가능성, 성병, 성 관련 검진 등